みき先生とゆう子先生の
皮膚病理診断ABC
④ 炎症性病変

著　泉 美貴　檜垣祐子

昭和大学医学部
医学教育学講座教授

若松町こころとひふのクリニック院長
藤田医科大学アレルギー疾患対策医療学
客員教授

秀潤社

Gakken

推薦のことば

　本著は,「みき先生の皮膚病理診断 ABC」シリーズの第4弾である．これまで，表皮系病変，付属器系病変，メラノサイト系病変と3つの腫瘍群について上梓されてきたが，待望の「炎症性病変」編の登場である．病理学の教本は，記載形式が定型的で，読み進めるに時間がかかるものが多く，また臨床像との連結が必ずしも容易ではなく，現代の医療現場で時間に追われる臨床家としては，中途で頓挫して消化不良に陥るものも少なくない．本著は,「みき」こと皮膚病理学者，泉　美貴教授と,「ゆう子」こと皮膚科臨床医，檜垣祐子教授の共著である．これまでの本シリーズは，泉先生の単著であり，共著とは異なり，全編にわたって一人の病理学者の観察，思考過程が一定の水準で流れており，さらには病理学教本では見たことのないリードが各ページにあり，重要事項が次々と目に飛び込んで来るように構成されており，読み進めるにも理解するにも他の病理学教本とは比べ物にならない利点に溢れていた．今回の「炎症性病変」編でも，そのスタイル，特徴は十分に維持され，メモ風に記された病理所見は無味乾燥に走らず，常に臨床像との対比を意識させてくれる．さらに今回は，一つの項目ごとに，皮膚病理学者と皮膚科臨床家の絶妙なやり取りが繰り広げられ，疾患の解説，鑑別が加わることにより，一層容易に臨床像に立ち返りながら読み進めることが可能となり，さらには病理と臨床のリエゾンに両者の最重要点が簡潔かつ的確にまとめられ，知識の整理を容易ならしめている．皮膚科臨床家にとっては，ここまで教えてもらえるか，という臨床家の極意まで披露されており，正に痒いところに手が届く内容に仕上がっている．息の合った二人が，同じ標本を眺めながらディスカッションを重ねて作り上げられた様子が手に取るように窺い知れる．

　「みき&ゆう子」先生とは，なつメロの「○○姉妹」か，漫才コンビ風ではあるが，本著の内容は，AK○○とかにも負けないフレッシュは構成となっている．10年先でもなつメロになることなく，光を放っている好著であるに違いない．

2013年6月
東京女子医科大学皮膚科学教室　教授
川島　眞

推薦のことば

　「みき先生の皮膚病理診断ABC」シリーズは新しいステージを迎え，東京女子医科大学附属女性生涯健康センター，皮膚科の教授 檜垣祐子先生をパートナーとして，「みき先生とゆう子先生の皮膚病理診断ABC ④炎症性病変」として登場することとなった．皮膚炎症性病変を語るのは，病理の側だけでは難しい．臨床所見，経過を重ねあわせた上で標本を見なければならない，つまり，本書の中にある「臨床と病理のリエゾン」が重要である．こうした皮膚炎症性病変の病理診断の難しさを知っている泉先生だからこそ，よき皮膚科医パートナーに登場していただいて，今回の解説書を執筆されたものと感心した．

　みき先生は，筆者が関東逓信病院で一緒に働いた二十年前からいつも元気で，時に騒がしい．しかし，素直で正直．「ああだ，こうだ」と言うよりわかったことをストレートに語る．本書の見開き2ページ，4枚の写真のように明快である．

　現在，みき先生は東京医科大学医学部の医学教育学講座の教授である．若者のことをよく知っている．親しみやすい語り口で，エッセンスを前シリーズでは「まとめ」，本書では「臨床と病理のリエゾン」として要領よく簡潔に紹介している．

　また，みき先生は，明るくきさくである．おそらく生まれた時からだろう，少々お節介でもある．Self Assessmentを設けているのもそのせいか．少々面倒だと思っても，知識の整理のためにやっぱり役に立つ．

　みき先生こと，泉先生は医学教育学のかたわら，多くの病院で皮膚病理のコンサルトを務めている．明快な解説が評判を呼び，信頼を得て，いろいろな症例が彼女の下に集まることとなり，専門家として経験を積んできた．その積み重ねが，このシリーズに結実しているのだろう．皮膚炎症性疾患では，病理は臨床診断を支え，思いもかけない疾患を除外するという役割がある．そして，本当に思いもかけないこともある．その時，なんといっても臨床医との間の信頼関係が重要だ．まさに「みき先生とゆう子先生」，「臨床と病理のリエゾン」である．

　本書は，若き皮膚科医，病理医が，「皮膚病理」をしっかり学び，日々の臨床に挑戦する気持ちを励ましてくれる解説書である．最後まで読み通すことのできる楽しい本になっている．

　さあ，それでは，さっそく顕微鏡で病変を診てみよう．

2013年6月
東京大学大学院医学系研究科　病因・病理学専攻　人体病理学・病理診断学分野　教授
深山　正久

本書を，著者らが尊敬してやまないお二人の師匠に捧げます．

肥田野 信 先生
（元東京女子医科大学皮膚科学教室主任教授）
川島 眞 先生
（東京女子医科大学皮膚科学教室主任教授）

檜垣 祐子

真鍋 俊明 先生
（元京都大学大学院医学研究科基礎病態学教授）
深山 正久 先生
（日本病理学会理事長，東京大学大学院医学系研究科・医学部，病因・病理学専攻人体病理学分野教授）

泉　美貴

はじめに

　炎症性疾患は臨床所見が命ですから，病理像のみを語ることは片手落ちです．今回，皮膚科医の檜垣先生という強い味方を得て，シリーズ第四弾を上梓することができました．

　「本文」，「臨床とのリエゾン」および「鑑別診断」は檜垣先生が担当し，正調皮膚科学・皮膚病理学をわかりやすくコンパクトに記載してもらいました．「図」と「図の解説」は，泉が経験と個性を爆発させて書きました．

　檜垣先生は，皮膚心身医学の第一人者ですが，泉が 2005 年から東京女子医科大学皮膚科学講座の非常勤講師に就任して以来，皮膚病理学を共に学ぶ仲になりました．二人で出かけた欧州皮膚科・性病学会 EADV（パリ）や世界皮膚科学会（ソウル）での発表，国際皮膚病理専門医試験（フランクフルト）への挑戦，二度の科研費（文科省）研究と，随分と行動を共にしてきました．拙著の執筆は，二人の長年の厚誼とチームワークの結晶です．

　症例は，二人のコレクションと東京女子医科大学附属病院病理部のものを使用しました．非常勤講師（2011 年から病理部）の立場にも係わらず，病理部の宝である標本の使用を許可して下さった，西川俊郎教授および病理部のすべての先生方の寛大さに心から感謝しております．標本の薄切など終始ご協力頂いた心優しい匠の技師の皆様にも厚く御礼申し上げます．

　標本の整理には，皮膚科のスーパー技師 佐久間美奈子さんと，泉のスーパー秘書 高見澤貴美子さんに大変御世話になりました．

　今回から編集を担当された宇喜多具家さんには，等速直線運動で執筆する檜垣先生に対し，締め切り間際に爆発力を発揮させる泉という好対照の二人に辛抱強くお付き合い下さり，ありがとうございました．

　拙著を，著者 2 人が，それぞれ皮膚科学と病理学を学び始めた時に手ほどきを受けた最初の師匠と，医師として飛躍する機会を拓き導いて下さった当代を代表する皮膚科医，病理医である師匠に捧げることができて光栄です．まだまだ先生方の足下にも及びませんが，いつかは追いつけると信じて精進します．

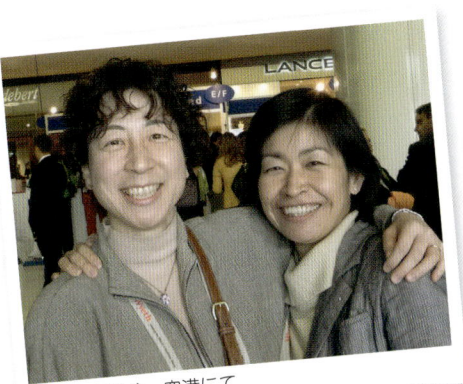

EADV（パリ），空港にて

ハナミズキの咲く 4 月吉日に
主人と娘に感謝しつつ

泉　美貴

みき先生とゆう子先生の皮膚病理診断ABC ④炎症性病変
CONTENTS

推薦のことば ……………………………………………………… 002
はじめに ……………………………………………………………… 005

Chapter 1 総論

総論：炎症性病変診断のためのアルゴリズム ……………… 014

Chapter 2 表皮の変化 ❶乾癬型

Point 1 尋常性乾癬 …………………………………………… 026
表皮突起が等長に延長する疾患の横綱は，尋常性乾癬！

Point 2 膿疱性乾癬 …………………………………………… 028
海綿状態や水疱に加え，角層下に好中球が浸潤する

Point 3 慢性単純性苔癬，慢性湿疹 ………………………… 030
表皮突起が延長しても，太さや長さが等長でなければ，尋常性乾癬ではない

Point 4 脂漏性湿疹 …………………………………………… 032
乾癬様の所見に加え，海綿状態や毛包一致性の変化があれば診断可能

Point 5 結節性痒疹 …………………………………………… 034
アトピー性皮膚炎に伴うことが多く，くり返す搔破により結節状となる

Point 6 第2期梅毒 …………………………………………… 036
乾癬様の表皮過形成，肉芽腫，形質細胞浸潤および血管増生の4所見

第2章 セルフアセスメントクイズ ……………………… 038

Chapter 3 表皮の変化 ❷海綿状態

Point 7 アレルギー性接触皮膚炎，自家感作性皮膚炎，汗疱，………… 040
貨幣状湿疹など
海綿状態や水疱形成はいわゆる急性湿疹に相当する病理像

Point 8 ジベルばら色粃糠疹 ………………………………… 044
錯角化を伴う過角化，海綿状態，表皮向性を示すリンパ球浸潤が3種の神器

Point 9 虫刺症・急性痒疹 …………………………………… 046
真皮深部までに楔状に好酸球が浸潤していれば，虫刺症を疑う

第3章 セルフアセスメントクイズ ……………………… 048

Chapter 4　表皮の変化 ❸表皮真皮境界型

Point 10　表皮真皮境界部皮膚炎 "interface dermatitis"，空胞型：総論 1 ⋯ 050
基底膜や基底細胞が標的となり，表皮真皮境界部に炎症の主座を置く

Point 11　表皮真皮境界部皮膚炎 "interface dermatitis"，
空胞型：総論 2　角化細胞の壊死の多寡による鑑別 ⋯⋯⋯⋯⋯ 054
Interface dermatitis の空胞型で，個細胞壊死が目立てば鑑別疾患は 4 つ！

Ⓐ 空胞型

Point 12　多形紅斑 ⋯⋯⋯⋯⋯⋯⋯⋯⋯⋯⋯⋯⋯⋯⋯⋯⋯⋯⋯⋯⋯⋯⋯ 058
空胞変性，個細胞壊死，水疱形成，浮腫など，病理組織も実に多形（多彩）！

Point 13　移植片対宿主病（GVHD）⋯⋯⋯⋯⋯⋯⋯⋯⋯⋯⋯⋯⋯⋯⋯ 060
移植後のため浸潤するリンパ球は少ないが，レシピエント（表皮）を激しく攻撃する！

Point 14　急性痘瘡状苔癬状粃糠疹（PLEVA）⋯⋯⋯⋯⋯⋯⋯⋯⋯⋯ 062
Interface dermatitis のうち，高度の個細胞壊死を来す疾患の一つ

Point 15　薬疹（固定薬疹）⋯⋯⋯⋯⋯⋯⋯⋯⋯⋯⋯⋯⋯⋯⋯⋯⋯⋯ 064
Interface dermatitis で，個細胞壊死が目立ち好酸球が浸潤する

Point 16　薬疹（播種状紅斑丘疹型薬疹）⋯⋯⋯⋯⋯⋯⋯⋯⋯⋯⋯⋯ 066
薬疹は何でもあり！程度もさまざま．常に鑑別疾患の最後に加える！

Point 17　全身性エリテマトーデス（急性型皮疹）⋯⋯⋯⋯⋯⋯⋯⋯ 068
空胞型の interface dermatitis で，個細胞壊死のほとんどないパターンの基本形

Point 18　慢性円板状エリテマトーデス（DLE）⋯⋯⋯⋯⋯⋯⋯⋯⋯ 070
表皮や毛包の空胞変性と，真皮でリンパ球が集簇性に浸潤すれば DLE！

Point 19　皮膚筋炎 ⋯⋯⋯⋯⋯⋯⋯⋯⋯⋯⋯⋯⋯⋯⋯⋯⋯⋯⋯⋯⋯⋯ 072
空胞変性が目立つわりに細胞浸潤が乏しく，浮腫やムチンが高度に沈着する

Point 20　特発性色素性紫斑 ⋯⋯⋯⋯⋯⋯⋯⋯⋯⋯⋯⋯⋯⋯⋯⋯⋯⋯ 074
Interface dermatitis のうち赤血球が漏出していれば，これ！

Ⓑ 苔癬型

Point 21　扁平苔癬 ⋯⋯⋯⋯⋯⋯⋯⋯⋯⋯⋯⋯⋯⋯⋯⋯⋯⋯⋯⋯⋯⋯ 076
扁平苔癬はリンパ球による角化細胞の削り取り壊死！

Point 22　硬化性萎縮性苔癬 ⋯⋯⋯⋯⋯⋯⋯⋯⋯⋯⋯⋯⋯⋯⋯⋯⋯⋯ 078
4 層の帯状構造を呈する interface dermatitis

Point 23　扁平苔癬様角化症（LPLK）⋯⋯⋯⋯⋯⋯⋯⋯⋯⋯⋯⋯⋯ 080
老人性色素斑や脂漏性角化症は自然消褪を来す！

第 4 章 セルフアセスメントクイズ ⋯⋯⋯⋯⋯⋯⋯⋯⋯⋯⋯⋯ 082

Chapter 5　水疱形成性疾患

Ⓐ 表皮内 ①角層内，角層下

Point 24　落葉状天疱瘡 …………………………………… 084
角質層下～顆粒層内が棘融解し，顆粒細胞は異常角化を示す

Ⓐ 表皮内 ②有棘層

Point 25　単純疱疹／水痘・帯状疱疹 ………………………… 086
壊死や好中球浸潤の目立つ水疱は，核内封入体を探す！

Ⓐ 表皮内 ③基底層直上

Point 26　尋常性天疱瘡 …………………………………… 088
表皮基底層の直上で棘融解し，基底細胞が西洋の墓石のように並ぶ

Point 27　ヘイリー・ヘイリー病 ………………………… 090
基底層直上に加え表層の細胞も棘融解し，レンガが崩れ落ちるよう

Point 28　ダリエー病 …………………………………… 092
異常角化の corps ronds や grains と，デスモゾームの損傷による棘融解

Ⓑ 表皮下

Point 29　水疱性類天疱瘡 ………………………………… 094
鏡餅を入れたような大型で緊満性の表皮下水疱

Point 30　物理的要因による水疱 ………………………… 098
好酸球浸潤のない水疱は物理的要因が疑われる

　　　　　第5章 セルフアセスメントクイズ ……………… 100

Chapter 6　血管の病変

Point 31　血管炎：総論1　皮膚における血管の正常構造 …………… 102
皮膚の血管には中・小・細動脈，毛細血管，細・小・中静脈がある

Point 32　血管炎：総論2　血管炎の分類 ……………………… 106
皮膚の血管炎は障害される血管のレベルによって疾患が決まる

Point 33　白血球破砕性血管炎；Henoch-Schönlein 紫斑病 ………… 108
Henoch-Schönlein 紫斑病は，細・小血管における白血球破砕性血管炎の代表疾患

Point 34　結節性多発動脈炎（PN） ……………………… 110
真皮深層～皮下脂肪織において筋性動脈の内・中膜にフィブリノイド物質が全周性に沈着

Point 35　リベド血管症 ………………………………… 112
真皮～皮下脂肪織のどこでもみられる，細・小血管の血栓症で，炎症細胞が
乏しいため血管炎ではなく"血管症"

| Point 36 | コレステロール結晶塞栓症 | 114 |

動脈内腔に太い針状の裂隙を入れ，血管腔を完全に閉塞する

| Point 37 | 血栓性静脈炎，モンドール病 | 116 |

血栓性静脈炎は，皮下の静脈壁内に好中球が浸潤しタマネギ状を呈する

第6章 セルフアセスメントクイズ … 118

Chapter 7　肉芽腫

Ⓐ 類結核肉芽腫

| Point 38 | 結核 | 120 |

真性結核以外にアレルギー反応としてさまざまな臨床病型を呈する

| Point 39 | 顔面播種状粟粒性狼瘡（LMDF） | 122 |

LMDFは真皮浅層の毛囊周囲に多発する類結核肉芽腫巣

Ⓑ サルコイド肉芽腫

| Point 40 | サルコイドーシス | 124 |

小型で均一な肉芽腫が，皮膚や皮下脂肪織のさまざまな部位に集簇する

Ⓒ 柵状肉芽腫

| Point 41 | 柵状肉芽腫：総論 | 126 |

柵状肉芽腫は，環状肉芽腫，リポイド類壊死症，リウマトイド結節の鑑別が鍵！

| Point 42 | 環状肉芽腫 | 128 |

真皮浅層で，粘液が沈着する変性膠原線維束を組織球が柵状に取り囲む

| Point 43 | リポイド類壊死症 | 130 |

真皮全層性に膠原線維の類壊死巣が蟻の巣状に広がる

| Point 44 | リウマトイド結節 | 132 |

ヒトデ状の大型肉芽腫で，組織球が綺麗に柵状に配列する

| Point 45 | 痛風結節 | 134 |

羽毛状の尿酸結晶を，多核巨細胞が取り囲んで貪食する

Ⓓ 化膿性肉芽腫

| Point 46 | 化膿性肉芽腫 | 136 |

偽癌性表皮過形成，膿瘍，化膿性肉芽腫の3所見があれば真菌症や非結核性抗酸菌症を疑う

Ⓔ 異物肉芽腫

| Point 47 | 異物肉芽腫 | 138 |

トゲ，糸，注入物，刺青などいかなる非自己も異物反応を惹起する

第7章 セルフアセスメントクイズ … 140

Chapter 8　毛包・脂腺の病変

Point 48　好酸球性膿疱性毛包炎（太藤病） ………………………… 142
　　　　　　毛包と皮脂腺および周囲の結合織が病変の主座

　　　　　　第8章 セルフアセスメントクイズ ………………………… 144

Chapter 9　真皮の変化

Ⓐ 真皮浅層
Point 49　蕁麻疹 ………………………………………………………… 146
　　　　　　浅層血管叢周囲と間質に軽度の好中球と好酸球が軽度に浸潤

Ⓑ 真皮全層性
Point 50　Sweet 病 …………………………………………………… 148
　　　　　　真皮乳頭層の浮腫と網状層の核破砕が目立つ高度の好中球浸潤と出血

Point 51　壊疽性膿皮症 ……………………………………………… 150
　　　　　　境界明瞭な高度の潰瘍形成と，潰瘍底で膿瘍を伴う著しい好中球浸潤

Point 52　強皮症 ……………………………………………………… 152
　　　　　　真皮深層の膠原線維束が肥厚し，ついには無構造となる

Ⓒ 真皮浅層と全層性
Point 53　アミロイドーシス ………………………………………… 154
　　　　　　皮膚のアミロイドーシスは，アミロイド苔癬，斑状，限局性結節性，続発性限局性および全身性の5種類

Ⓓ 表皮の潰瘍
Point 54　穿孔性皮膚症（反応性穿孔性膠原症） …………………… 158
　　　　　　膠原線維束が経表皮性排泄により表皮を垂直に上行し壊死に陥る

　　　　　　第9章 セルフアセスメントクイズ ………………………… 160

Chapter 10　脂肪織の変化

Point 55　結節性紅斑 ………………………………………………… 162
　　　　　　"結節"は脂肪隔壁の炎症により，"紅斑"は血管の拡張による

Point 56　バザン硬結性紅斑／結節性血管炎 ……………………… 166
　　　　　　本質は，結核というより動・静脈の血管炎

Point 57　深在性エリテマトーデス ………………………………… 170
　　　　　　皮下脂肪織が広範に凝固壊死に陥り，形質細胞が集簇性に浸潤する

　　　　　　第10章 セルフアセスメントクイズ ……………………… 172

One Point Lesson

① 乾癬の細胞生物学 …………………………………… 043
② ケブネル現象(Köbner phenomenon)とは？ ………… 043
③ 痒疹とは何のこと？ ………………………………… 053
④ 乳児臀部肉芽腫とは ………………………………… 053
⑤ Blaschko線とLanger割線 …………………………… 053
⑥ 紅皮症って？ ………………………………………… 057
⑦ 基底膜は基底細胞，lamina densa，
　フィブリンの三つ巴で肥厚する …………………… 057
⑧ エリテマトーデスにおける診断名と皮疹名の二次元的考察 …… 097
⑨ 白血球破砕性血管炎を呈する疾患の臨床所見のまとめ ……… 157
⑩ 関節リウマチの皮膚病変：病理組織学的特徴による位置づけ … 165
⑪ 化膿性肉芽腫の特殊染色 …………………………… 165

用語解説

① Lupus，狼瘡，ループス …………………………… 057
② ヘリオトロープ heliotrope ………………………… 105
③ 苔癬　Lichen ………………………………………… 105
④ acne …………………………………………………… 169
⑤ urtica ………………………………………………… 169

索引 …………………………………………………… 174
あとがき ……………………………………………… 182
著者略歴 ……………………………………………… 183

本書に記載されている内容は，出版時の最新情報に基づくとともに，臨床例をもとに正確かつ普遍化すべく，著者，編者，監修者，編集委員ならびに出版社それぞれが最善の努力をしております．しかし，本書の記載内容によりトラブルや損害，不測の事故等が生じた場合，著者，編者，監修者，編集委員ならびに出版社は，その責を負いかねます．
また，本書に記載されている医薬品や機器等の使用にあたっては，常に最新の各々の添付文書や取り扱い説明書を参照のうえ，適応や使用方法等をご確認ください．

株式会社Gakken

学習のめやす：各項目ごとに重要度LEVELを5段階でつけました！

LEVEL	●●●●●	重要！
LEVEL	●●●●○
LEVEL	●●●○○
LEVEL	●●○○○
LEVEL	●○○○○

Chapter 1

総論

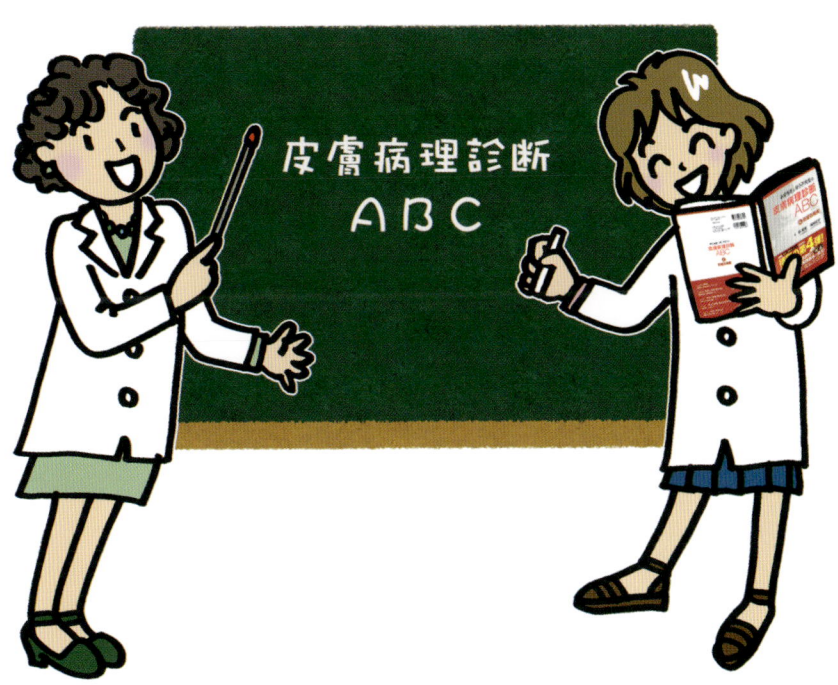

Chapter 1 総論：炎症性病変診断のためのアルゴリズム

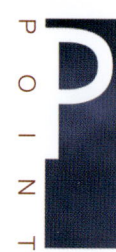

炎症性病変診断のためのアルゴリズム

― シンプルなアルゴリズムで診断に到達！―

　炎症性病変の皮膚病理診断は，病理組織所見をまずいくつかの定型的組織反応パターンに分類し，そこからさらに特徴的な所見に注目して，診断を進めて行くという方法がとられることが多い．その代表的なものがAckermanによるアルゴリズムである．

　本書は，57の代表的かつ重要な炎症性皮膚病変を選んで解説しているが，これらの病変をAckermanによる組織反応パターンの分類を参考にしつつ，9つの組織反応パターンに分けた．すなわち，

① 表皮の変化（1）乾癬型，
② 表皮の変化（2）海綿状態，
③ 表皮の変化（3）表皮真皮境界型，
④ 水疱・膿疱形成性疾患，
⑤ 血管の病変，
⑥ 肉芽腫，
⑦ 毛包・脂腺の病変，
⑧ 真皮の変化，
⑨ 皮下脂肪織の変化，

である．

　このうち①②③④⑤⑥⑨の7つの組織反応パターンについては，次ページからそれぞれの診断アルゴリズムを示し，これに沿って診断を進めることで，1つの最終診断に到達できるように工夫した．

　診断アルゴリズムを活用することで，皮膚科医にとっては，臨床診断にとらわれたり，大切な病理組織所見を見逃したりしてしまうことなく，より客観的で正確な診断に至ることができると思う．また，炎症性皮膚疾患の病理診断に苦手意識を持つことの多い病理医にとっては，標本の観察によって得られる病理組織所見から，アルゴリズムに沿って鑑別すべき病変を絞り込んでいくことにより，皮膚科臨床医が期待している適切な診断を下すことができるのではないかと思われる．

　病理組織標本を観察し，まず，どの組織反応パターンに一致するかを判断し，パターンごとのアルゴリズムに沿って所見の確認を進めてみてほしい．

　なお本書において，毛包・脂腺の病変については，好酸球性膿疱性毛包炎のみ記載した．また，真皮の変化に属する疾患は，蕁麻疹，好中球性皮膚症，強皮症，アミロイドーシス，穿孔性皮膚症と，さまざまな病変を包含しているため，この2つの組織反応パターンについてはアルゴリズムを示していない．それぞれの項目に記載した鑑別診断を参考にしていただきたい．

A 炎症性病変の病理組織パターン

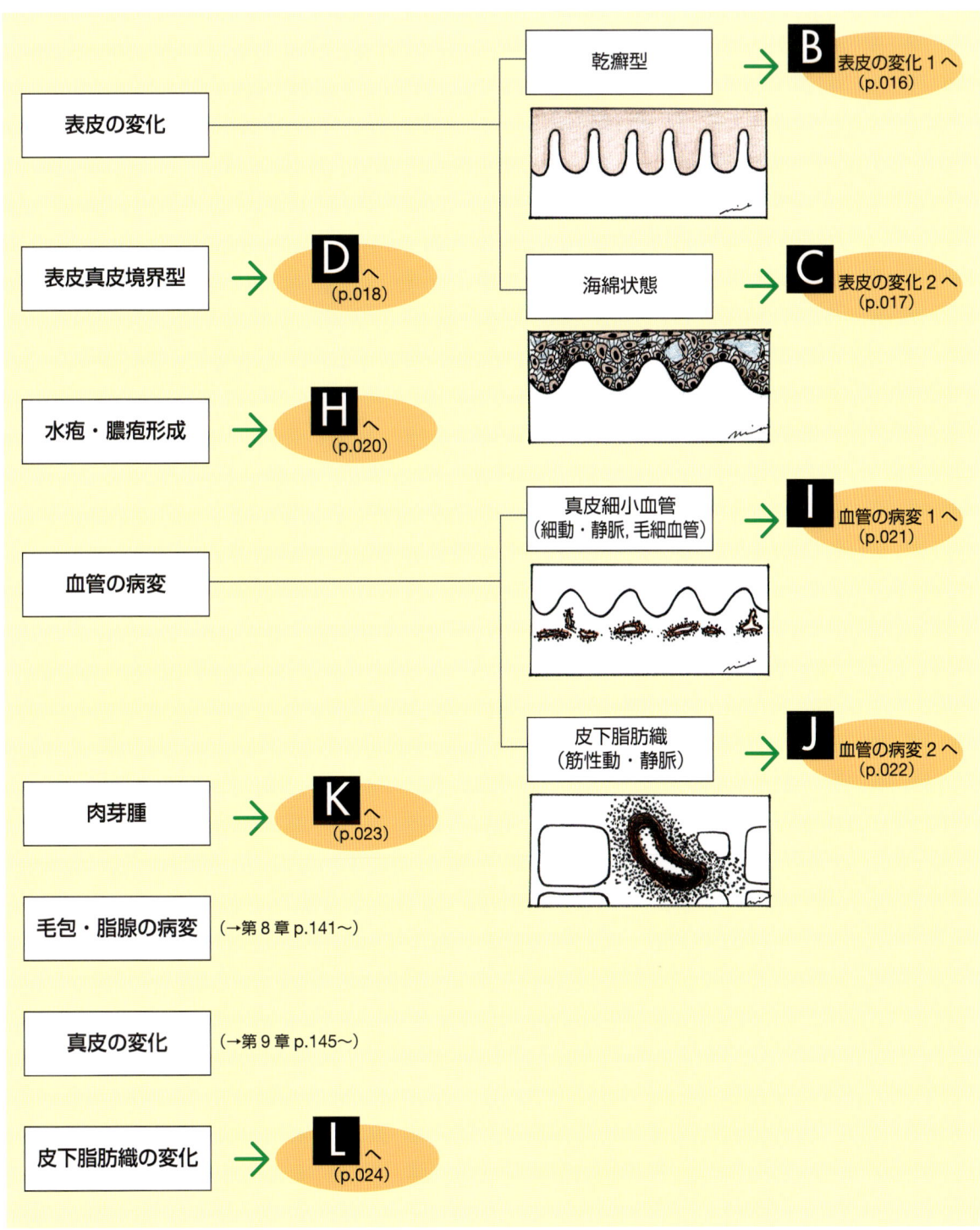

POINT 1

Chapter 1 総論：炎症性病変診断のためのアルゴリズム

B 表皮の変化1 ── 乾癬型 (→第2章 p.025〜)

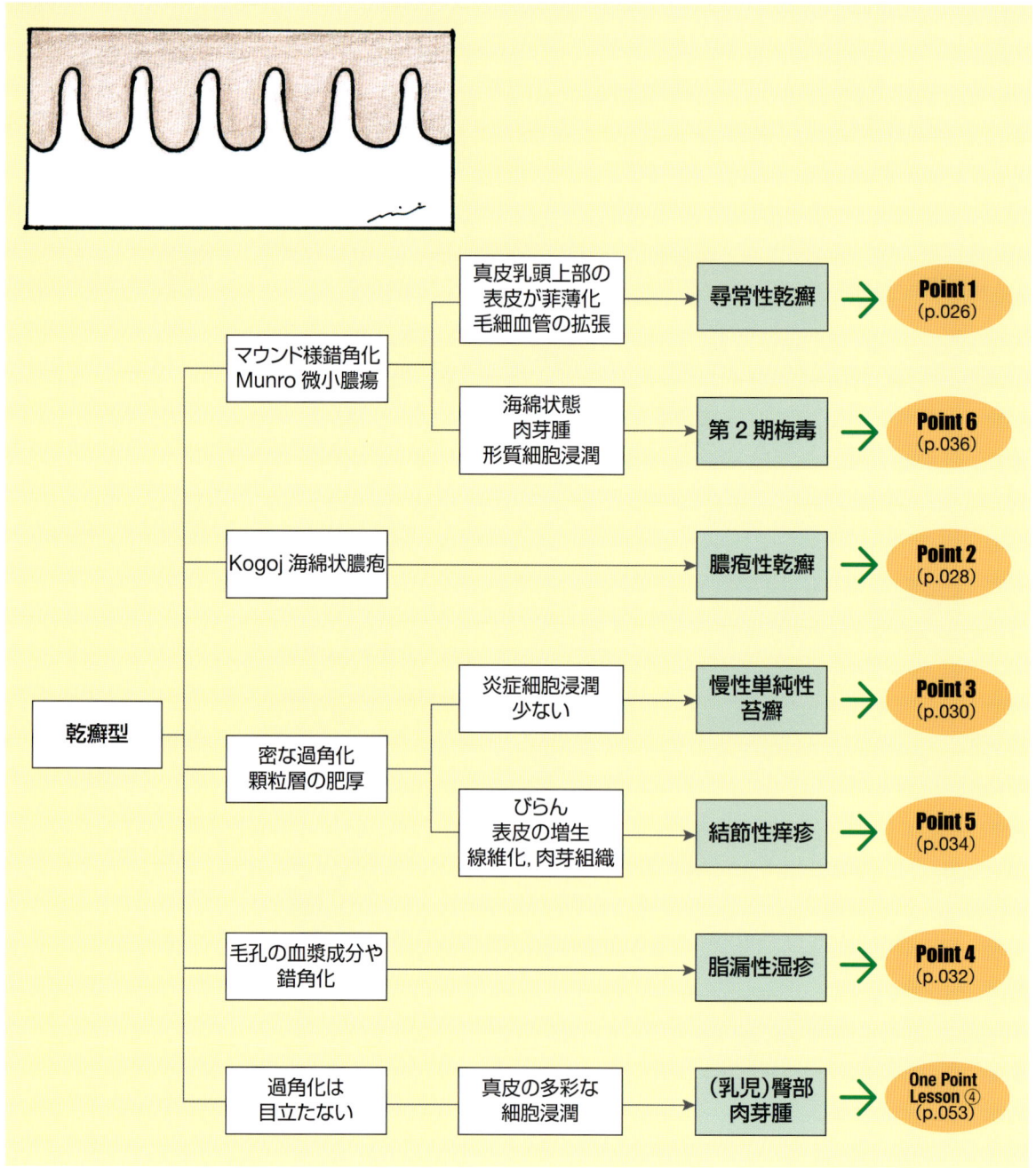

C 表皮の変化 2 ── 海綿状態 (→第3章 p.039〜)

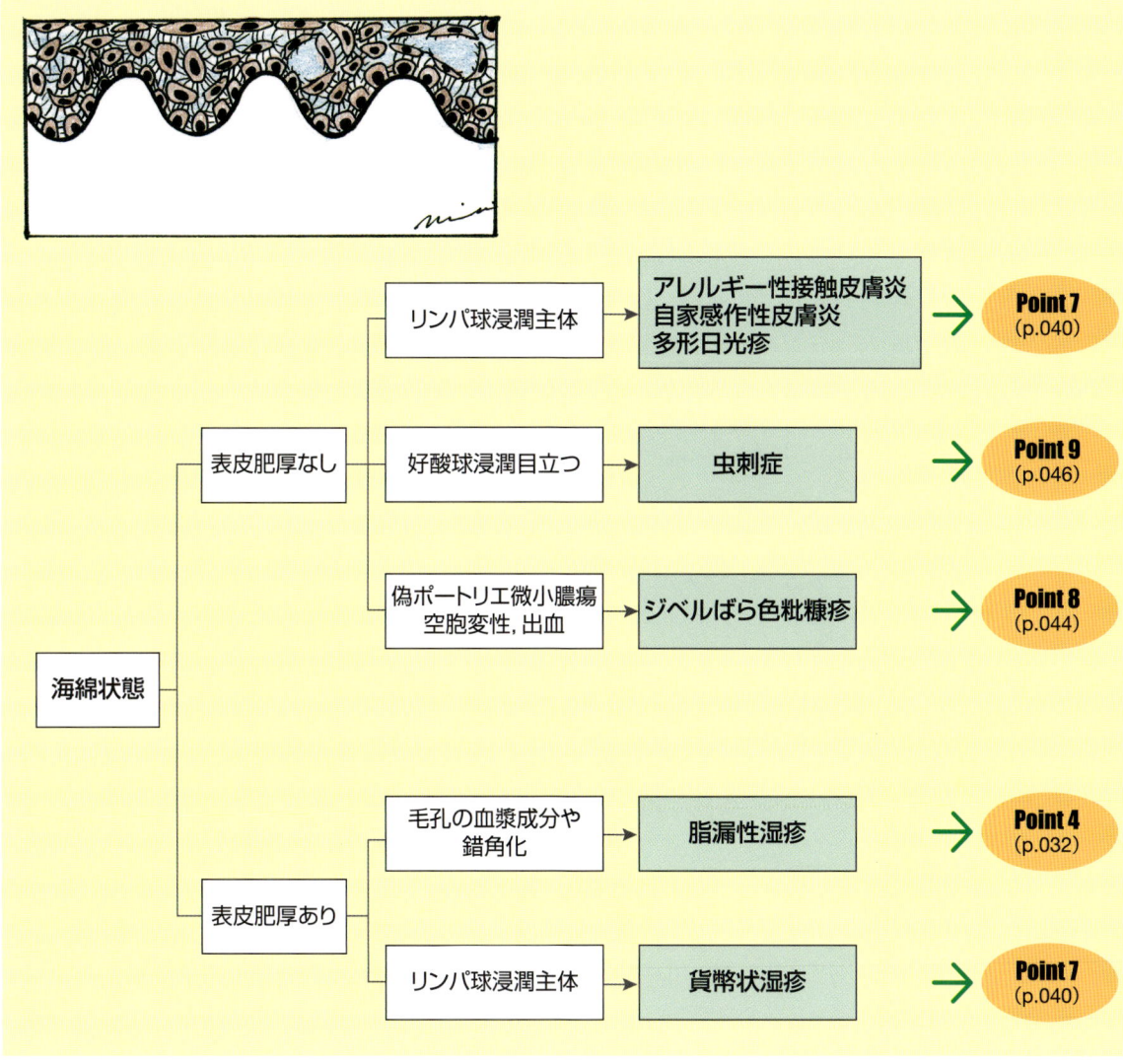

Chapter 1 総論：炎症性病変診断のためのアルゴリズム

D 表皮真皮境界型の病変（→第4章 p.049～）

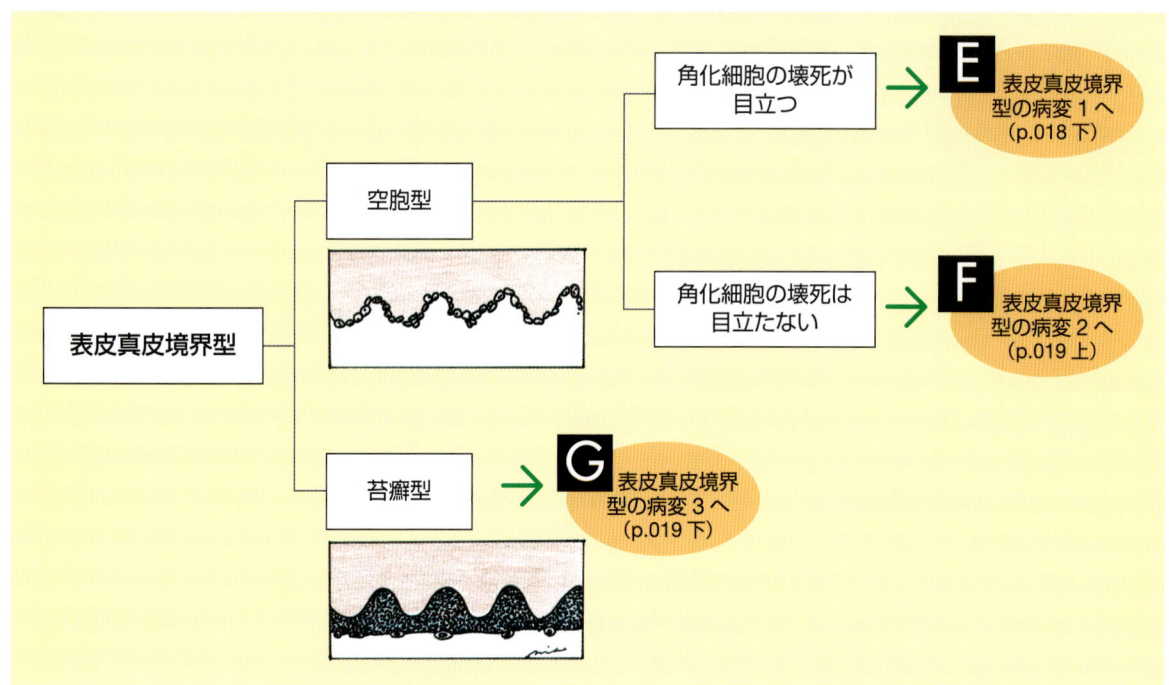

E 表皮真皮境界型の病変1──空胞型①（角化細胞の壊死が目立つ）

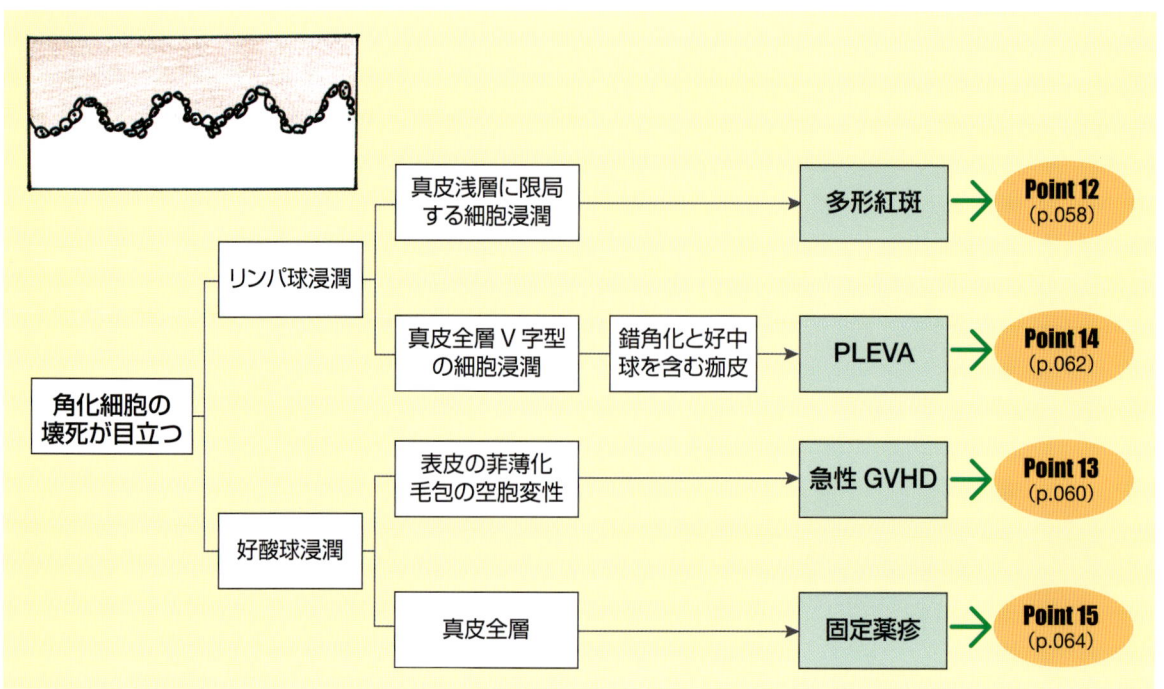

F 表皮真皮境界型の病変 2——空胞型②（角化細胞の壊死が目立たない）

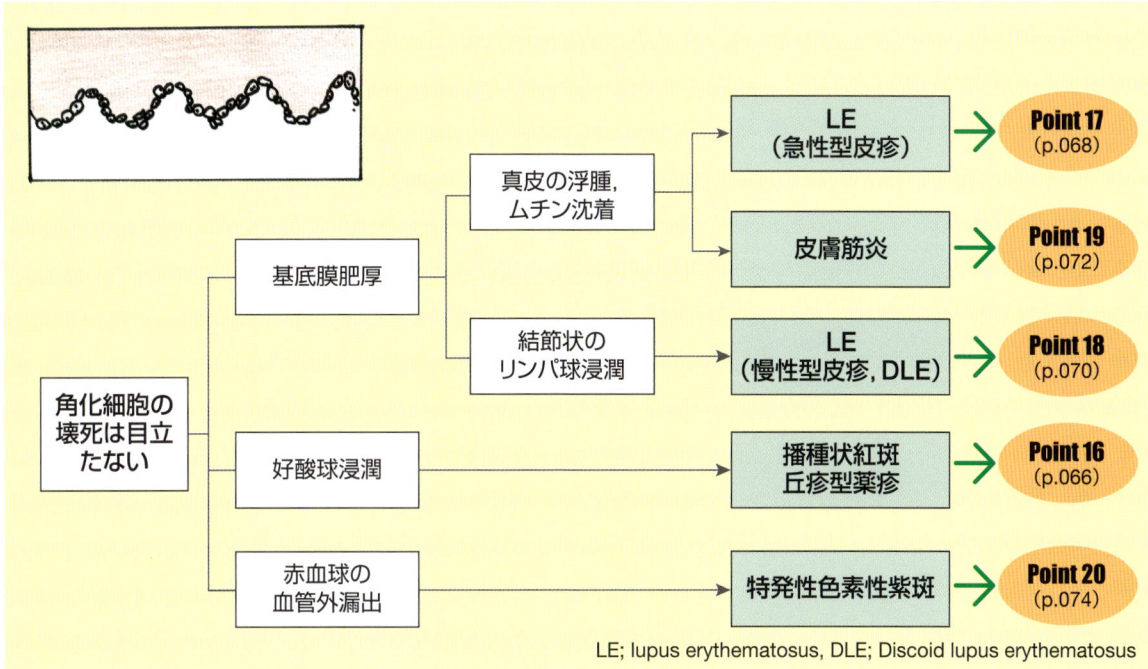

G 表皮真皮境界型の病変 3——苔癬型

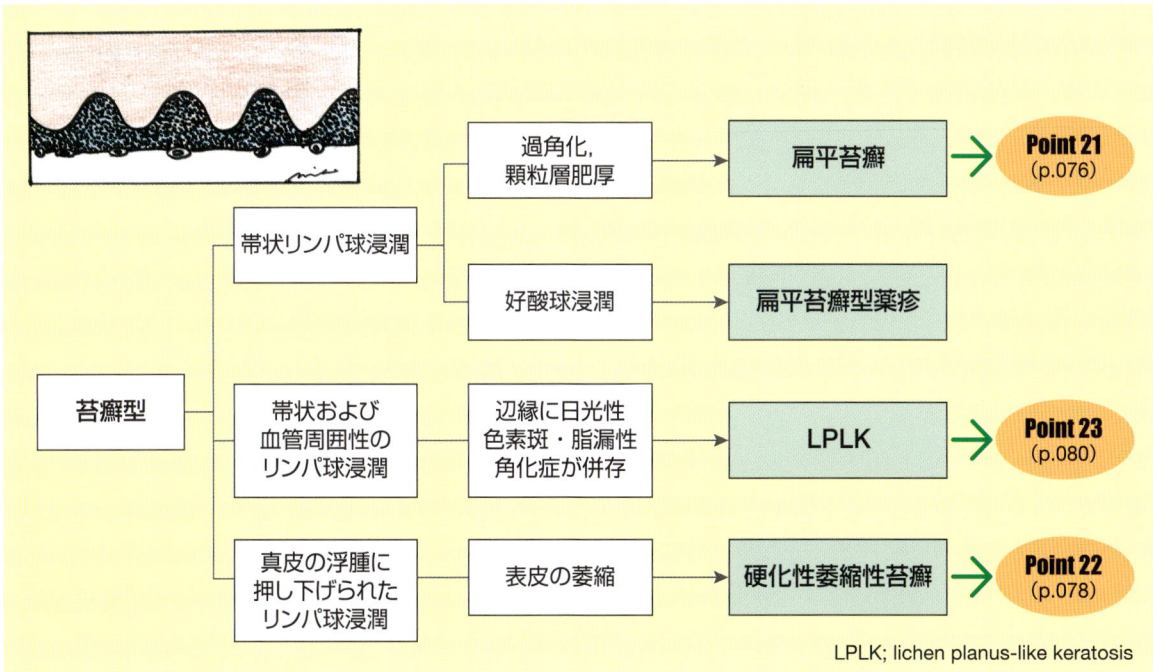

Chapter 1 総論：炎症性病変診断のためのアルゴリズム

H 水疱・膿疱形成性病変 (→第5章 p.083〜)

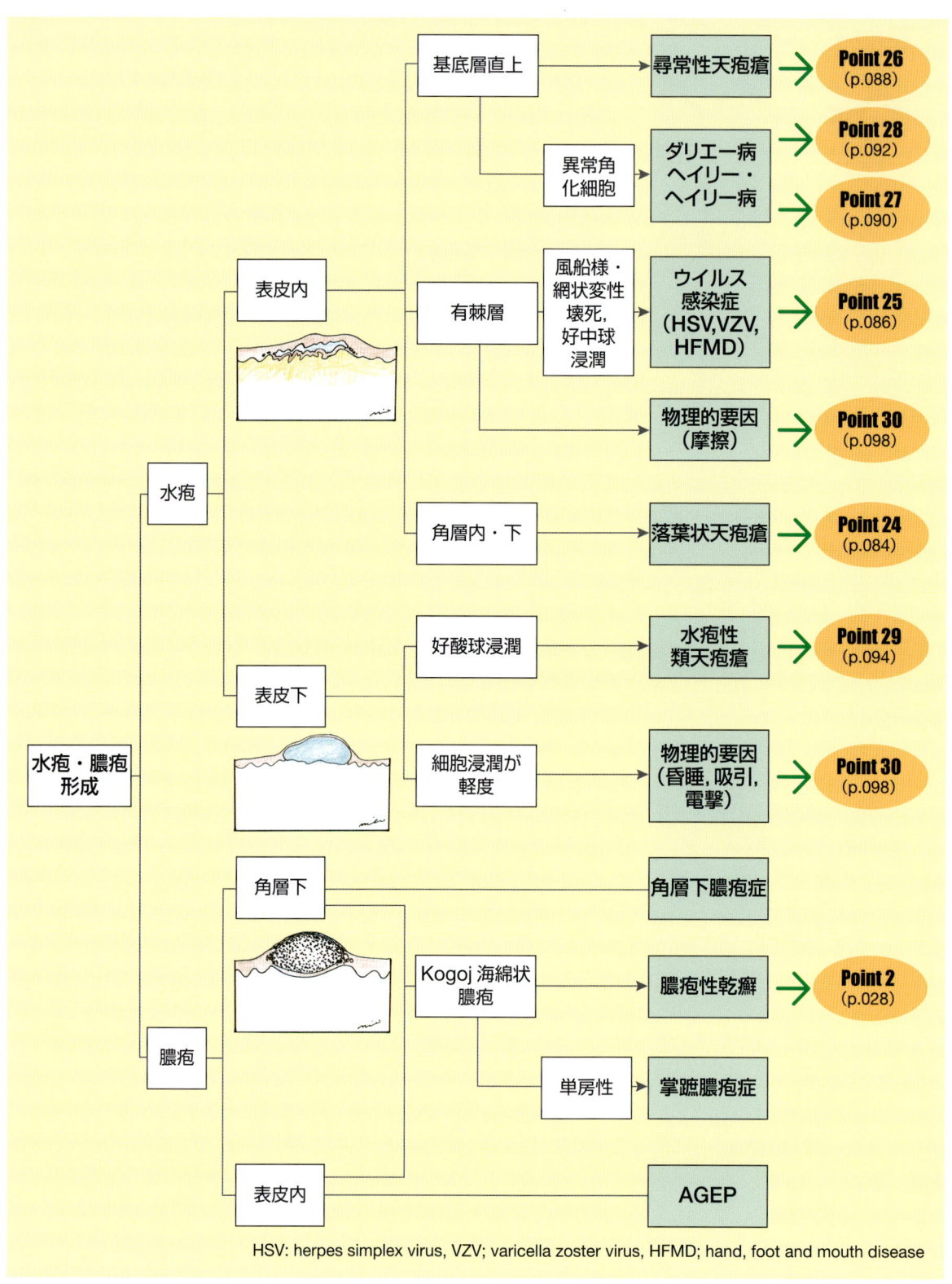

HSV: herpes simplex virus, VZV; varicella zoster virus, HFMD; hand, foot and mouth disease

I 血管の病変 1 ─ 真皮細小血管（細動・静脈，毛細血管）

(→第6章 p.101～)

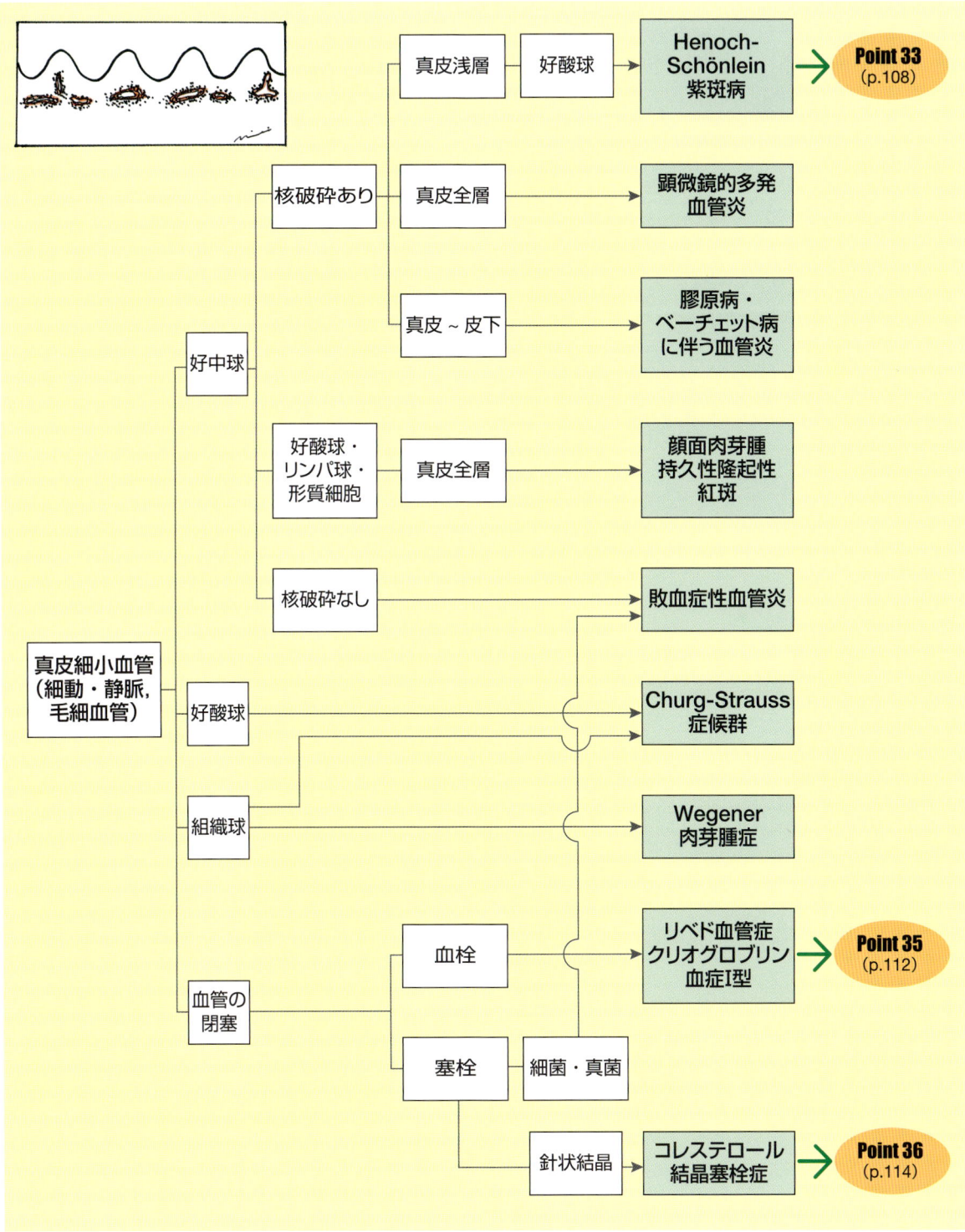

Chapter 1 総論：炎症性病変診断のためのアルゴリズム

J 血管の病変 2 ── 皮下脂肪織（筋性動・静脈）（→第6章 p.101～）

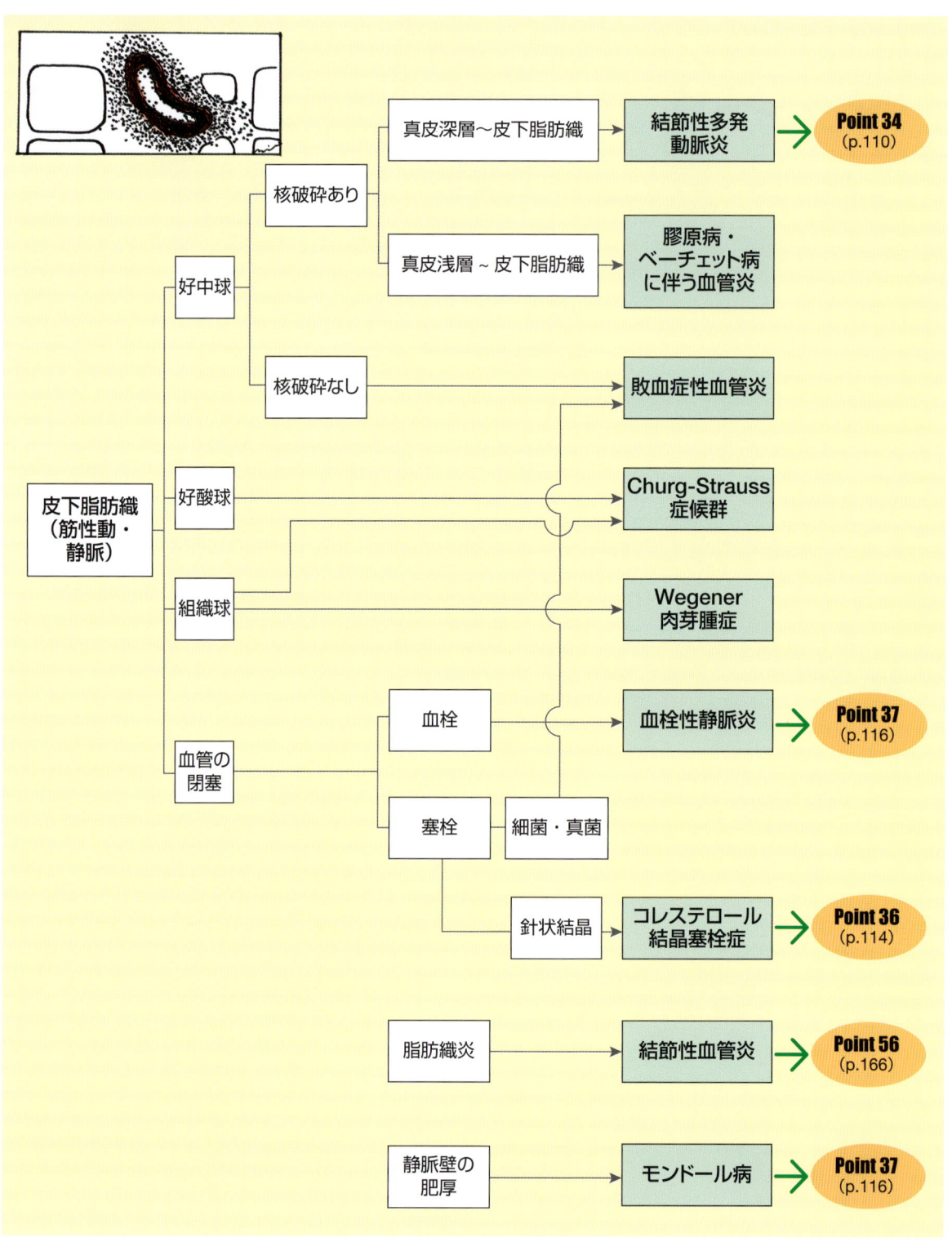

K 肉芽腫 (→第7章 p.119～)

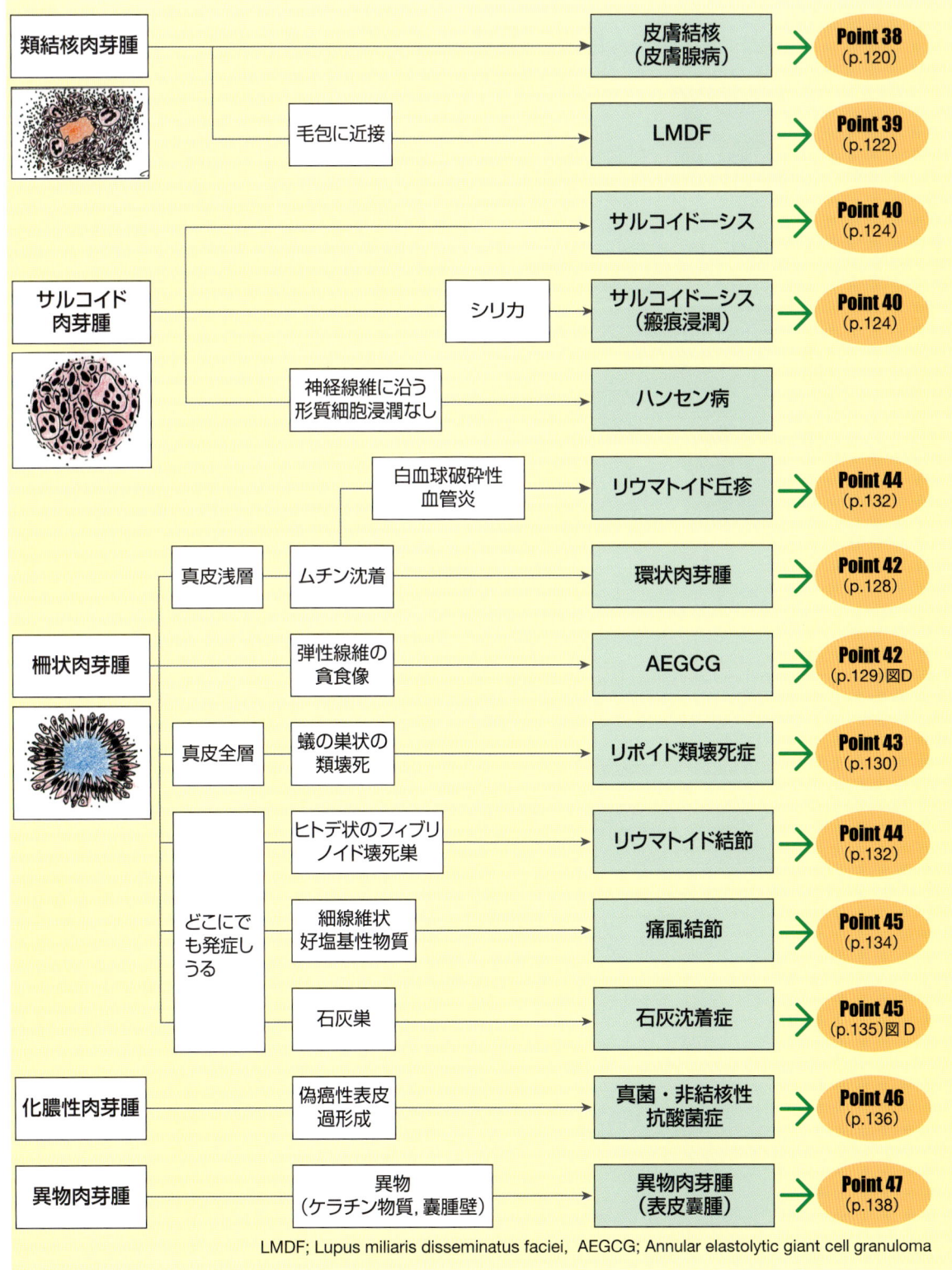

LMDF; Lupus miliaris disseminatus faciei, AEGCG; Annular elastolytic giant cell granuloma

Chapter 1 総論：炎症性病変診断のためのアルゴリズム

L 皮下脂肪織の変化

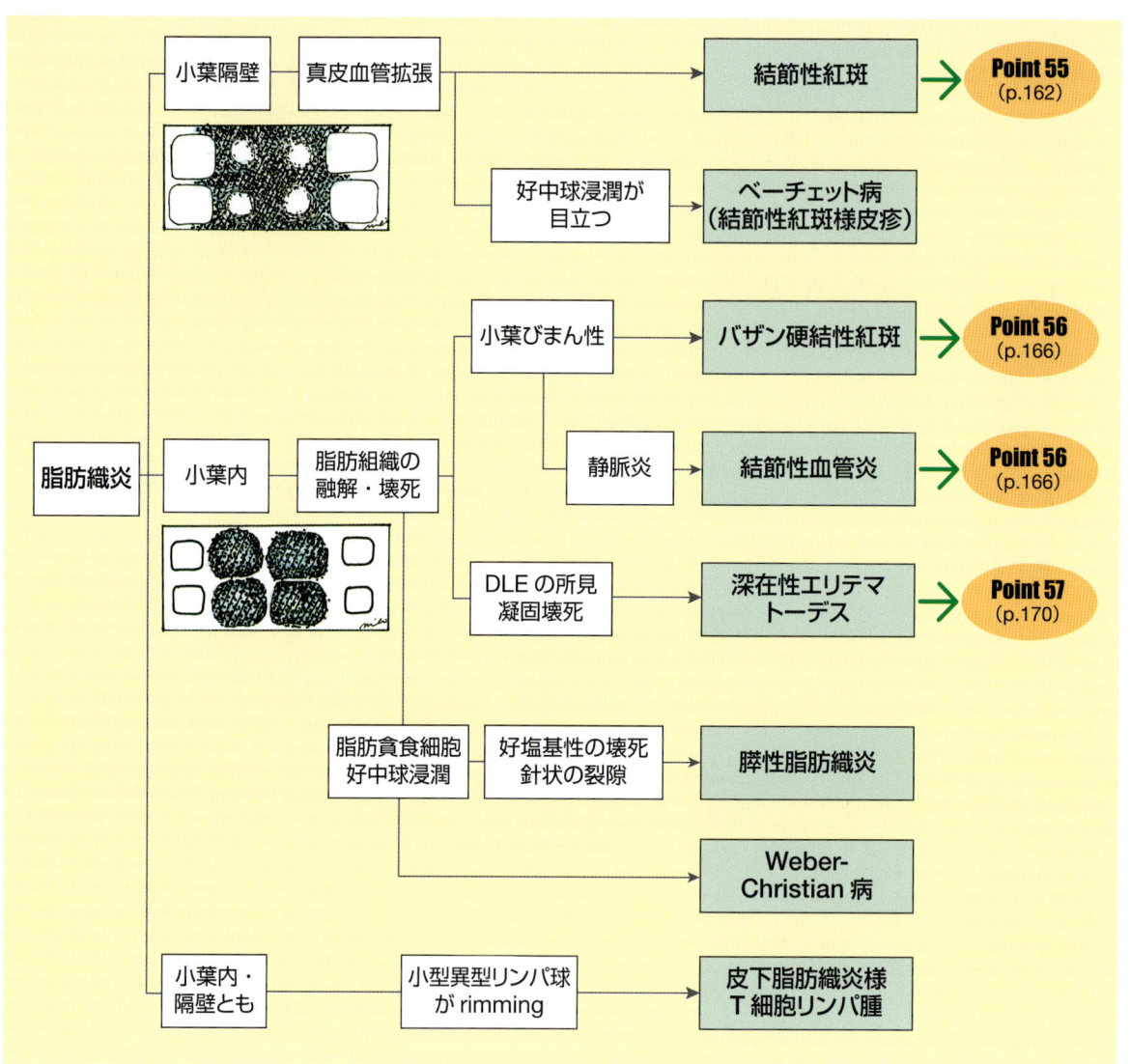

Chapter 2

表皮の変化 ❶乾癬型

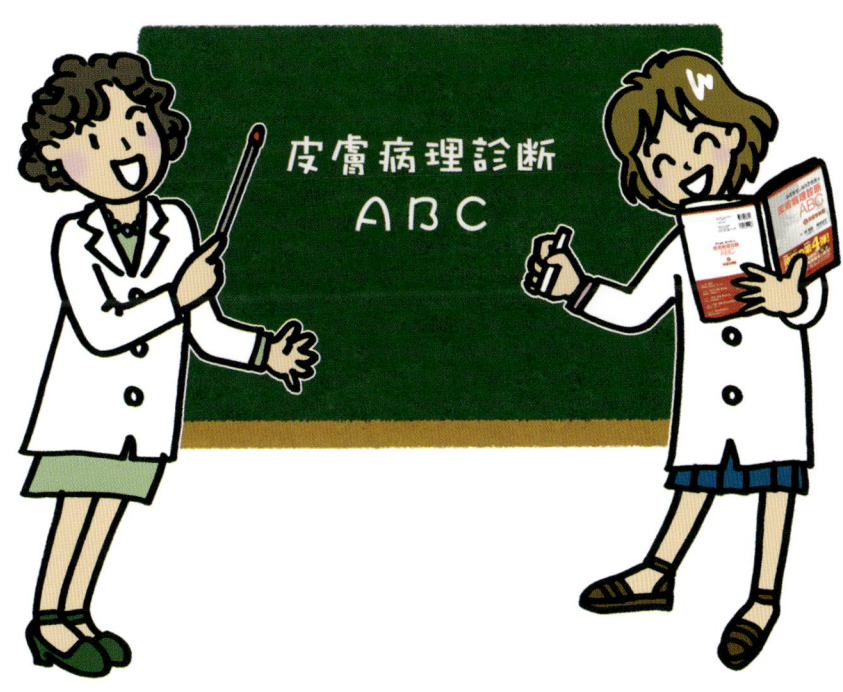

Chapter 2 表皮の変化 ❶乾癬型

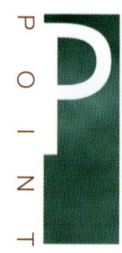

1 尋常性乾癬
表皮突起が等長に延長する疾患の横綱は，尋常性乾癬！

— 尋常性乾癬の範疇に当てはまるか，それ以外の疾患群かと考える —

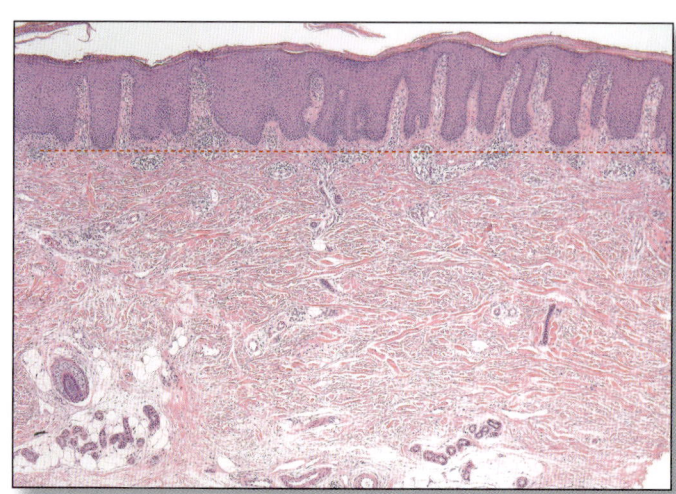

尋常性乾癬，弱拡大

過角化を伴い表皮突起が等長に延長している（赤線）．角化異常が示唆される所見であり，表皮突起の延長は経過が長いことを意味している．真皮は，浅層血管の周囲に炎症細胞が軽度に浸潤する以外には著変を認めない．

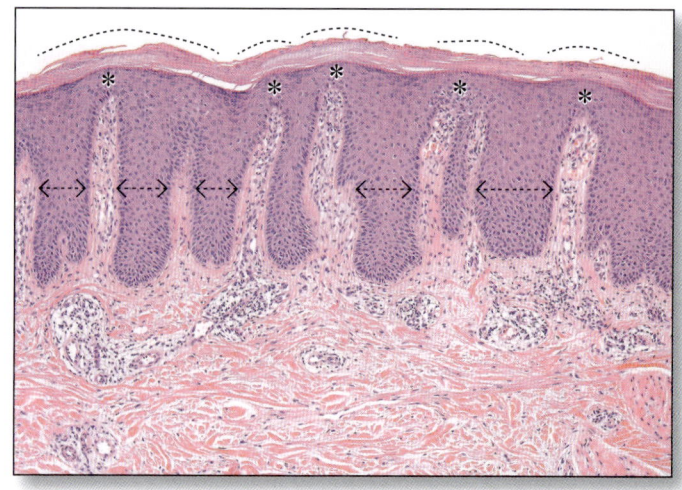

尋常性乾癬，中拡大

表皮は，深部方向に伸長するとともに，真皮乳頭が表皮を押し上げ，軽度の乳頭状（点線）を呈し菲薄化している（＊）．表皮突起の延長は，同じ幅で（矢印），長さが綺麗に揃っていることが，他の疾患との鑑別点として重要である．

尋常性乾癬 Psoriasis vulgaris は，炎症性角化症の代表的疾患で，炎症，毛細血管拡張および表皮の増殖および分化異常を示す．☞ One Point Lesson ❶（p.043）．

尋常性乾癬の病理組織学的特徴は，①過角化および錯角化，②角層内あるいは角層下に好中球からなるマウンド状の Munro 微小膿瘍，③顆粒層の菲薄化あるいは消失，④表皮突起の規則的な延長を伴う表皮肥厚，⑤真皮乳頭直上の表皮の菲薄化，⑥真皮乳頭の浮腫と毛細血管拡張，である．早期の皮疹の病理組織では④⑤は不明瞭だが，①②③⑥は早期の皮疹から完成された皮疹に至るまで認められる．

●尋常性乾癬

鑑別診断　　LEVEL ●●●○○

- **慢性単純性苔癬**：乾癬型の表皮肥厚を呈するが，表皮突起は延長し，その太さはさまざまである．角層は密な過角化(hairy palm sign)を呈する．錯角化はみられず，顆粒層は肥厚する．
- **脂漏性湿疹**：乾癬と海綿状皮膚炎の所見が混在するが，多くの場合は亜急性海綿状皮膚炎の所見を呈し，毛孔に錯角化，出血，血漿成分を伴う"巣状の錯角化"(shoulder parakeratosis)を形成するのが特徴である．
- **毛孔性紅色粃糠疹**：毛孔一致性に角栓を形成．正角化と不全角化が交互に層状に配列する．Munro 微小膿瘍や顆粒層の菲薄化を欠く．

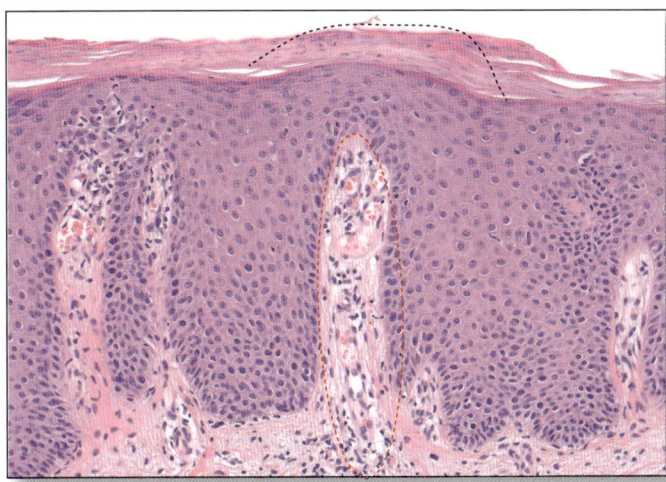

尋常性乾癬，強拡大

乳頭の頂部で，角化細胞は顆粒層を形成することなく角質層内に核を層状に残す．この顆粒層の消失と錯角化は，乳頭の頂部に一致して明瞭である("parakeratotic mound"，点線)．真皮乳頭層における毛細血管の拡張も診断に重要である(赤線)．

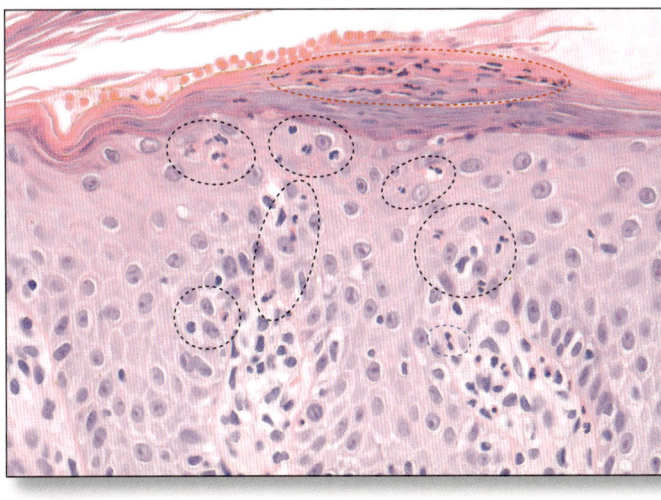

尋常性乾癬，Munro 微小膿瘍

乳頭頂部の parakeratotic mound の中に好中球が集簇性に浸潤している(Munro 微小膿瘍，赤線)．表皮内で好中球が真皮の血管から parakeratotic mound に向かい遊走しつつある(黒線)．角質層内では好中球は破砕されるため形態を認識し難い．Munro 微小膿瘍は必ずしも診断に必須ではない．

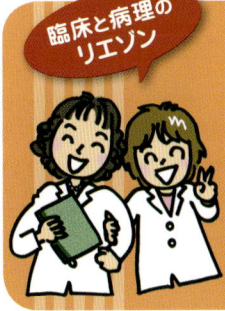

臨床と病理のリエゾン

■ 乾癬の病変部の鱗屑を剥がすと点状に出血する現象を **Auspitz 現象**という．真皮乳頭の延長に伴い，表皮が菲薄化しているためにおこる．

■ 健常皮膚に外傷などの刺激を加えると，乾癬の病変が誘発されることを**ケブネル現象**という． ☞**One Point Lesson ❷** (p.043)

■ 被髪頭部の病変だけでは臨床的に脂漏性湿疹との鑑別が難しい．脂漏性湿疹では皮疹は脂漏部位に比較的限局し，汎発化しない．

Chapter 2 表皮の変化 ❶乾癬型

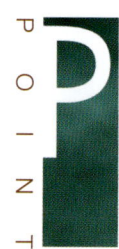

2 膿疱性乾癬

海綿状態や水疱に加え，角層下に好中球が浸潤する

— 無菌性の角層下膿疱の鑑別は，掌蹠膿疱症，AGEP，角層下膿疱症 —

（汎発性）膿疱性乾癬，弱拡大

a. 角質層を跳ね上げるように，大小の膿疱が形成されている．表皮突起はほぼ等長に延長しており，背景に乾癬のある汎発性膿疱性乾癬であることがわかる．

b. 図 a の赤枠：Kogoj 海綿状膿疱は，有棘細胞の細胞間に分け入るように浸潤する好中球の集簇巣を指す（赤線）．

c. 図 a の黒枠：Munro 微小膿瘍 Munro's microabscess は，角質層内や角質層直下の好中球の集簇巣で，好中球の細胞形は通常失われる（赤線）．

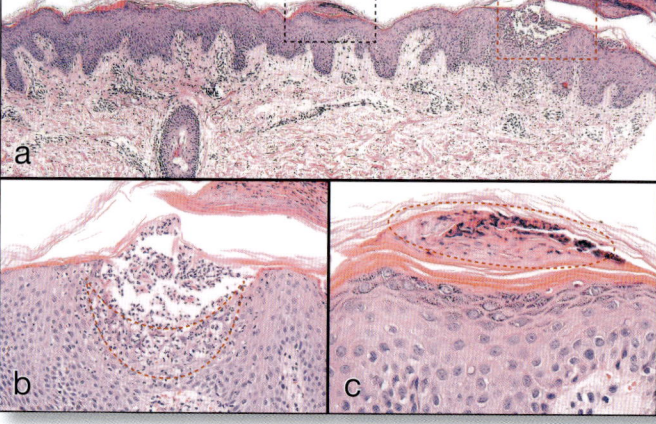

膿疱性乾癬，中拡大像

特徴的な丸い水疱が角層下に形成され，水疱内に好中球が多数浸潤している．膿疱だけではなく，周囲に海綿状態や水疱を形成する，海綿状膿疱 vesiculopustule であることが診断に重要である．膿疱は無菌性であり，感染症については，細菌は Gram 染色により，真菌は PAS 染色や Grocott 染色により同定することで，鑑別できる．

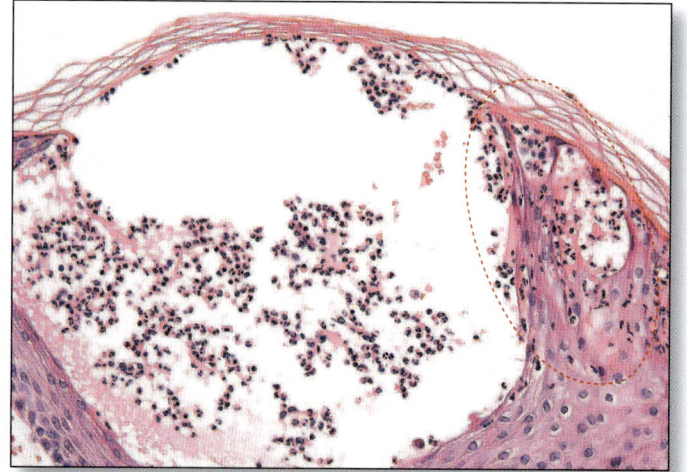

膿疱性乾癬 Pustular psoriasis は乾癬の病型の1つで，汎発型と限局型に分類される．汎発性膿疱性乾癬は，乾癬の稀な重症型である．突然，発熱や倦怠感とともに急激に全身に紅斑が多発し，紅斑上に多数の無菌性膿疱を生じる．尋常性乾癬の経過中に発症する場合もあり，その際は病理組織学的にも尋常性乾癬の特徴を残す．

Kogoj 海綿状膿疱 spongiform pustule of Kogoj は，膿疱性乾癬の診断上，非常に重要な所見で，角層下に大型の好中球性膿疱が形成され，辺縁に多房性の小膿疱，海綿状態を伴い，好中球を入れる．

●膿疱性乾癬

鑑別診断

- 掌蹠膿疱症：掌蹠にほぼ限局して無菌性膿疱が多発する．膿疱は単房性のことが多い．
- 急性汎発性発疹性膿疱症（acute generalized exanthematous pustulosis：AGEP）：尋常性乾癬の所見を欠き，角層下膿疱に加え，真皮乳頭層の強い浮腫，好酸球を混じる血管周囲性細胞浸潤と好酸球の表皮内浸潤，フィブリンの沈着する血管炎，および角化細胞の個細胞壊死がみられる．
- 角層下膿疱症：原因不明．角層下に無菌性の膿疱を認めるが，Kogoj 海綿状膿疱はない．
- 伝染性膿痂疹，白癬，カンジダ症：膿疱内に原因菌が見出される．

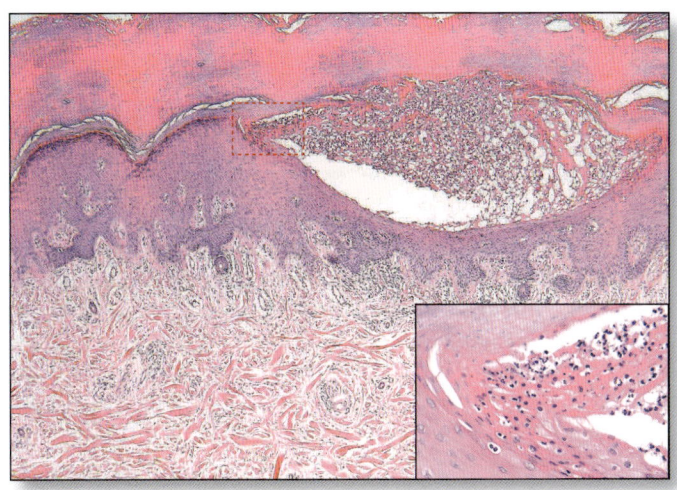

C 掌蹠膿疱症，足底

足底に一致する角質層が厚い組織で，角質層直下に膿疱を形成する．掌蹠膿疱症の膿疱は周囲との境界が明瞭で，海綿状態や水疱形成は乏しく，緻密な有棘層や角質層の中に好中球が浸潤する(inset)．欧米では，掌蹠膿疱症は限局性の膿疱性乾癬とみなされている．

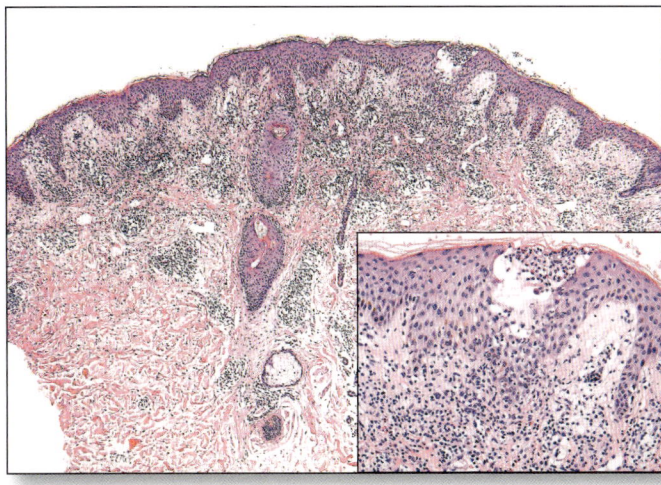

D 急性汎発性発疹性膿疱症（AGEP），無菌性膿疱の鑑別疾患

重症型の薬疹の1つで，高熱の後に急速に全身性に5 mm大以下の小膿疱が浮腫性紅斑の上に多発する．角質層下の膿疱に加え，真皮乳頭層で浮腫が目立ち，炎症細胞には好酸球を混じる(inset)．定型的には角化細胞の個細胞壊死がみられるが，この図内にはない．尋常性乾癬の背景はない．

臨床と病理のリエゾン

- 掌蹠膿疱症は膿疱症の代表であるが，限局型の膿疱性乾癬とも位置づけられる．
- Kogoj 海綿状膿疱をみたら，①汎発性膿疱性乾癬，②掌蹠膿疱症，③AGEP を考える．
- AGEP は，薬剤（抗菌薬）やウイルス感染により，間擦部位に急激に拡大する紅斑の上に小膿疱が多発する．

Chapter 2 表皮の変化 ❶乾癬型

POINT 3 慢性単純性苔癬，慢性湿疹

表皮突起が延長しても，太さや長さが等長でなければ，尋常性乾癬ではない

― 慢性湿疹では，搔破により表皮が反応性に肥厚し，乾癬様を呈する ―

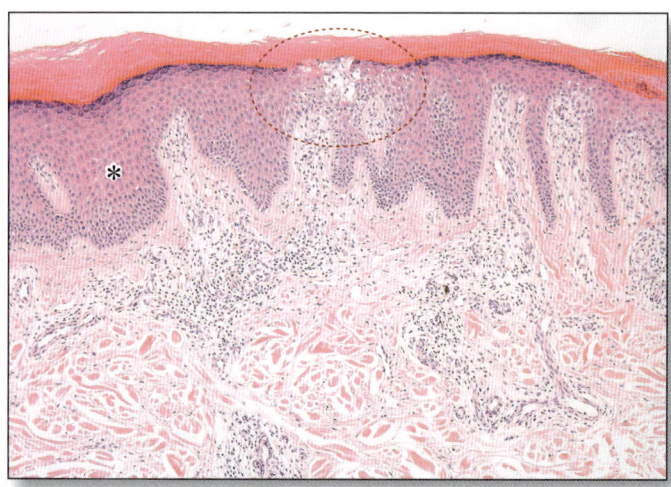

慢性湿疹，中拡大像

いわゆる慢性湿疹は，1）過角化，2）表皮突起の延長，3）多顆粒細胞症（顆粒層の肥厚）などを来し，表皮が肥厚する．本例では急性湿疹像である海綿状態がオーバーラップしている（赤線）ことから，1）～3）が湿疹に起因すると推測できる．延長する表皮突起は，細い～"ぬりかべ"状（*）の太いものまでさまざまであり，尋常性乾癬とは鑑別される．

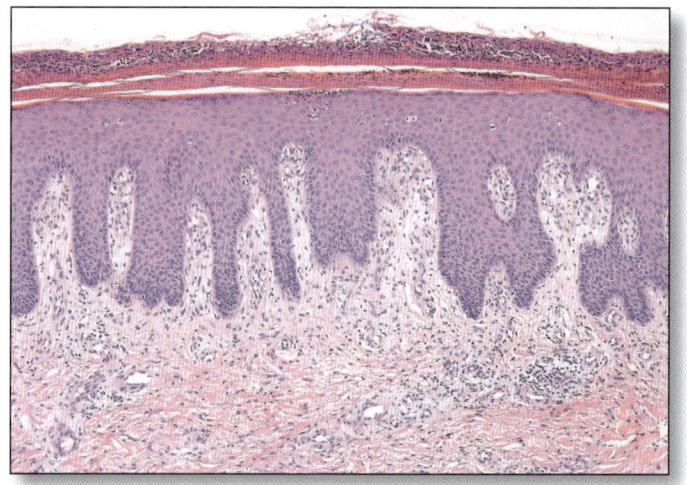

アトピー性皮膚炎

この例では，表皮突起が延長し，顆粒層の消失，錯角化，角質層中好中球浸潤など，乾癬に類似する像がある．しかし，錯角化や好中球の浸潤が尋常性乾癬における乳頭頂部のマウンド状ではなく長い帯状を呈している．表皮突起の延長が棍棒状を呈することなどから，尋常性乾癬ではなく湿疹群の搔破による二次的な反応と判断される．

　慢性単純性苔癬 Lichen simplex chronicus は慢性湿疹の一種で，ビダール Vidal 苔癬ともいう．軽い搔破による摩擦がくり返されることにより，臨床的には苔癬化を呈する．
　病理組織学的には表皮が肥厚し，尋常性乾癬様の組織形態となるが，表皮突起の太さはさまざまである．角層はあたかも手掌であるかのような密な過角化を呈することから hairy palm sign ともいわれる．錯角化はなく，顆粒層は肥厚する．海綿状態はないかわずかで，リンパ球の表皮内浸潤も少ない．真皮では血管周囲性にリンパ球が浸潤する．強い搔破が加わると，びらん，潰瘍，血痂，表皮浅層の壊死および部分的な錯角化などを生じる．

●慢性単純性苔癬，慢性湿疹

鑑別診断

- **尋常性乾癬**：表皮肥厚の形態は似るが，表皮突起は規則的，等長に延長する．錯角化，顆粒層の菲薄化，角層内あるいは角層下の Munro 微小膿瘍の形成，真皮乳頭の毛細血管拡張を特徴とする．
- **結節性痒疹**：表皮の V 字型のびらん，表皮浅層の壊死，延長した真皮乳頭に沿い縦に走る膠原線維と毛細血管が特徴的．真皮浅層の細胞浸潤はより強く，好酸球や好中球を混じる．
- **脂漏性湿疹**：乾癬と海綿状皮膚炎の所見が混在する．毛孔に血漿成分を伴う "巣状の錯角化"（shoulder parakeratosis）をみる．

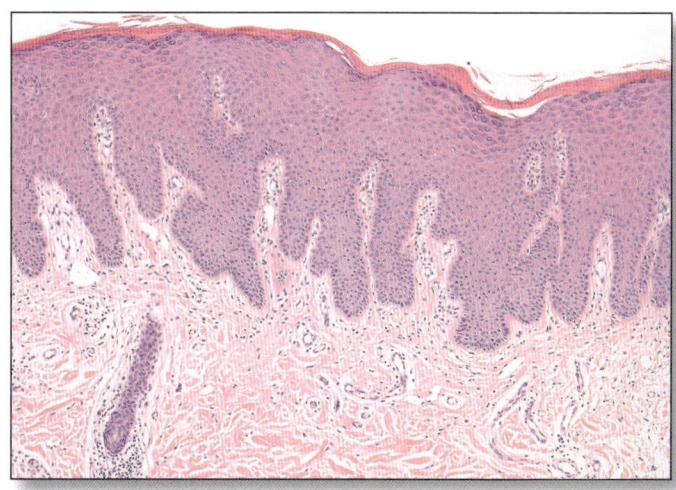

C 慢性単純性苔癬

延長する表皮突起は，尋常性乾癬で典型的にみられる板状のまっすぐな延長ではなく，分岐を示し長さや太さもさまざまである．過角化や多顆粒細胞症もあることから，尋常性乾癬とは区別される．慢性単純性苔癬は，慢性湿疹に属するが，必ずしも慢性的に経時したという意味ではなく，臨床的に皮疹の性状が苔癬化を示す病態を指す．表皮突起の不規則な延長や多顆粒細胞症は，臨床的な苔癬化に相当する．

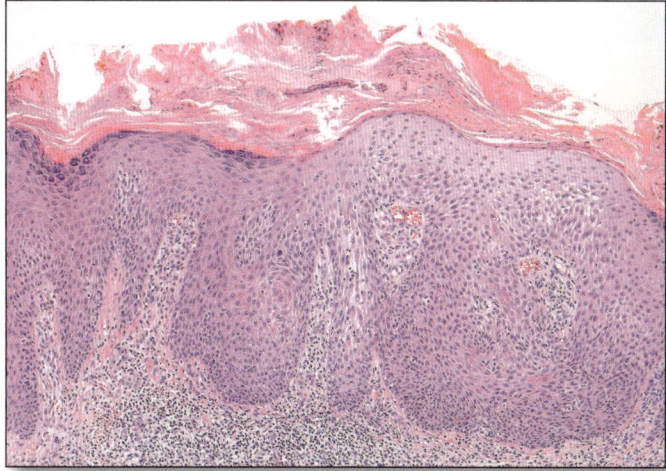

D 慢性単純性苔癬

臨床的に慢性の経過（搔破）で，皮膚が肥厚し硬くなった結果として皮溝と皮丘がはっきり認められるようになった皮疹を "苔癬化 lichenification" と呼ぶ．組織学用語の "苔癬 lichen" とは表皮真皮境界部にリンパ球が帯状に浸潤することで，名前が似ているだけでまったく異なる概念である．

臨床と病理のリエゾン

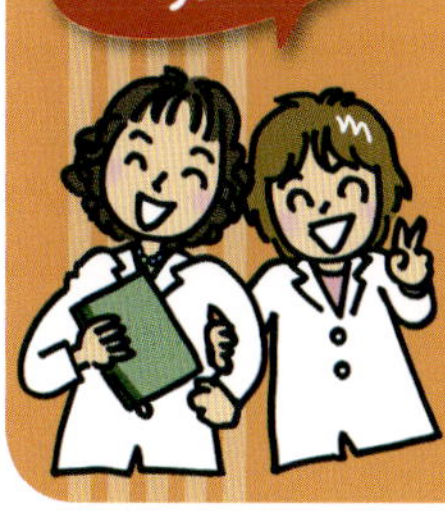

- 慢性湿疹とは慢性に経過する湿疹の意味ではなく，臨床的に苔癬化を呈する病態を指す．
- 苔癬化は慢性単純性苔癬以外にも，アトピー性皮膚炎などの湿疹群に属する疾患の皮疹の一部としてしばしばみられる．
- 痒疹と異なり，苔癬化局面内から一部が生検されることが多い．
- 苔癬はもっぱら病名に用いられるが，苔癬化は発疹名の1つである．
- 組織学的に使用する "苔癬状" とは，表皮直下で帯状を呈する細胞浸潤のことで，上記とは似て非なる言葉である．

Chapter 2 表皮の変化 ❶乾癬型

POINT 4 脂漏性湿疹

乾癬様の所見に加え，海綿状態や毛包一致性の変化があれば診断可能

— 脂漏性湿疹は，脂漏部位に発生し，亜急性～慢性に経過する湿疹の一型 —

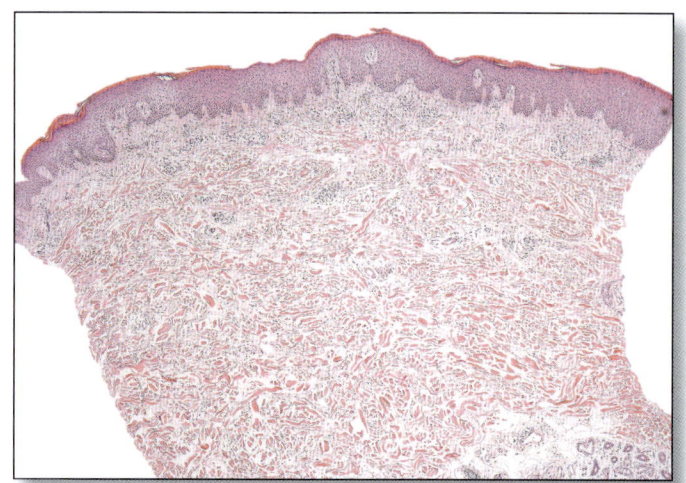

脂漏性湿疹，弱拡大像

脂漏性湿疹は湿疹の中で，とくに脂漏部位に発生し，亜急性～慢性の経過をとる病態を指す．表皮突起が等長に延長し過角化を伴い，尋常性乾癬に類似する所見を呈する．

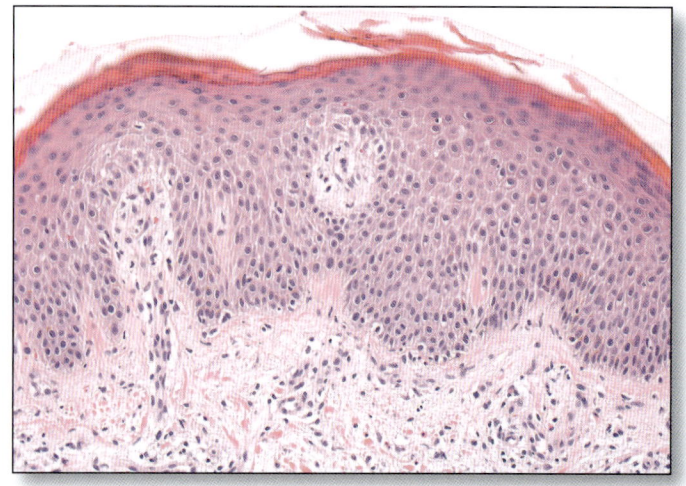

脂漏性湿疹，中拡大像

錯角化を伴う過角化や顆粒層の消失など，尋常性乾癬に類似する．しかし表皮突起は尋常性乾癬における均一で等長な伸びとは異なり，太さがまちまちである．表皮の海綿状態は，病態の本質が湿疹であることを意味している．

脂漏性湿疹 Seborrheic dermatitis は，被髪頭部，顔面，腋窩，胸部正中，肩甲骨間，臍窩などの脂漏部位に好発する湿疹の一種で，光沢のある鱗屑や痂皮を付す局面状の紅斑を呈する．慢性に経過することが多い．

病理組織学的には乾癬と海綿状皮膚炎の所見が混在するが，多くの場合は亜急性期の海綿状皮膚炎の所見を呈する．特徴的な病理組織学的所見は毛包漏斗部にみられ，毛包の開口部 (ostia of infundibulum) に滴状の血漿成分を含む "巣状の錯角化" (shoulder parakeratosis) をみる．毛包漏斗部内には角化物からなる plug が形成される．周囲の表皮には軽度の海綿状態とリンパ球の表皮内への浸潤像が，真皮浅層には血管周囲性のリンパ球の浸潤がみられる．

●脂漏性湿疹

鑑別診断

- **尋常性乾癬**：表皮肥厚の形態は似るが，海綿状態はない．表皮突起は規則的，等長に延長する．Munro 微小膿瘍の形成，真皮乳頭直上の表皮の菲薄化および真皮乳頭の浮腫と毛細血管拡張を特徴とする．
- **皮膚糸状菌症（白癬）Dermatophytosis**：表皮あるいは毛包は正常角化を示し，角層内に菌糸が観察される．
- **貨幣状湿疹**：表皮肥厚と錯角化を示す場合でも，明瞭な海綿状変化を伴う．臨床的には明確に区別される．

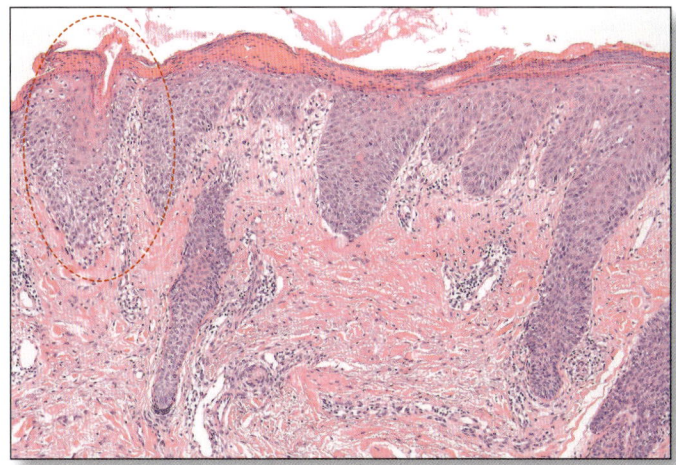

C 脂漏性湿疹，毛包開口部の弱拡大像

長期の経過を反映する表皮突起の延長とともに，ごく最近の炎症によるフィブリンの析出および錯角化がみられる．他の湿疹と異なり脂漏性湿疹では，漿液を含む錯角化が毛包一致性に目立つ（赤線）．

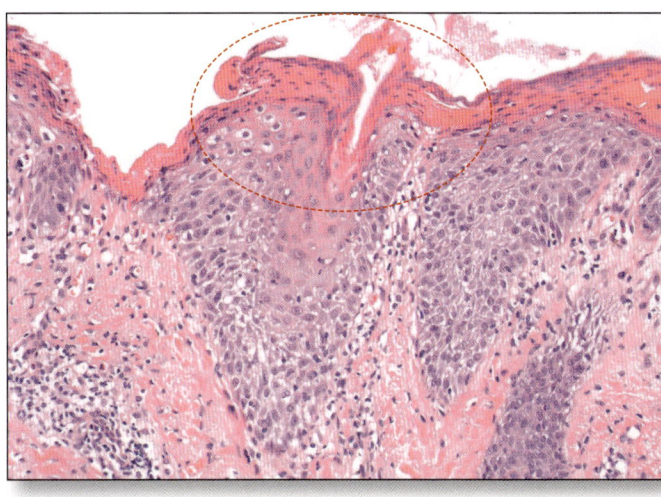

D 脂漏性湿疹，毛包開口部の強拡大像

毛包開口部を取り巻くように，錯角化とフィブリンが析出する"shoulder parakeratosis"がみられる（赤線）．脂漏性湿疹で特徴的な所見である．

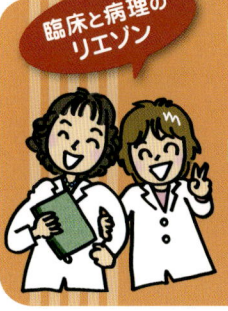

臨床と病理のリエゾン

- 脂漏性湿疹は臨床的にも乾癬と類似するが，通常，小紅斑が多発することはなく，局面状の紅斑が特徴である．乾癬と異なり，病変の数を数えるのは困難である．
- 脂漏性湿疹が典型的な場合は，まず生検しない．病理組織学的検討を要するのは，臨床的に以下のような疾患と鑑別を要する場合である．尋常性乾癬（頭部，顔面，前胸部，背部），落葉状天疱瘡（紅斑性天疱瘡 [Senear-Usher 症候群]）（顔面），ヘイリー・ヘイリー病（腋窩），乳房外 Paget 病（腋窩），および口囲皮膚炎・酒皶様皮膚炎（顔面）．

Chapter 2 表皮の変化 ❶乾癬型

POINT 5 結節性痒疹
アトピー性皮膚炎に伴うことが多く，くり返す掻破により結節状となる

— 表皮は海綿状態に加え，びらん，過角化，乾癬状の肥厚および真皮の瘢痕 —

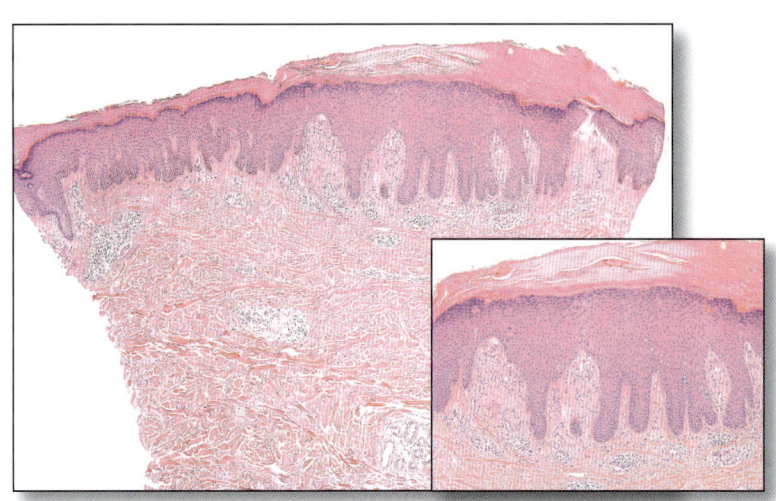

A 結節性痒疹，乾癬様表皮の肥厚例

高度の過角化のため，上腕の組織であるにもかかわらず，あたかも手掌の皮膚のようにみえるため，"hairy palm sign"と呼ばれる．表皮突起は，ほぼ等長に延長するが，幅や長さが不揃いで，尋常性乾癬とは鑑別できる（inset）．

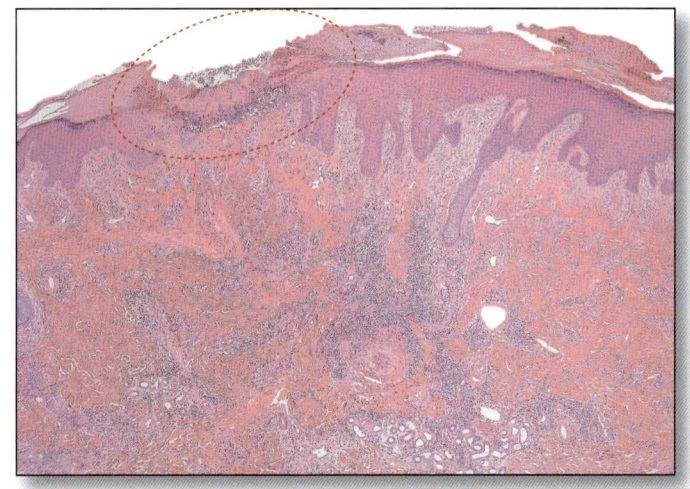

B 結節性痒疹，びらん・潰瘍例

しばしば掻破によりびらんや潰瘍（赤線）を来し，出血やフィブリンの析出（痂皮）を伴う．潰瘍底には高度の線維化や肉芽組織を形成している．

　結節性痒疹 Prurigo nodularis は慢性痒疹の1つで，しばしばアトピー性皮膚炎の部分症状としてみられる（アトピー性痒疹 atopic prurigo）．下腿や臀部に，2cmほどまでの瘙痒の強い結節状の病変が多発する．掻破のためにびらんや痂皮を伴う．角化が強く疣贅状となることもある．
　病理組織学的には乾癬様の表皮肥厚を伴う乳頭腫症を呈する．角層は hairy palm sign といわれる密な過角化を示す．皮表にはフィブリンが析出し，下床の表皮は角化細胞が壊死に陥り，V字型のびらんを呈する．真皮浅層は線維化し，毛細血管が増生する．延長した真皮乳頭に沿い，縦に走る膠原線維と毛細血管が特徴的である．真皮浅層の血管周囲性に好酸球や好中球を混じる炎症細胞が浸潤する．
　（「痒疹」については ☞One Point Lesson ❸ (p.053) も参照）

●結節性痒疹

鑑別診断　　　LEVEL ●●●●○

- **慢性単純性苔癬（慢性湿疹）**：多くの所見は共通するが，炎症細胞浸潤は少ない．メラノファージが目立つ．両者の鑑別は困難なこともある．
- **尋常性乾癬**：表皮肥厚の形態は似るが，海綿状態はない．Munro 微小膿瘍の形成，真皮乳頭直上の表皮の菲薄化，真皮乳頭の浮腫と毛細血管拡張が特徴的である．
- **貨幣状湿疹**：臨床的にも類似することがある．海綿状態を伴う．
- **（乳児）臀部肉芽腫**：病歴が重要．浸潤細胞は多彩である．☞ One Point Lesson ❹ (p.053)

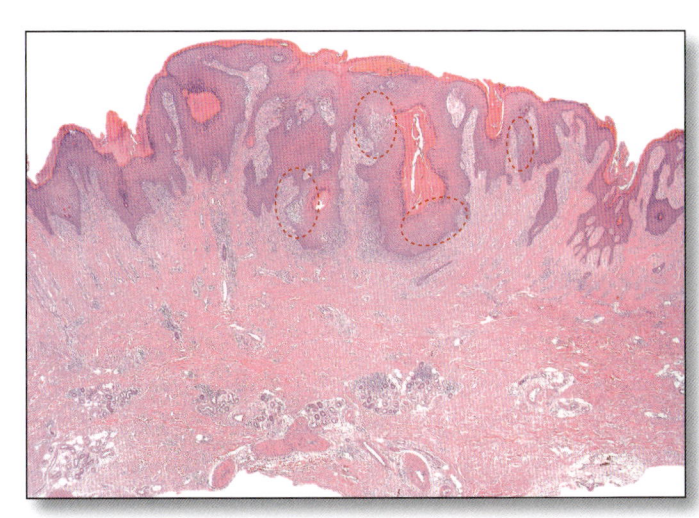

C 結節性痒疹，海綿状態の残る例

過角化，表皮突起の延長を伴う表皮の肥厚，真皮の線維化などがみられる．特徴のない皮膚のように一見みえるが，表皮内に海綿状態がみられる（赤線）ことから，アトピー性皮膚炎の湿疹病変が背景に存在することが推測できる．

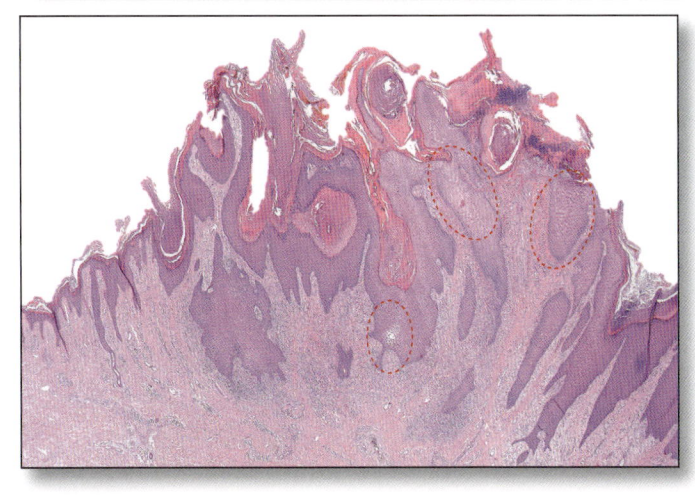

D 結節性痒疹，高度な隆起を示す例

もはや，乾癬様表皮肥厚の範疇には入らないほど，結節が隆起し表皮の肥厚が高度で不規則である．しかし，表層の出血，フィブリンの析出，表皮の海綿状態（赤線）および真皮の瘢痕形成や炎症細胞浸潤により，結節性痒疹であることがわかる．

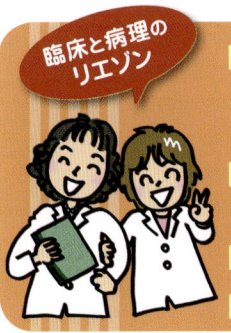

臨床と病理のリエゾン

- 皮疹の数が少ない場合，臨床的には腫瘍性病変（エクリン汗孔腫，澄明細胞性棘細胞腫，脂漏性角化症，カポジ肉腫など）との鑑別が問題になることがある．
- 結節性痒疹の 65〜80％はアトピー性皮膚炎に伴うアトピー性痒疹 atopic prurigo である．
- 痒疹のうち乾癬様の表皮肥厚を示すのは，結節性痒疹のみである．
- 1つの結節が丸ごと生検されることが多い．

POINT 5

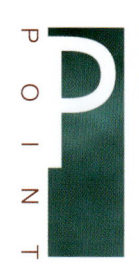

Chapter 2 表皮の変化 ❶乾癬型

POINT 6 第2期梅毒

乾癬様の表皮過形成，肉芽腫，形質細胞浸潤および血管増生の4所見

― 真皮乳頭層に悪性リンパ腫かと見まごうばかりの稠密で表皮向性を示す炎症細胞が浸潤 ―

A 第2期梅毒，弱拡大像

表皮は錯角化と乾癬様の表皮突起の延長（psoriasiform hyperplasia）を伴い肥厚する．真皮乳頭層を埋め尽くす，苔癬状の炎症細胞が高度に浸潤する．真皮網状層の浅層には炎症細胞浸潤は血管周囲性に分布する．

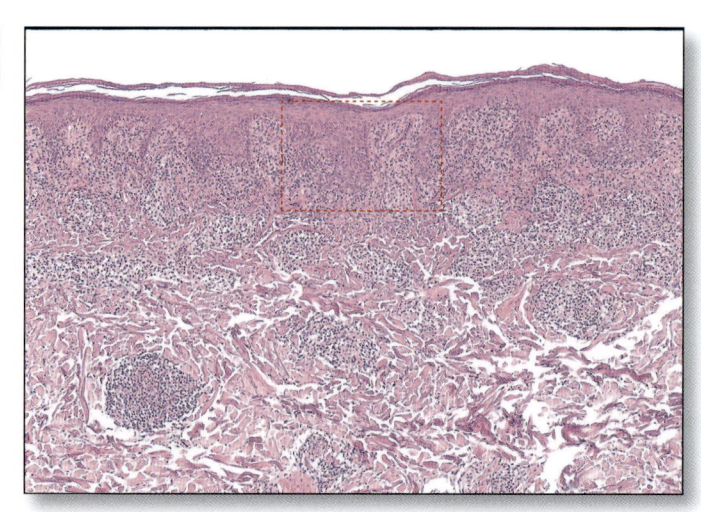

B 第2期梅毒，表皮真皮境界部（aの赤枠）

真皮乳頭層には，形質細胞（赤線），リンパ球，組織球および好中球が浸潤する．好中球の多寡は病原体の量と比例することが多い．リンパ球は表皮向性を示すため，組織学的には菌状息肉症などのT細胞性悪性リンパ腫が鑑別に挙がる．形質細胞浸潤，血管の増生および内皮細胞の腫大（黒線）は第2期梅毒で特異性が高い．黄線部位では，組織球の集簇巣である肉芽腫を形成している．定型的には肉芽腫は第3期梅毒で出現する類結核肉芽腫であるが，第2期でもしばしば組織球が集簇する．とはいえ，乾酪壊死はまだない．

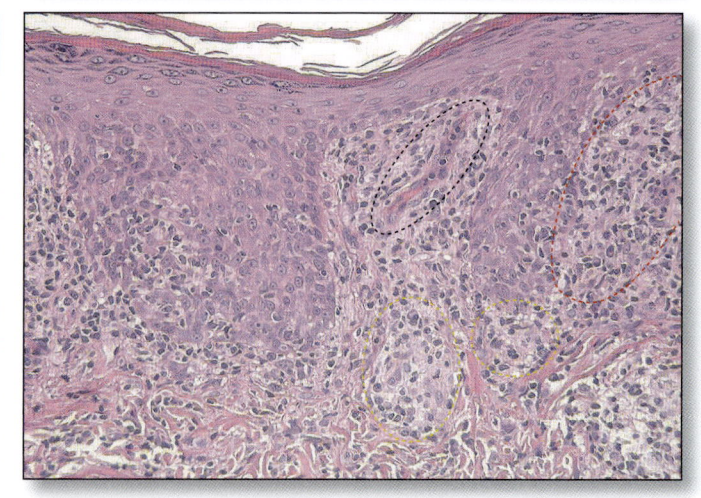

梅毒 Syphilis は，梅毒トレポネーマ Treponema pallidum による性感染症で，皮疹を生じるのは第1期から第3期である．**第1期**：感染約3週後に病原体の侵入門戸に初期硬結を生じる．**第2期**：感染から約3カ月後に梅毒性ばら疹，丘疹性梅毒，梅毒性乾癬および扁平コンジローマなどの第2期疹をみる．**第3期**：感染から約3年後に結節やゴム腫を生じる．
病理組織学的には，血管の増生，血管内皮細胞の腫大，リンパ球とともに形質細胞が浸潤するのが特徴的で，共通の所見としてみられる．
第3期は組織学的に類結核肉芽腫がみられる．
梅毒性乾癬は，とくに掌蹠で尋常性乾癬に類似し，Munro微小膿瘍をみる場合もあるが，真皮乳頭上部の表皮の菲薄化はない．海綿状態や空胞変性を伴う点も異なる．
扁平コンジローマは多数のトレポネーマが存在し，感染性が高い．表皮突起の延長と表皮内へ好中球が浸潤する．

●第2期梅毒

鑑別診断　LEVEL ●●●●●

- **尋常性乾癬**：マウンド状の錯角化，真皮乳頭上部の表皮の菲薄化あり．苔癬状の炎症細胞浸潤や形質細胞の浸潤はない．
- **(乳児)臀部肉芽腫**：病歴が重要．浸潤細胞は多彩． ☞ **One Point Lesson ❹** (p.053)
- **悪性リンパ腫(T細胞性)**：形質細胞浸潤はない．浸潤するのはT細胞(CD4⁺, CD8⁻)でクローナリティーがみられる．

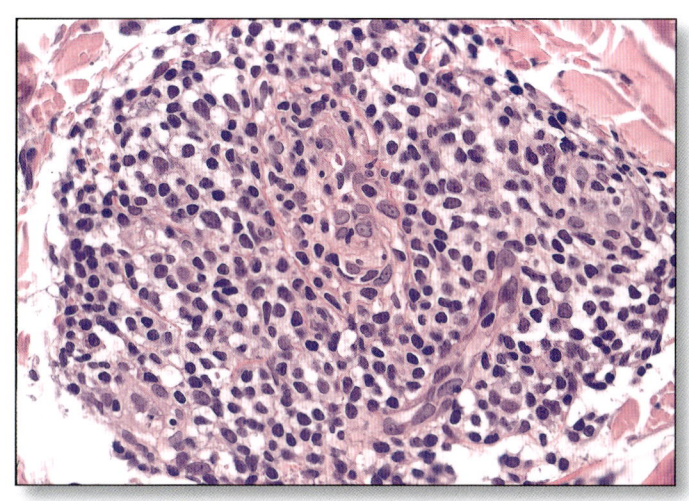

C

第2期梅毒，血管

血管の壁内および周囲にリンパ球が高度に浸潤する．
内皮細胞は梅毒で特徴的な腫大を示す．リンパ球が血管壁の内部に浸潤する像から血管炎と誤認されたり，表皮内浸潤像と合わせて菌状息肉症などの悪性リンパ腫と診断されてしまうことがある．

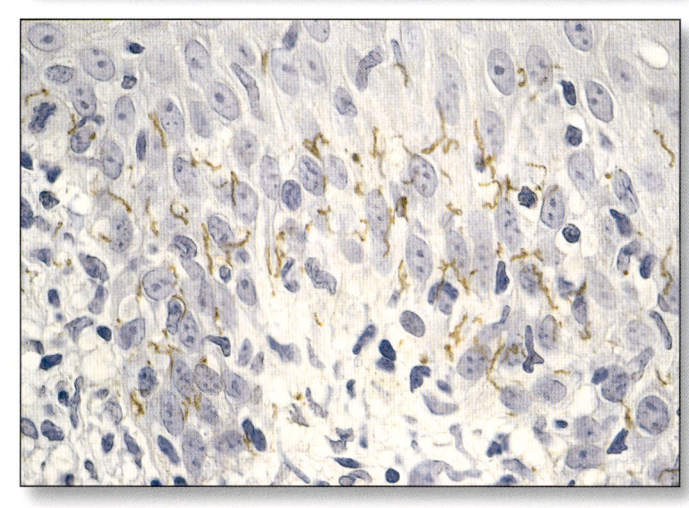

D

第2期梅毒，抗トレポネーマ抗体による免疫組織化学的検索

Treponema pallidum の病原体が多数確認される（らせん状で茶色）．表皮深層を探すとみつけやすい．なお，特殊染色のWarthin-Starry染色は，病原体だけではなく結合織の非特異的な陽性像との判別が困難であるため，最近ではあまり用いられない．

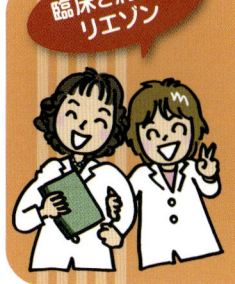

臨床と病理のリエゾン

- 梅毒トレポネーマは直径0.2μm，長さは赤血球とほぼ同じ6〜20μmで，6〜14回のらせんを示す．
- 梅毒血清反応には，脂質抗原法(STS：serologic test for syphilis)と梅毒トレポネーマ法(TPHA：Treponema pallidum hemagglutination assay)がある．STSは感染後4〜6週で陽性となり，さらに2〜3週遅れてTPHAが陽性となる．初期には陰性のため注意．
- 非梅毒で，STS陽性，TPHA陰性の場合，生物学的偽陽性という．

Self assessment　第2章　表皮の変化　❶乾癬型

Q 01 表皮突起が等長に延長する疾患のプロトタイプは **(a. 疾患名)** で，表皮突起の幅も等しいことが診断に重要である．

Q 02 尋常性乾癬で特徴的な錯角化層内の好中球の浸潤巣を **(a. 膿瘍の名称)** という．

Q 03 尋常性乾癬で，表皮が菲薄化し毛細血管が拡張するため，臨床的に鱗屑（錯角化を伴う角質層）を剥がすと出血する現象を **(a. 現象名)** という．

Q 04 膿疱性乾癬と同様，無菌性の角層下膿疱の鑑別疾患には，**(a. 疾患名)**，**(b. 疾患名)** および **(c. 疾患名)** が挙げられる．

Q 05 膿疱性乾癬と鑑別が必要となる感染症には **(a. 疾患名)**，**(b. 疾患名)** および **(c. 疾患名)** が挙げられる．

Q 06 膿疱性乾癬では，膿疱に加え辺縁に **(a. 所見)** や **(b. 所見)** を伴うことが重要である．

Q 07 膿疱性乾癬における **(a. 膿疱の名称)** は，好中球の集簇巣というより周囲の有棘細胞間に浸み入る浸潤像を指す．

Q 08 慢性単純性苔癬は，**(a. 疾患名)** とも呼ばれ，臨床的には慢性湿疹の範疇に属する．

Q 09 結節性痒疹は，くり返す搔破のために結節を形成する状態で，**(a. 疾患名)** に引き続くことが多く，臨床的には腫瘍性疾患と誤診されることがある．

Q 10 第2期梅毒における組織学的な4大特徴は，**(a. 所見)(b. 所見)(c. 所見)(d. 所見)** である．

解答

- 01　a. 尋常性乾癬
- 02　a. Munro 微小膿瘍
- 03　a. Auspitz 現象
- 04　a. 角層下膿疱症，b. 掌蹠膿疱症，c. 急性汎発性発疹性膿疱症（AGEP）
- 05　a. 白癬，b. カンジダ症，c. 伝染性膿痂疹
- 06　a. 海綿状態，b. 水疱
- 07　a. Kogoj 海綿状膿疱
- 08　a. ビダール（Vidal）苔癬
- 09　a. アトピー性皮膚炎
- 10　a. 乾癬様の表皮肥厚，b. 苔癬状の形質細胞浸潤，c. 乾酪壊死の不明瞭な肉芽腫，d. 血管の増生と内皮細胞の腫大

Chapter 3

表皮の変化 ❷海綿状態

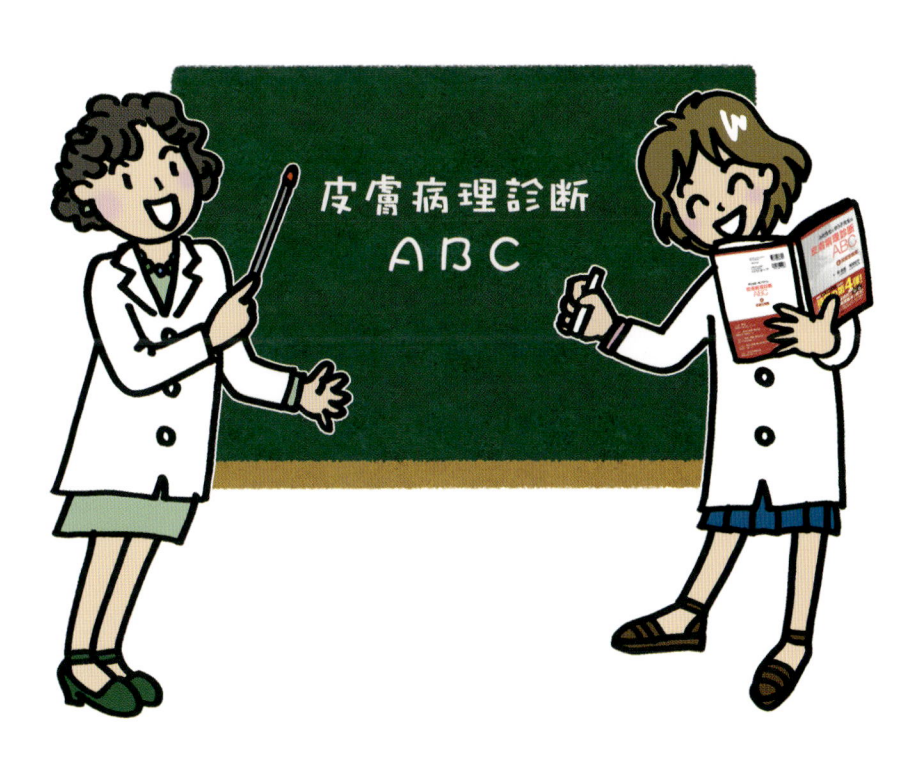

Chapter 3 表皮の変化 ❷海綿状態

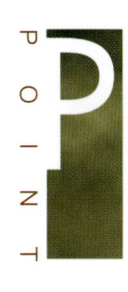

POINT 7 アレルギー性接触皮膚炎，自家感作性皮膚炎，汗疱，貨幣状湿疹など

海綿状態や水疱形成はいわゆる急性湿疹に相当する病理像

— アレルギー性接触皮膚炎は急性湿疹の代表で，貨幣状湿疹は急性〜亜急性〜慢性の所見が混在する —

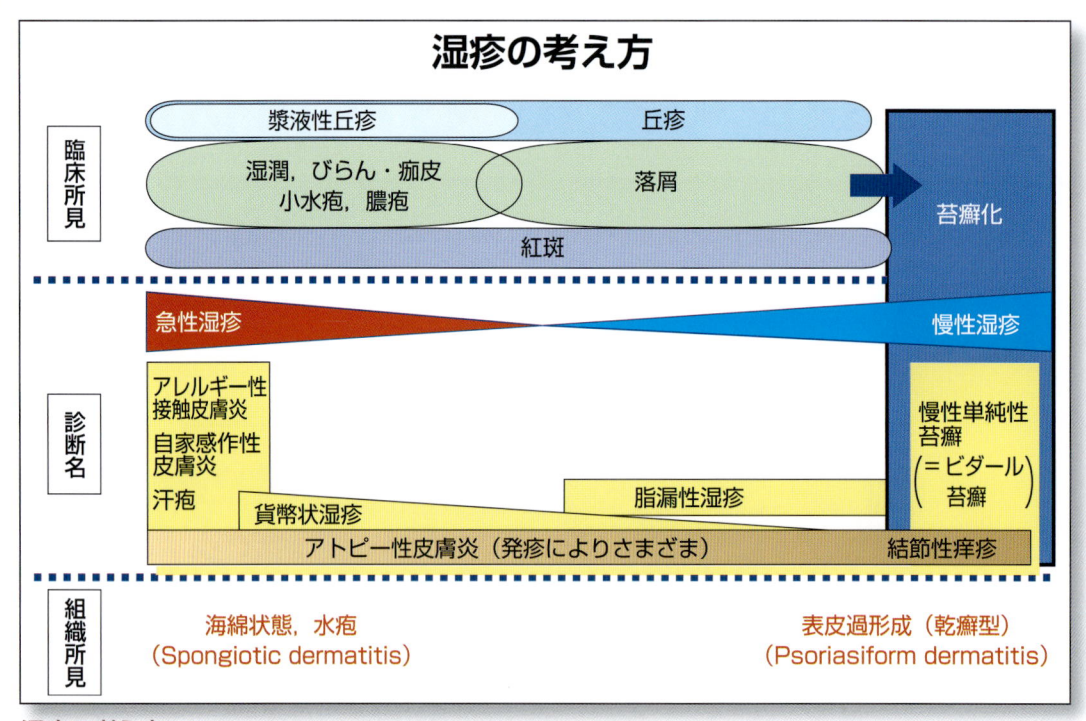

A

湿疹の考え方

| 臨床所見 | 漿液性丘疹／丘疹／湿潤，びらん・痂皮，小水疱，膿疱／落屑／紅斑／苔癬化 |
| 急性湿疹 ⇄ 慢性湿疹 |
| 診断名 | アレルギー性接触皮膚炎／自家感作性皮膚炎／汗疱／貨幣状湿疹／脂漏性湿疹／慢性単純性苔癬（=ビダール苔癬）／アトピー性皮膚炎（発疹によりさまざま）／結節性痒疹 |
| 組織所見 | 海綿状態，水疱 (Spongiotic dermatitis) ／ 表皮過形成（乾癬型） (Psoriasiform dermatitis) |

湿疹の考え方

「湿疹」の病理組織所見は，急性の海綿状態から慢性の乾癬様の表皮肥厚までのスペクトラムを示し，それぞれの臨床所見（皮疹の性状）に対応している．湿疹・皮膚炎群の各疾患は，おのおのスペクトラム上に位置付けられるが，アトピー性皮膚炎のように多彩な湿疹病変を呈する疾患では，かなり広いスペクトラムに分布する．

海綿状皮膚炎 Spongiotic dermatitis の組織像を呈する疾患の代表は，いわゆる湿疹・皮膚炎群である．大部分のアレルギー性接触皮膚炎 allergic contact dermatitis や自家感作性皮膚炎 autosensitization dermatitis および汗疱 pompholyx では，海綿状態や表皮内水疱を特徴とする急性湿疹の像を呈する．貨幣状湿疹 nummular dermatitis は小水疱や漿液性丘疹など急性湿疹の様相を呈しつつ，くり返す搔破により，徐々に慢性湿疹の要素が加味されて，表

●アレルギー性接触皮膚炎，自家感作性皮膚炎，汗疱，貨幣状湿疹など

鑑別診断　　LEVEL ●●●○○

- **浅在性白癬**：海綿状態に伴い好中球が表皮内に浸潤する．角層内に菌糸が観察され，Grocott染色やPAS染色で陽性を示す．
- **ジベルばら色粃糠疹**：限局性で巣状の海綿状態と錯角化，偽ポートリエ微小膿瘍を特徴とする．
- **多形日光疹**：アレルギー性接触皮膚炎と同様の所見を呈する．光線過敏の病歴を参考にする．
- **結節性痒疹**：貨幣状湿疹とは臨床的にも鑑別が困難な場合がある．Hairy palm signや真皮乳頭に線維化を来す．
- **慢性単純性苔癬**：貨幣状湿疹では類似するが，乾癬様変化が主体で海綿状態は乏しい．
- **脂漏性湿疹**：海綿状皮膚炎と乾癬の所見が混在するので貨幣状湿疹と類似するが，臨床的には明瞭に区別される．

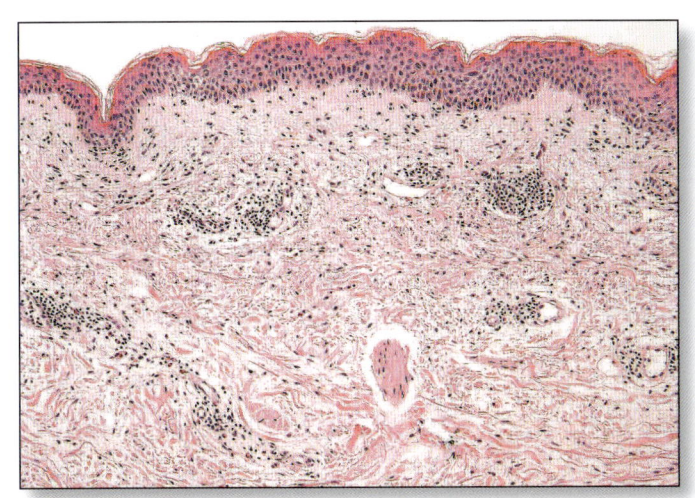

B アレルギー性接触皮膚炎，弱拡大像

表皮はごく軽度に肥厚するのみ．角化細胞間が離開した海綿状態を示す海綿状皮膚炎の範疇に属する病態である．真皮はリンパ球と好酸球が血管周囲性ないし，とくに好酸球は間質まで浸潤する．炎症細胞浸潤は浅層に限局することが多いが，本例のように全層性にみられることもある．真皮乳頭層，網状層ともにリンパ管が拡張し膠原線維間が離開しており，高度の浮腫があることがわかる．

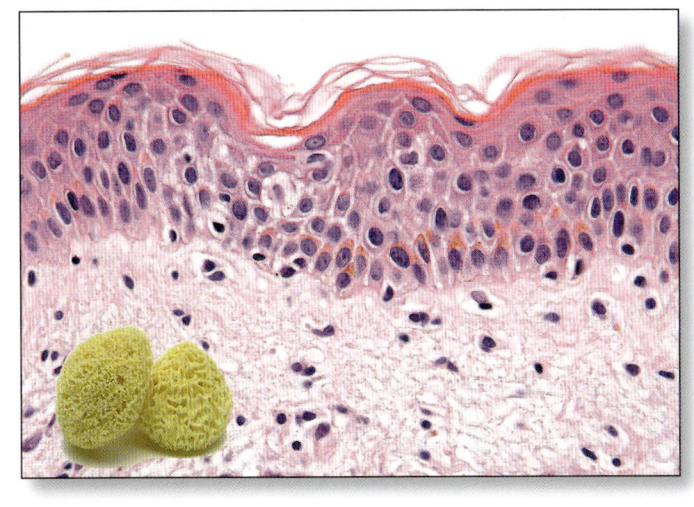

C アレルギー性接触皮膚炎，海綿状態

細胞間のデスモゾームが引き延ばされ細胞間橋が明瞭にみえる海綿状態の本質は，表皮内の角化細胞間の浮腫である．同部位には少数のリンパ球（アレルギー性接触皮膚炎では好酸球も）が浸潤する．基本的には角化細胞自体は障害されないが，炎症が高度であれば変性に陥る．

皮が肥厚し，乾癬型の表皮肥厚と錯角化を伴うようになる．真皮ではこれらの疾患群に共通して，血管周囲性に好酸球を混じるリンパ球主体の細胞が浸潤し，表皮向性を示す．乾癬と異なり，好中球の浸潤はない．また汗疱では好酸球は目立たない．

POINT 7 | 041

Chapter 3

7 アレルギー性接触皮膚炎，自家感作性皮膚炎，汗疱，貨幣状湿疹など

D

アレルギー性接触皮膚炎，水疱形成

いわゆる急性湿疹に属するアレルギー性接触皮膚炎や自家感作性皮膚炎では海綿状態が高度になると，細胞間橋が引きちぎられ，大小の水疱（水疱 blister，小水疱 vesicle）を形成する．水疱内にはリンパ球や組織球を入れる．

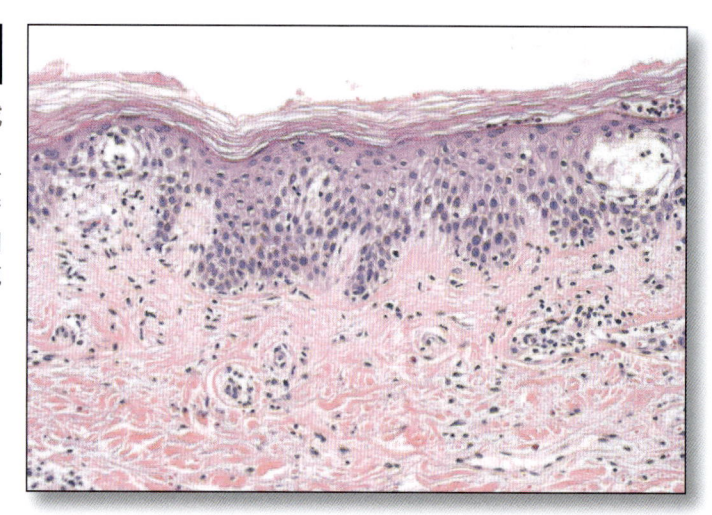

E

貨幣状湿疹

a. いわゆる急性湿疹に反復する搔破により慢性の要素が加わり，急性〜亜急性〜慢性までさまざまな時期の海綿状態と，乾癬様の表皮変化とが混在する．
b. 図aの赤枠：海綿状態には少数のリンパ球が浸潤する．
c. 図aの黒枠：乾癬に類似する，過角化，錯角化，Munro微小膿瘍および表皮突起の延長などがみられる．

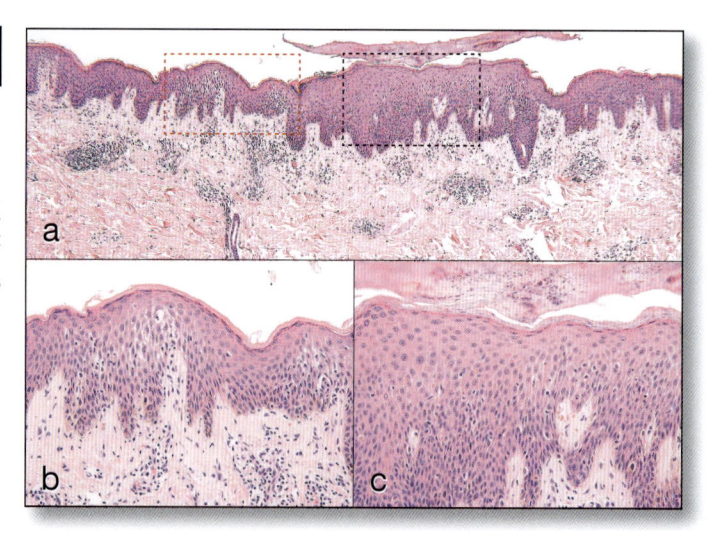

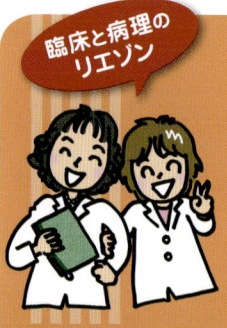

臨床と病理のリエゾン

- 病理は，"spongiotic dermatitis"ないじ"湿疹性変化"としか診断できない．臨床情報が加味され疾患名が決定される．

- 組織学的に海綿状態が高度で，乾癬様変化を欠く場合は，臨床的にはアレルギー性接触皮膚炎，自家感作性皮膚炎および汗疱が対応する．

- 組織学的に海綿状態に乾癬様変化が加わっていれば，臨床的には貨幣状湿疹や脂漏性湿疹に対応する．

- アレルギー性接触皮膚炎のうち，セメント皮膚炎や菊皮膚炎は臨床所見，病理組織所見とも慢性単純性苔癬の像を示すのが特徴である．

- 汗疱は掌蹠にみられ掌蹠多汗症に伴うことが多いが，汗腺との関係は疑問視されている．

● One Point Lesson ① ②

One Point Lesson ①
Point 1 "尋常性乾癬" p.026 より

乾癬の細胞生物学
　乾癬の病変部では正常の30倍に及ぶ表皮細胞の増殖亢進があり，表皮のターンオーバーは7分の1程度に短縮している．角層内にフィブリンが貯留していることがあるのは，ターンオーバー亢進により，拡張した真皮乳頭から漏出した血漿成分が取り残されたためである．乾癬の約40％の症例では痒みを伴うため，掻破による影響が混在し，海綿状態，痂皮付着，およびリンパ球が表皮内に浸潤する．

One Point Lesson ②
Point 1 "尋常性乾癬" p.027 より

ケブネル現象（Köbner phenomenon）とは？
　健常皮膚に摩擦などの刺激を加えることで，同じ病変を誘発できることを指す．乾癬，扁平苔癬，光沢苔癬などで陽性になる．

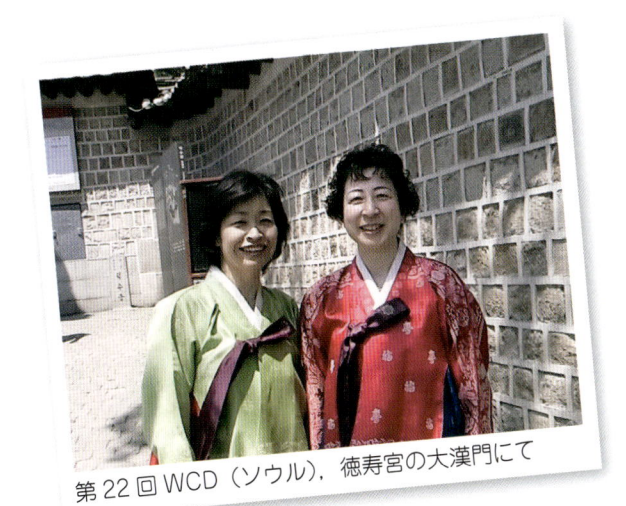

第22回WCD（ソウル），徳寿宮の大漢門にて

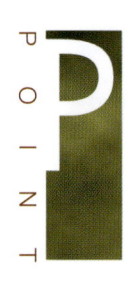

Chapter 3 表皮の変化 ❷海綿状態

POINT 8 ジベルばら色粃糠疹

錯角化を伴う過角化，海綿状態，表皮向性を示すリンパ球浸潤が3種の神器

— 偽ポートリエ微小膿瘍や花瓶の存在があれば特異的 —

A　ジベルばら色粃糠疹，臨床とルーペ像

ヘラルドパッチの辺縁を堤防状に隆起した"襟飾り"と呼ばれる薄い鱗屑が覆う．同部は過角化と軽度の表皮突起の延長に相当し，表皮は軽度に隆起・肥厚している（図a．赤枠，図b．黒線大・左側）．中央部の紅斑部の表皮は海綿状態がみられる（黒線小・右側）．

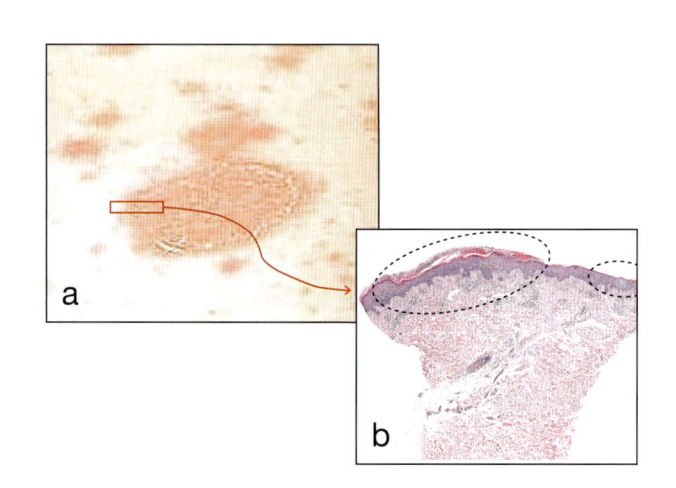

B　ジベルばら色粃糠疹，中拡大

病変の基本は，限局性の海綿状態で，軽度のリンパ球の表皮内浸潤が必発する．鱗屑に相当する錯角化を伴う過角化が確認される．

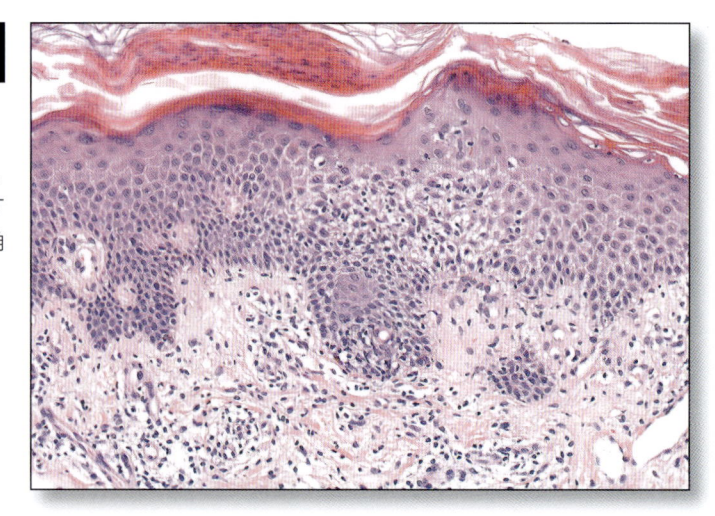

ジベルばら色粃糠疹 Pityriasis rosea Gibert は臨床的に、卵円形で襟飾り状の鱗屑を付す初発疹（ヘラルドパッチ herald patch）に引き続き，体幹，四肢にやや小型の同様の紅斑が多発する．1〜3カ月で自然治癒する．

病理組織学的所見の特徴として，表皮は軽度に肥厚し，限局性で巣状の不全角化や海綿状態をみる．角層下には偽ポートリエ微小膿瘍 pseudo-Pautrier's microabscesses と呼ばれる金魚鉢型の小集簇巣が形成され，好酸性の細胞質と卵円形の核を有する細胞を入れる．この所見は表皮の海綿状態を示す皮膚炎群にしばしば観察される．真皮乳頭は浮腫状で，赤血球が血管外に漏出する．

●ジベルばら色粃糠疹

鑑別診断　LEVEL ●●●●●

- 脂漏性湿疹：毛包漏斗部における，滴状の血漿成分を含む巣状の錯角化が特徴．
- 尋常性乾癬：表皮突起は等長に延長．角層下に好中球を入れる Munro 微小膿瘍．
- 慢性苔癬状粃糠疹（Pityriasis lichenoides chronica），滴状類乾癬（Parapsoriasis guttata）：表皮真皮境界部皮膚炎 interface dermatitis が主体で，表皮の海綿状態は目立たない．
- 遠心性環状紅斑（Erythema annulare centrifugum）：組織所見は類似する．臨床所見から鑑別する．

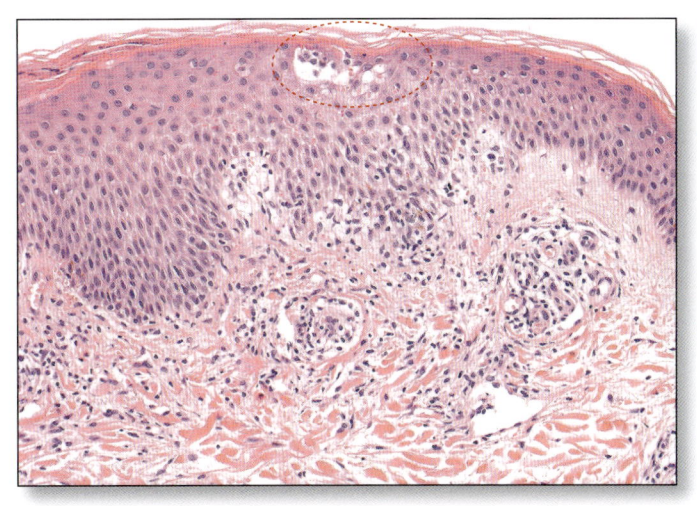

C　ジベルばら色粃糠疹，偽ポートリエ微小膿瘍

表皮内のリンパ球が角質層直下に集簇し，偽ポートリエ微小膿瘍を形成する（赤線）．表皮真皮境界部にリンパ球が浸潤し表皮向性を示すので，interface dermatitis の様相を呈する．真皮浅層の出血や好酸球浸潤が稀ならずみられる．

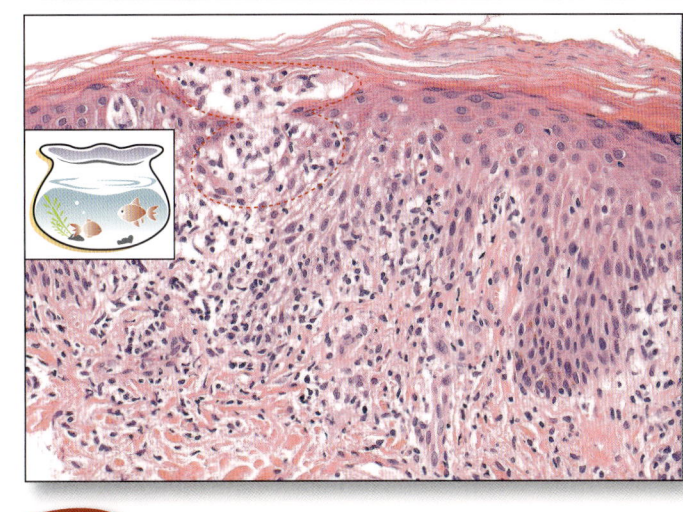

D　ジベルばら色粃糠疹，花瓶状リンパ球浸潤

角質層直下にリンパ球が浸潤し，有棘層には浮腫やリンパ球浸潤が限局的にみられるため，口の部位が広い金魚鉢（花瓶）の様相を呈する（赤線）．

臨床と病理のリエゾン

- 臨床的には脂漏性皮膚炎，梅毒第2期疹，尋常性乾癬および薬疹などとの鑑別が重要．
- 掌蹠にも皮疹があれば，梅毒第2期疹の可能性を考慮する．
- 背部の皮疹は皮膚割線（Langer 割線）に沿って分布し，クリスマスツリー様になる．☞ One Point Lesson ❺（p.053）

POINT 8

Chapter 3 表皮の変化 ❷海綿状態

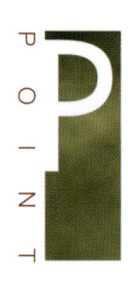

POINT 9 虫刺症・急性痒疹
真皮深部まで楔状に好酸球が浸潤していれば，虫刺症を疑う

― しばしば潰瘍，水疱形成および好塩基性の壊死を来す ―

虫刺症

a. 真皮深層に及ぶ血管周囲性の炎症細胞浸潤で，真皮浅層が深層より広範囲に浸潤する様子は，「楔状（逆三角形）wedge shape」と形容される（赤線）．
b. aの赤枠：しばしば表皮内に好酸球性膿疱を形成する．真皮にはリンパ球や好中球が血管周囲性に浸潤している．好酸球は血管を離れ，間質に広く撒布されるように浸潤する傾向が（虫刺症だけではなく一般的に）ある．

虫刺症・急性痒疹

表皮は近くで掻破によるびらんを来しているため，ここではフィブリンの析出物と出血からなる痂皮を載せている．表皮は掻破による二次的な変化として，表皮突起の不規則な延長を来している．しばしば表皮内および表皮下に水疱を形成する．無数の好酸球が浸潤するため，（臨床的にもそうだが）組織学的に水疱性疾患との鑑別が難しい．

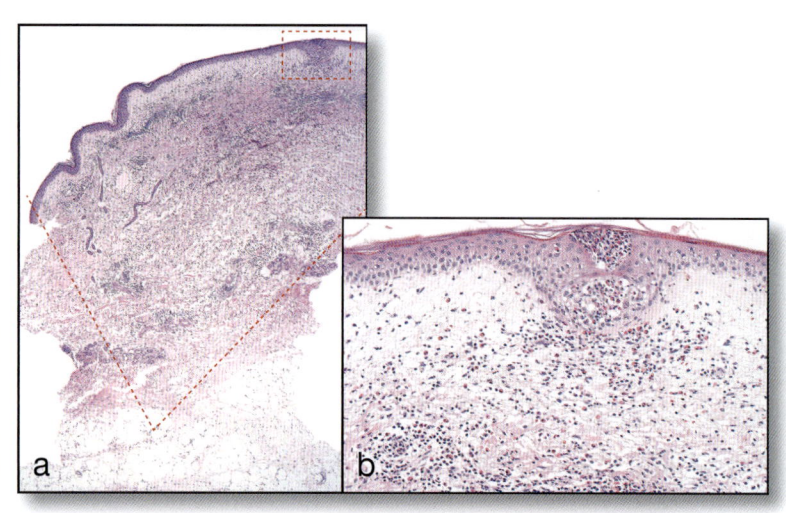

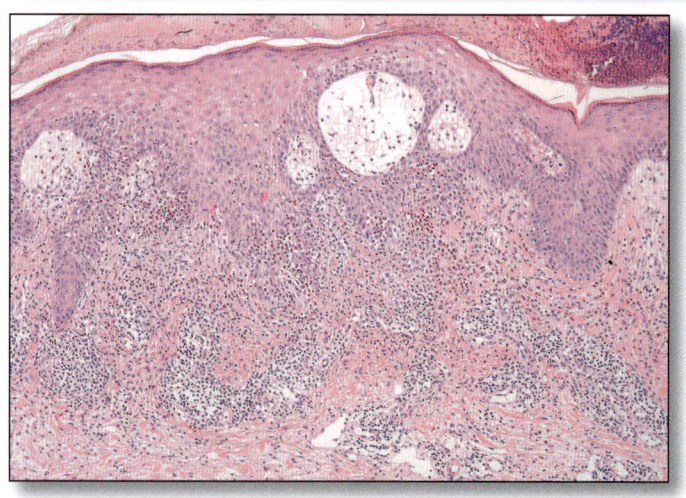

　虫刺症 Insect bite は，急性痒疹とほぼ同義語と考えてよいが，虫刺症をくり返し掻破して生じる小児ストロフルス strophulus infantum を急性痒疹とする成書も多い．
　定型的な虫刺症の病理組織学的所見は，特徴的な真皮の浅層で密，深層で疎な楔状（wedge shape）のリンパ球および好酸球の浸潤で，のちには形質細胞も混じる．ノミでは好中球が目立つ．被覆表皮の変化は，虫刺部位に表皮の壊死や水疱がみられるほか，多数の小胞からなる表皮下水疱を形成することもある．遷延すると偽リンパ腫に相当する高度のリンパ球や組織球が浸潤し，好酸球や形質細胞を混じる．
　マダニ刺症 tick bite では吸血のための口下片（口器）が皮内に刺さり，好中球浸潤，壊死および膠原線維の変性をみる．

●虫刺症・急性痒疹

鑑別診断

LEVEL ●●●○○

- 水疱性類天疱瘡：単房性の表皮下水疱を形成する．炎症細胞浸潤は真皮浅層にとどまる．
- リンパ腫様丘疹症（Lymphomatoid papulosis）：リンパ球浸潤は結節性または苔癬状で，異型リンパ球や核分裂像をみる．好中球も浸潤する．
- 疥癬（Scabies）：角質層内に虫体や虫卵を検出できることがある．

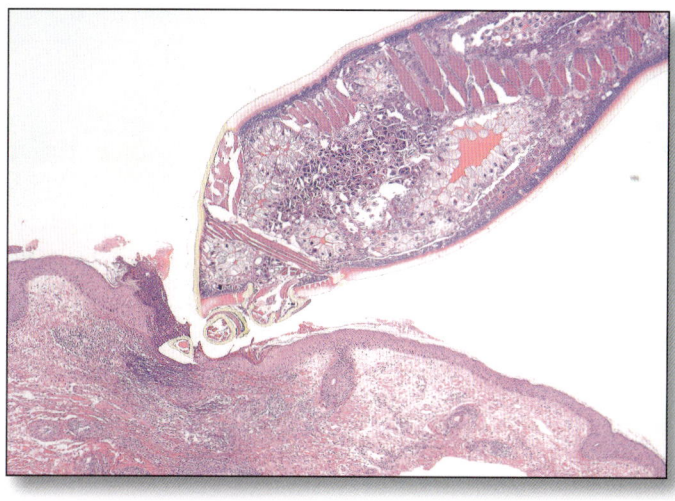

C マダニ刺症，弱拡大像

表皮にマダニが突き刺さり，刺咬口が真皮まで達している．虫体は口下片（口器）を含めて完全に取り出す必要がある．

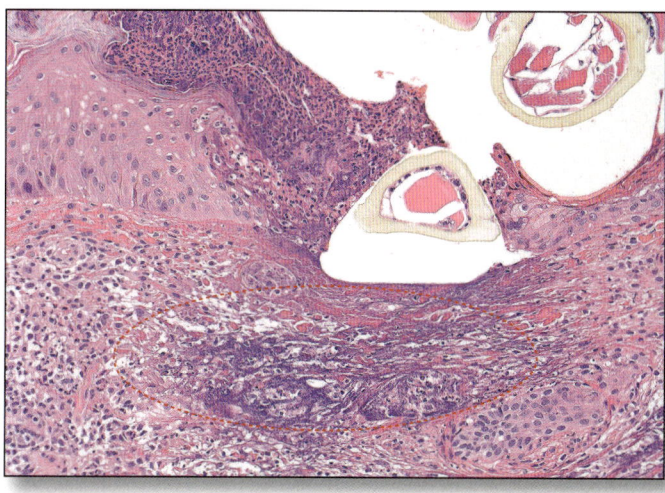

D マダニ刺症，刺入部

好塩基性の汚い壊死を呈している（赤線）．この独特な色の組織溶解の強い壊死は，他にはリウマトイド結節の壊死巣しか出現することがないため，好酸球の浸潤とともにあれば，虫体が見つからない場合でもマダニ刺症を疑うヒントとなる．

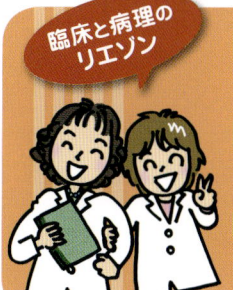

臨床と病理のリエゾン

- 虫刺症は単発ないし多発性に蕁麻疹様の膨疹，紅色丘疹，ときに水疱を形成し，掻破によるびらんや痂皮を伴うこともある．
- 臨床的に水疱性類天疱瘡やリンパ腫様丘疹症との鑑別が必要な場合に，生検することが多い．
- マダニ刺症では，マダニの除去のため口下片を含めて病変を切除する．

Self assessment 第3章 表皮の変化 ❷海綿状態

Q01 臨床的に「湿疹群」に属する疾患には，**(a. 疾患名) (b. 疾患名) (c. 疾患名) (d. 疾患名)** などがあり，組織学的にはすべて**(e. 所見)**を示す．

Q02 ジベルばら色粃糠疹の組織学的3大特徴は，**(a. 所見) (b. 所見)** および**(c. 所見)** で，リンパ球の表皮内浸潤は，**(d. 名詞)**状と形容される．

Q03 虫刺症の組織学的特徴は，表皮の**(a. 所見)** と真皮の**(b. 所見)** で，特徴的な好塩基性を呈する汚穢な壊死を伴う．

解答

01 a. アレルギー性接触皮膚炎，b. 自家感作性皮膚炎，c. 汗疱，d. 貨幣状湿疹，e. 海綿状態
02 a. 錯角化を伴う過角化，b. 海綿状態，c. 表皮向性を示すリンパ球浸潤，d. 花瓶
03 a. 海綿状態や水疱形成，b. 楔状の好酸球浸潤

Chapter 4

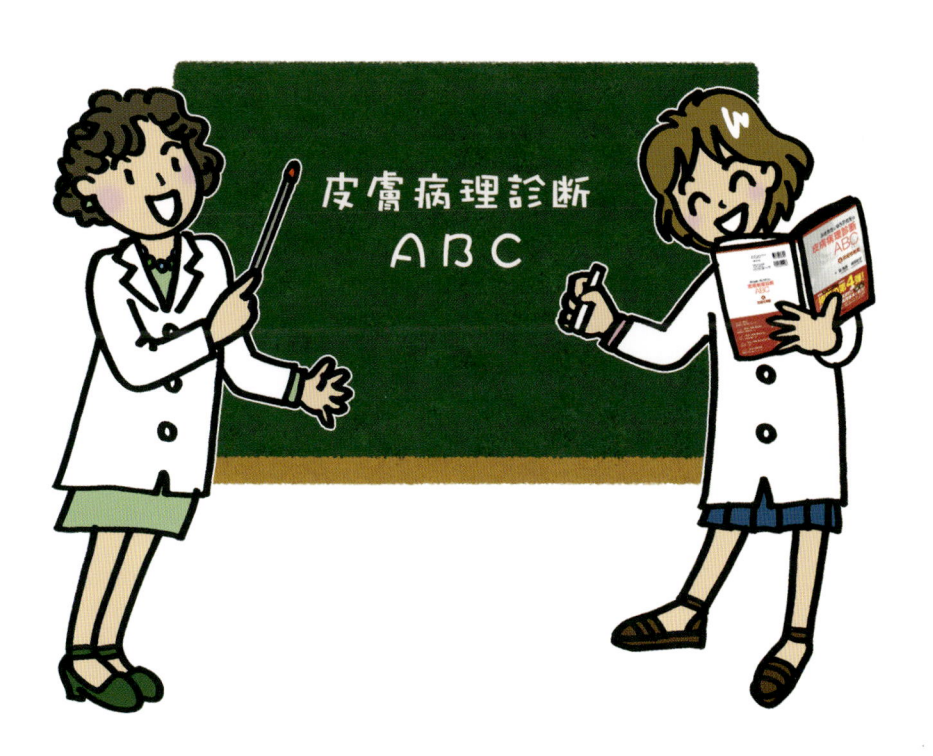

表皮の変化 ❸ 表皮真皮境界型

Chapter 4 表皮の変化 ❸表皮真皮境界型

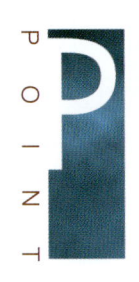

POINT 10 表皮真皮境界部皮膚炎 "interface dermatitis"，空胞型：総論 1
基底膜や基底細胞が標的となり，表皮真皮境界部に炎症の主座を置く
― 空胞変性，個細胞壊死，基底膜の破壊や肥厚，真皮はメラニンが滴落 ―

A 多形紅斑，表皮真皮境界部皮膚炎のごく初期

基底細胞の細胞質内で核の直下にリンパ球が1個～数個浸潤している（赤線）．表皮真皮境界部皮膚炎のもっとも初期の変化である．表皮に海綿状態を生じ，浮腫が真皮乳頭層を拡張させている．臨床的な滲出性紅斑に対応する．

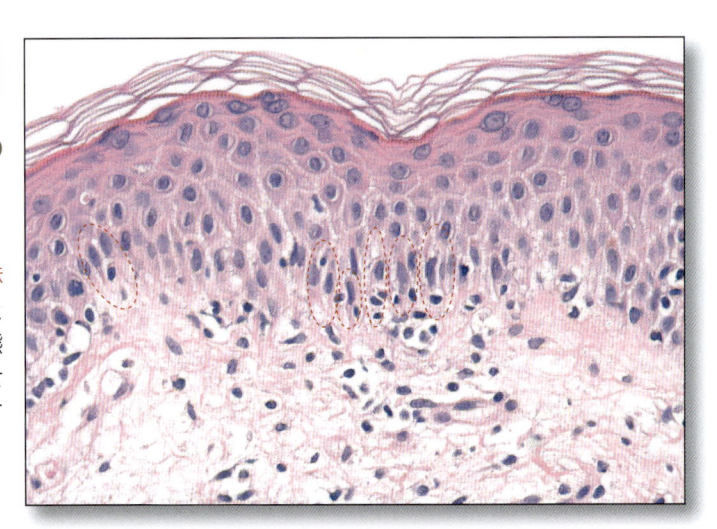

B 多形紅斑，初期の空胞変性

リンパ球が空胞変性を来したスペースに浸潤している．基底細胞は細胞質が膨化（風船様変性 ballooning degeneration）し淡明となる．さらに高度になると，表皮内や表皮下に水疱を形成し，表皮の剥離へと発展する．

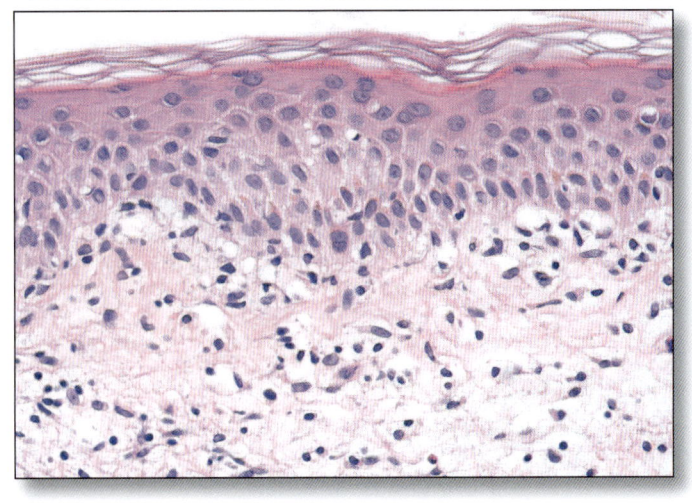

表皮真皮境界部皮膚炎 Interface dermatitis の急性期にはまず，基底膜の上下（基底細胞内，細胞間，基底膜と真皮結合織との間など）に空胞変性 vacuolar degeneration（alteration）/ 液状変性 liquefaction degeneration が生じる．リンパ球は表皮向性を示し，基底膜の直下で基底膜に沿い並んで配列したり，表皮内に浸潤する．角化細胞が傷害されると，細胞質は好酸性に変性し，核は核融解（karyolysis），核濃縮（pyknosis），核破砕（karyorrhexis）などの類壊死 necrobiosis を経て，個細胞壊死 apoptosis にいたる．角化細胞の核が消失し完全に壊死に陥り細胞質が好酸性で無構造になると，Civatte 小体 Civatte body / コロイド小体 colloid body /

● 表皮真皮境界部皮膚炎 "interface dermatitis", 空胞型：総論 1

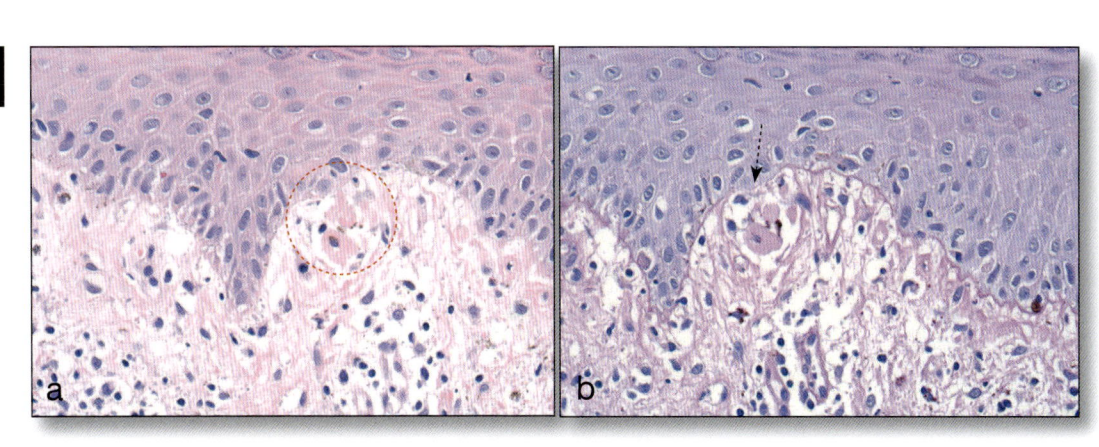

SLE, 急性型皮疹, 基底膜の破壊

(a) H-E 染色：攻撃され壊死に陥った角化細胞が真皮内に脱落する瞬間である（赤線）.
(b) PAS 染色：Civatte 小体の直上の基底膜が破壊・断裂していることがわかる（矢印）.

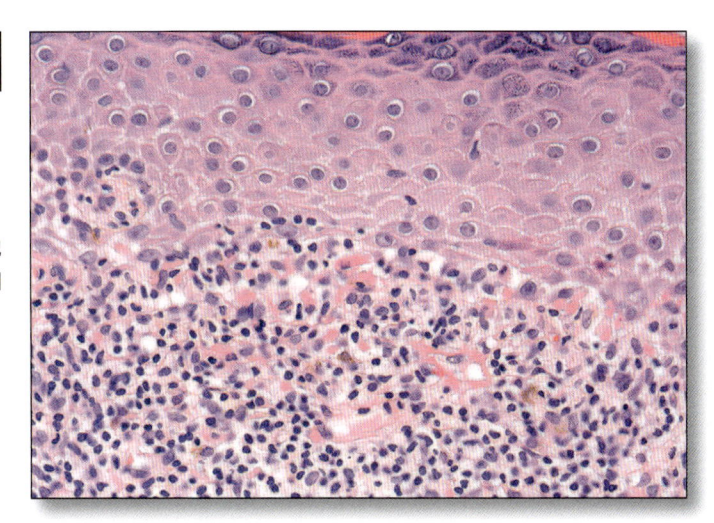

GVHD, Civatte 小体

無数の角化細胞が個細胞壊死に陥る. 壊死細胞のうち, 狭義には真皮内に脱落したものを "Civatte 小体" "colloid 小体" などと呼ばれる.

cytoid body / ヒアリン体 hyaline body / アポトーシス小体 apoptotic body / 衛星細胞壊死 satellite cell necrosis などと呼ばれる. 壊死細胞は, 表皮の成熟とともに表層に向かうか, 真皮内に脱落する.

基底膜が破壊されると, メラニンも真皮内に滴落（incontinence）し, 組織球（メラノファージ）に貪食される. Interface dermatitis が緩除に進行すると, 基底膜は抗体, 補体および壊死に陥った角化細胞などの沈着により厚く肥厚してみえる.

Chapter 4

10 表皮真皮境界部皮膚炎 "interface dermatitis"，空胞型：総論 1

E

DLE，基底膜の肥厚

基底膜が好酸性を呈し，帯状に著しく肥厚している．Interface dermatitis が比較的緩除の経過で慢性的に進行していることを意味している．

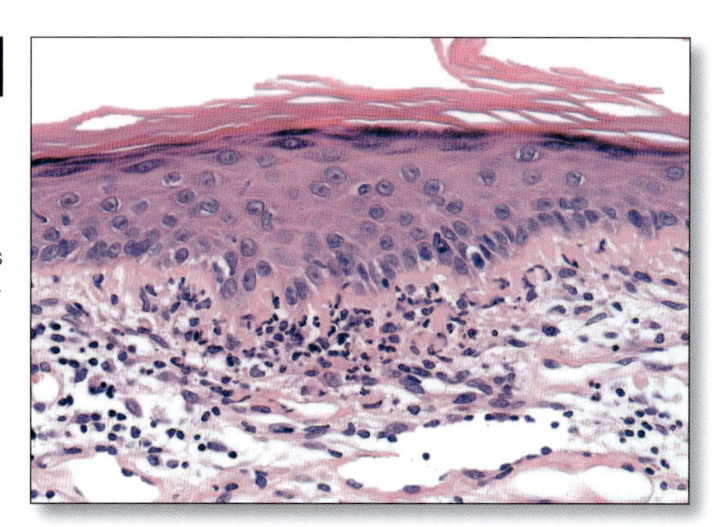

F

PLEVA, メラニンの滴落

表皮内のメラニンが真皮に滴落している（赤線）．基底膜に損傷がある証拠である．表皮内には高度の空胞変性，多数のリンパ球浸潤および個細胞壊死がみられる．

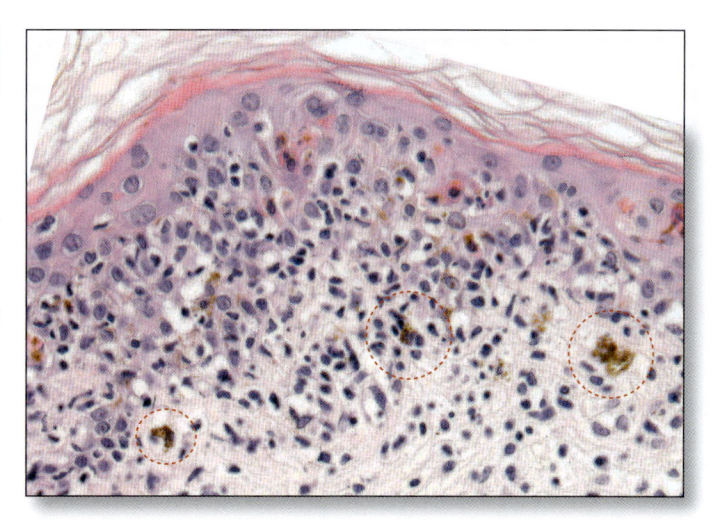

● One Point Lesson ③④⑤

One Point Lesson ③

> Point 5 "結節性痒疹" p.034 より

痒疹とは何のこと？

　痒疹の病名はいろいろあってわかりにくい．**急性痒疹**は虫刺症を指すと考えればよい（p.046，虫刺症の項参照）．亜急性痒疹は中年女性に多く，強い痒みのある2，3 mmの漿液性丘疹が多発，散在し，掻破により表皮剥離を伴う．組織学的には過角化と表皮肥厚，神経線維の増生，巣状の海綿状態，リンパ球や組織球の表皮内浸潤，中等度の血管周囲性炎症細胞浸潤を呈し，好酸球を混じる．**慢性痒疹**には**結節性痒疹**と**多形慢性痒疹**があるので注意を要する．**多形慢性痒疹**は中高年の男性に多く，側腹部，腰臀部に好発し強い痒みを伴う丘疹が集簇し，苔癬化に至るとともに紅斑，膨疹を混じた「多形な」局面状となる．掻破による痂皮や表皮剥離が混在する．病理組織学的には皮疹の性状によって虫刺症型，蕁麻疹型，海綿状皮膚炎型を呈する．そのほか痒疹と名のつくものに，**色素性痒疹**，**妊娠性痒疹**がある．

One Point Lesson ④

> Point 5 "結節性痒疹" p.035
> Point 6 "第2期梅毒" p.037 より

乳児臀部肉芽腫とは

　おむつ部位に自覚症状のない，円形で扁平に隆起する紅褐色結節が集簇する．小児だけでなく成人でもおむつを使用しているとおこりうる．尿や便などの外来刺激による．組織学的には表皮の乳頭腫症と真皮の密な細胞浸潤を呈し，リンパ球，組織球，形質細胞，好中球，好酸球からなる多彩な細胞浸潤が認められる．好中球，好酸球を入れる微小膿瘍，赤血球の血管外漏出，毛細血管の増生を伴うこともある．

One Point Lesson ⑤

> Point 8 "ジベルばら色粃糠疹" p.045
> Point 52 "強皮症" p.153 より

Blaschko線とLanger割線

　Blaschko線は胎生期に皮膚を構成する細胞が進展していく方向を示していると考えられている．表皮母斑，色素失調症などの皮疹がこの線に沿って生じる．Langer割線は皮膚の張力が強い方向を示し，皮溝とその深部の弾力線維の走行の方向を反映している．

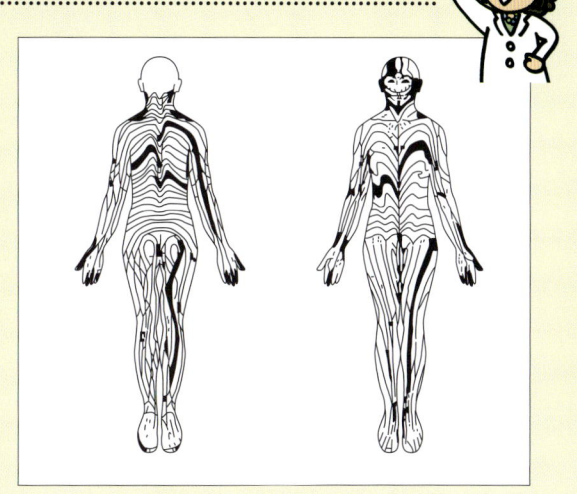

Blaschko線

Chapter 4 表皮の変化 ❸表皮真皮境界型

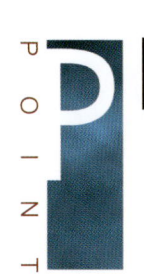

POINT 11 表皮真皮境界部皮膚炎 "interface dermatitis"，空胞型：総論 2
角化細胞の壊死の多寡による鑑別

Interface dermatitis の空胞型で，個細胞壊死が目立てば鑑別疾患は 4 つ！
— ①多形紅斑，② GVHD，③ PLEVA，④固定薬疹 —

表 A 表皮真皮境界部皮膚炎（ID），空胞型の代表疾患

- ●個細胞壊死が目立つ疾患グループ
    - ① 多形紅斑（erythema multiforme，EM）
    - ② Graft-versus-host disease, early lesions（GVHD）
    - ③ 急性苔癬状痘瘡状粃糠疹（pityriasis lichenoides et varioliformis acuta，PLEVA，Mucha-Habermann disease）
    - ④ 固定薬疹（fixed drug eruption）
- ●個細胞壊死の少ない疾患グループ
    - ① 膠原病
        - 1）エリテマトーデス，紅斑性狼瘡
          （lupus erythematosus，急性型，亜急性型，慢性型）
        - 2）皮膚筋炎（dermatomyositis，DM）
    - ②薬疹（播種状紅斑丘疹型）
    - ③ウイルス性発疹症（viral exanthema）

泉 美貴：J Visual Dermatol 4: 522-532, 2005．表 1 を改変

多形紅斑

空胞変性とともに，水疱形成や角化細胞の壊死が著しい（赤線）．過角化や錯角化はない．

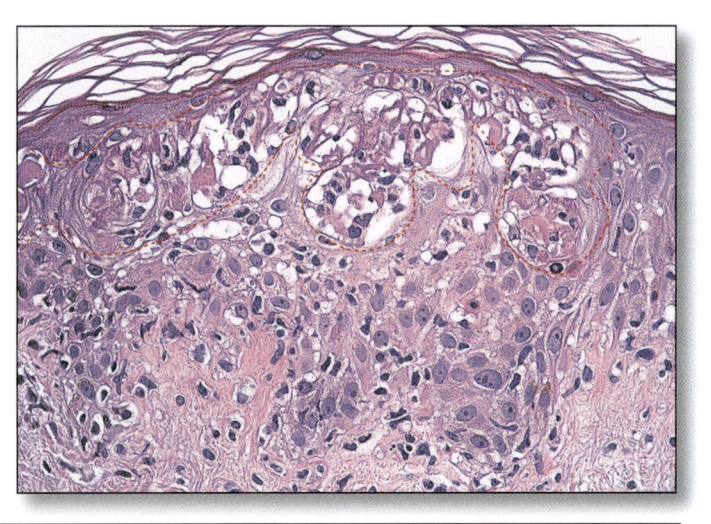

空胞型の表皮真皮境界部皮膚炎 interface dermatitis を示す代表疾患（表 A）のうち，①多形紅斑（EM），② GVHD，③急性苔癬状痘瘡状粃糠疹（PLEVA）および④固定薬疹は，表皮角化細胞の壊死が目立つ．さらに高度の空胞変性を来しやすく，しばしば表皮内水疱や表皮下水疱を形成するという共通点がある．

4 疾患を組織学的に鑑別することは困難であるが（表 F），GVHD では他 3 疾患に比し，リンパ球浸潤や水疱形成が乏しい傾向がある．

GVHD，PLEVA，固定薬疹では，真皮の炎症細胞浸潤が深部まで及ぶ．

固定薬疹では，しばしば好酸球が浸潤する．

PLEVA

角化細胞の壊死が著しく，角質層内に好中球が浸潤することがある．

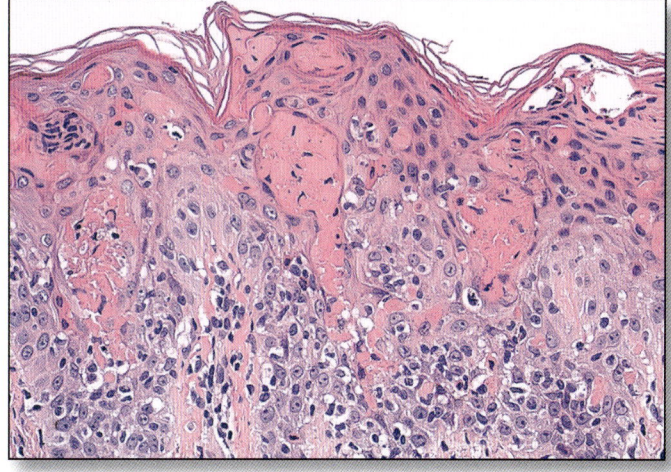

GVHD

個細胞壊死が高度であるわりに，空胞変性やリンパ球浸潤は乏しい．

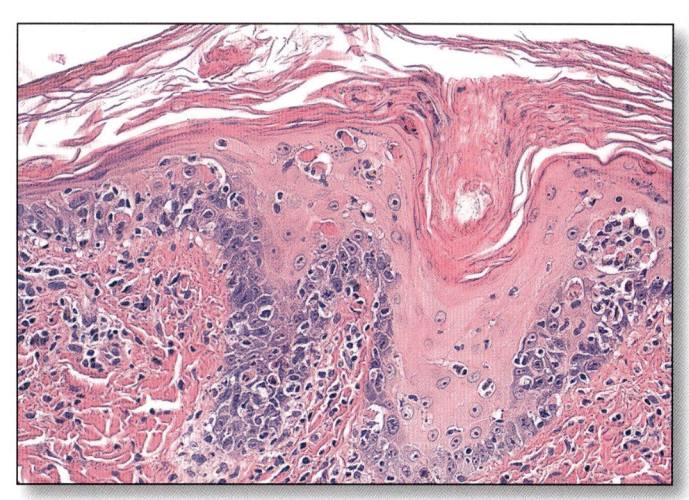

皮膚筋炎（4疾患との比較として）

膠原病は空胞変性を来すInterface dermatitisであるものの，個細胞壊死はあまりない．代わりに，基底膜の肥厚（赤線間）や真皮内の浮腫および粘液の沈着が目立つ．

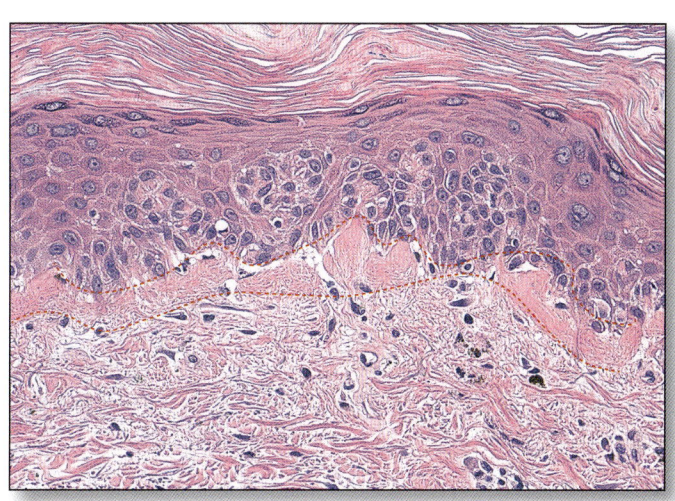

Chapter 4
11 表皮真皮境界部皮膚炎"interface dermatitis"，空胞型：総論2　角化細胞の壊死の多寡による鑑別

F

表F　Interface dermatitis（空胞型）の鑑別

	EM	固定薬疹	PLEVA	GVHD	LE（急性型皮疹）	皮膚筋炎
表皮の菲薄化	−	＋〜−	−	＋＋	＋＋＋	＋＋＋
過角化	−	−	−〜＋	＋，過顆粒球症	＋，過顆粒球症はない	＋
錯角化	−，稀に慢性期に，錯角化層内に好中球を混じる	−	＋，錯角化層内に好中球を混じる	＋/−〜＋	−	＋
表皮内水疱 表皮下水疱	＋＋＋	＋＋	＋＋＋	−		
角化細胞の壊死	＋＋＋，広汎な壊死巣のことあり	＋＋	＋＋＋，広汎な壊死巣のことあり	＋＋	＋急性期のみ，稀	−/＋〜＋（稀）
空胞変性	＋＋＋，しばしば表皮内・表皮下水疱を形成	＋＋＋，表皮内・表皮下空胞を形成	＋，しばしば表皮内・表皮下水疱を形成	＋＋＋，毛包上皮にも	＋＋＋，毛包上皮にも	＋＋＋
基底膜の肥厚	−	−	−	−	＋〜＋＋	＋＋＋
真皮の浮腫，ムチン	＋	−	−	−	＋＋＋	＋＋＋
真皮浅層の炎症細胞浸潤	リンパ球のみ（表皮壊死巣内には好中球浸潤）	リンパ球＋好酸球，好中球	リンパ球のみ	リンパ球＋好酸球，形質細胞	リンパ球＋好中球（核破砕物）	リンパ球のみで軽度
真皮深層の炎症細胞浸潤	−	＋＋，楔状ないし，真皮深層の血管周囲性に浸潤	＋＋，楔状ないし，真皮深層の血管周囲性に浸潤	真皮全層性〜皮下脂肪織に及ぶリンパ球浸潤		−
毛包上皮の空胞変性やリンパ球浸潤	＋＋＋	＋	−	＋＋＋	＋＋＋	−

※表内のとくに注目したい所見をハイライトで示し，ポイントとなる点を赤字で示した．

泉 美貴：J Visual Dermatol 4: 522-532, 2005 表2を改変

● One Point Lesson ⑥⑦，用語解説 ①

One Point Lesson ⑥

> Point 16 "薬疹（播種状紅斑丘疹型薬疹）" p.067 より

紅皮症って？

ほぼ全身に紅斑と落屑が及んだ状態を示す言葉で、元来発疹名のひとつ。いくつかの皮膚疾患から引き起こされる重症化した状態に用いる。湿疹続発性紅皮症、乾癬性紅皮症、紅皮症型の薬疹、セザリー症候群がある。病理組織所見は、それぞれの原疾患の特徴を残す。

One Point Lesson ⑦

> Point 18 "DLE"　　p.071
> Point 19 "皮膚筋炎" p.072 より

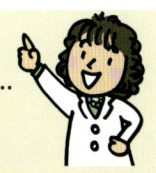

基底膜は基底細胞，lamina densa，フィブリンの三つ巴で肥厚する

変性・壊死した基底細胞は突起を出して真皮側に伸びる．そこを lamina densa が取り囲み，ネットワークを形成する．さらにフィブリンが沈着する．基底細胞，lamina densa，フィブリンの3要素が重なり合って，肥厚した基底膜として認識されるようになる．

用語解説 ①

> Point17 全身性エリテマトーデス（急性型皮疹）p.069　など

Lupus，狼瘡，ループス

英語／独語化されたラテン語で，元はあたかも狼に咬まれた様な皮膚のびらんを示す表現だった．LVPVS「狼」．英 wolf，独 Wolf も同根．"尋常性"狼瘡 lupus vulgaris はかつて結核が"尋常" common であったことを想像させる．エリテマトーデス lupus erythematosus の疾患名または皮疹名のほか，顔面播種状粟粒性狼瘡 lupus miliaris disseminatus faciei（LMDF），凍瘡様狼瘡 lupus pernio（サルコイドーシス）にも lupus が用いられる．

Chapter 4 表皮の変化 ❸表皮真皮境界型 Ⓐ空胞型

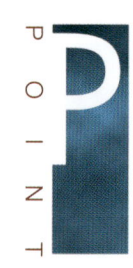

POINT 12 多形紅斑

空胞変性，個細胞壊死，水疱形成，浮腫など，病理組織も実に多形（多彩）！

― Interface dermatitis のプロトタイプで，組織像の多彩さは原因や時期による ―

A 多形紅斑，初期

真皮乳頭層は浮腫により拡張し，皮膚全体をわずかに隆起させている．臨床的な"滲出性"紅斑に対応する．表皮真皮境界部と血管周囲性にリンパ球が浸潤する．毛包上皮も巻き込まれる（赤線）．真皮深層は通常保たれる．

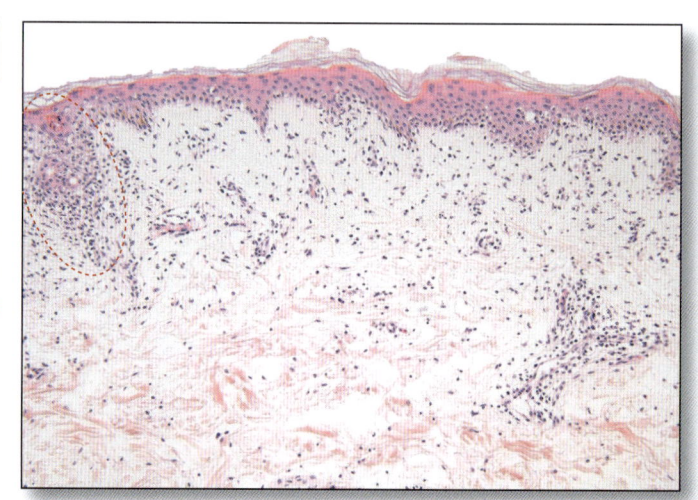

B 多形紅斑，Civatte 小体

角化細胞は多数の個細胞壊死を来している．核が濃縮（pyknosis）（赤線），融解（karyolysis）（黒線），破砕（karyorrhexis）した，necrobiotic（類壊死性，死にかけた）な細胞も多い．

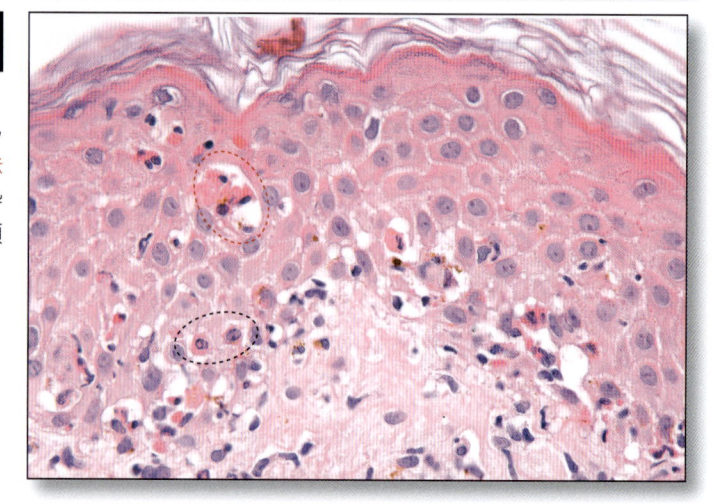

多形（滲出性）紅斑 Erythema (exsudativum) multiforme は，数日の間に四肢伸側や関節部位に左右対称性，多発性に滲出性紅斑を生じる．誘因として感染症（単純ヘルペスウイルス，マイコプラズマ，溶連菌など）や薬剤などがある．通常，数週間の経過で自然治癒に至る．

病理組織学的には interface dermatitis の代表格の疾患であり，特徴は，①角質層は正常に保たれる，②表皮内に無数の個細胞壊死，③表皮真皮境界部に高度の空胞変性，重症例では表皮下水疱を形成，④軽度の海綿状態や風船様変性 ballooning degeneration，⑤真皮の血管周囲および基底層に沿うリンパ球浸潤，⑥真皮上層のメラノファージ浸潤（晩期），である．

●多形紅斑

鑑別診断

- **固定薬疹**：真皮浅層～深層で好酸球や好中球を混じるリンパ球浸潤．色素沈着部位ではメラノファージが目立つ．
- **PLEVA**：血漿成分と好中球を含む錯角化（鱗屑・痂皮に相当），表皮内や真皮乳頭に血管外に漏出した赤血球がみられる．リンパ球浸潤は真皮の浅層から深層におよび，楔型を呈する．
- **GVHD**：層状の密な角化や basket-woven などの角質層の異常，Civatte 小体（衛星細胞壊死）が特徴．真皮乳頭の浮腫を欠く．
- **SJS/TEN**：早期には表皮細胞の壊死は個細胞性だが，急速に進展して全層性の壊死にいたる．

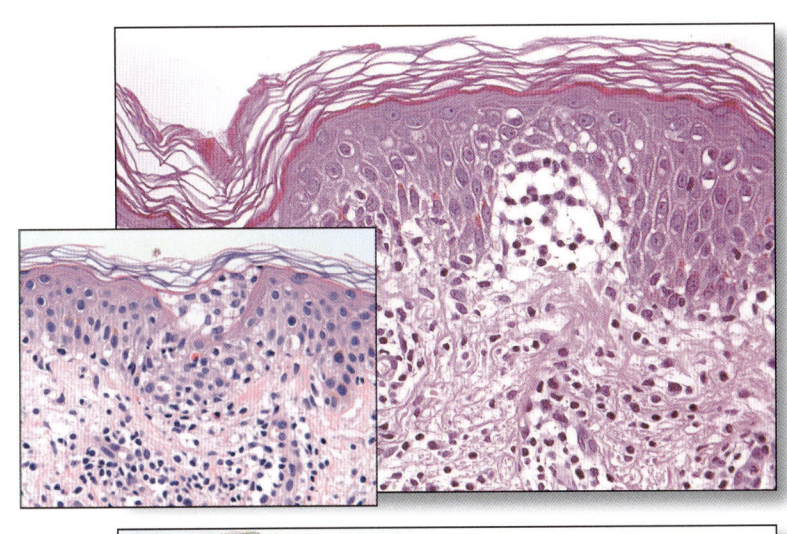

C 多形紅斑，表皮下水疱

空胞変性が高度となると，表皮内や表皮下に水疱を形成してくる．水疱は，修復の過程で角層下まで押し上げられることも稀ではない（inset）．

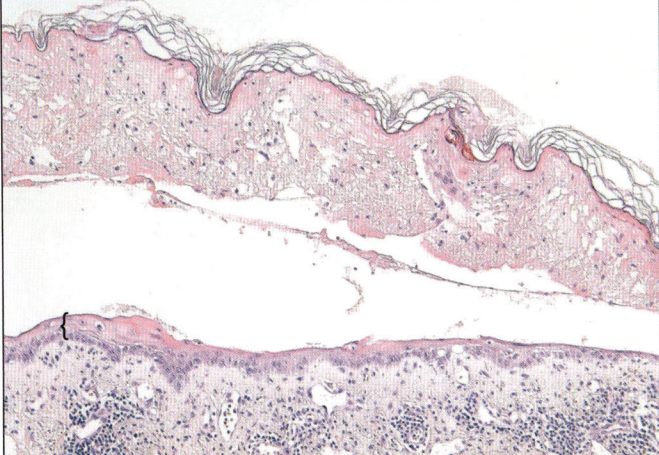

D 多形紅斑，表皮壊死

(a) 表皮下に大型の水疱を形成している．
(b) 角化細胞は壊死し，剥離しつつある．Stevens-Johnson 症候群や TEN に進行することが多い．本例では，すでに角化細胞の再生が始まっている（{）．

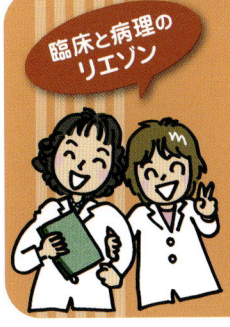

臨床と病理のリエゾン

- 多形紅斑の個疹は遠心性に拡大し，中心がやや陥凹して特徴的な標的状（target lesion）または虹彩状（iris lesion）となる．
- 多形紅斑型薬疹の原因薬は，抗生物質や消炎鎮痛解熱薬などが多い．
- 多形紅斑に粘膜，眼病変を伴い，発熱，関節痛などの全身症状を来すものをスティーブンス・ジョンソン Stevens-Johnson 症候群（SJS）といい，約半数は薬剤性で，中毒性表皮壊死融解症 toxic epidermal necrolysis（TEN）に発展することもある．
- 水疱・びらんが体表面積の 10% 未満を SJS，10～30% を overlap SJS/TEN，30% 以上を TEN と分類する．

Chapter 4 表皮の変化 ❸表皮真皮境界型 Ⓐ 空胞型

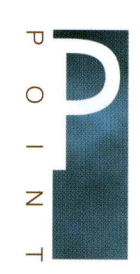

POINT 13 移植片対宿主病（GVHD）

移植後のため浸潤するリンパ球は少ないが，レシピエント（表皮）を激しく攻撃する！

— 角化細胞は攻撃により多数の個細胞壊死に陥り，表皮は萎縮する —

A 急性GVHD，弱拡大

高度の空胞変性を示すinterface dermatitisの定型的な弱拡大像である．表皮の菲薄化，毛包上皮を巻き込むこと，角化細胞の高度の個細胞壊死および，軽度ながら真皮全層性の炎症細胞浸潤などは急性GVHDの特徴である．

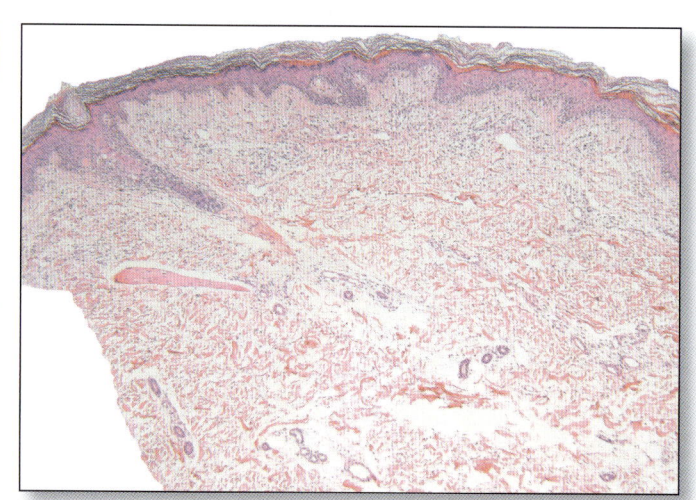

B 急性GVHD，強拡大

無数の角化細胞が様々な程度で個細胞壊死に陥り，表皮は消失（菲薄化）する．移植により血球はほとんど無い状態であるので，浸潤細胞の数は少ない．壊死に陥った角化細胞の周囲をリンパ球が取り囲むと，衛星細胞壊死という（矢印）．炎症細胞はリンパ球が主体だが好酸球や形質細胞が混在することが多い．標的細胞は角化細胞であり，基底膜は比較的保たれる．

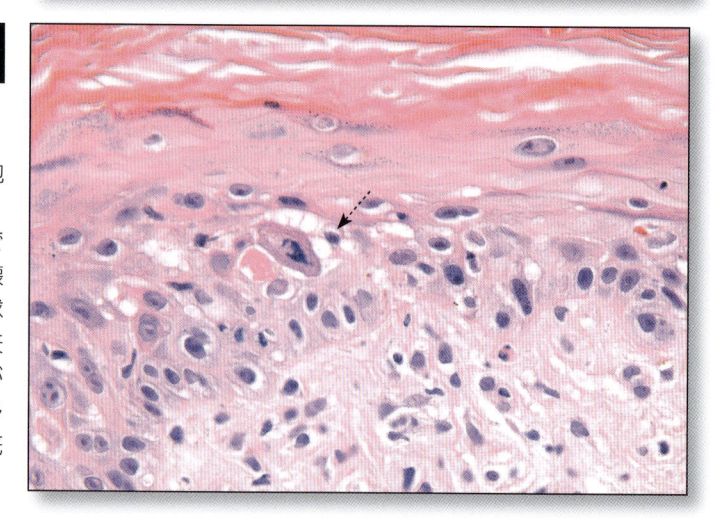

移植片対宿主病 Graft versus host disease, GVHDのうち，急性GVHDは病理組織学的に角質層の異常（ななこ織り basket-woven / laminated / compact orthohyperkeratosis）を伴うことが多く，表皮は菲薄化し，基底層の空胞変性を示す．表皮内に浸潤したリンパ球が個細胞壊死に陥った角化細胞を取り囲む衛星細胞壊死 satellite cell necrosisは本症の特徴的所見である．また，リンパ球は毛包上皮にも浸潤する．真皮内に浸潤する炎症細胞は，リンパ球に好酸球や形質細胞を混じる．

慢性GVHDでは，臨床像は扁平苔癬様，強皮症様となり，おのおの扁平苔癬，強皮症と区別できない．

●移植片対宿主病（GVHD）

鑑別診断　　　　　　　　　　　　　　　　　　LEVEL ●●●○○

- Eruption of lymphocyte recovery，播種状紅斑丘疹型薬疹：組織学的には鑑別は困難である．
- 多形紅斑：表皮基底層の変化は急性 GVHD と区別ができないが，多形紅斑では角質層の異常を欠き，表皮内に海綿状態，風船様変性および網状変性が目立つ．
- 扁平苔癬：しばしば鑑別が困難であるが，扁平苔癬では錯角化はみられず，顆粒層の肥厚は反復性で楔状を呈する．

C 急性 GVHD，毛包

毛包上皮が激しく攻撃され，角化細胞が多数壊死に陥る．GVHD において SLE（急性型皮疹）や多形紅斑とともに比較的特徴的な所見である．

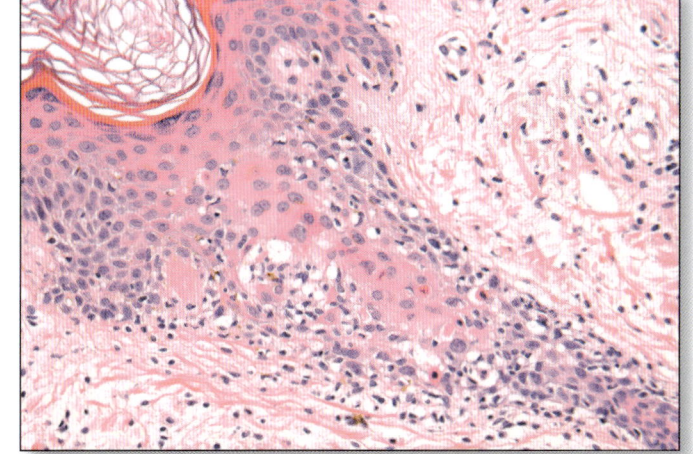

D 慢性 GVHD

慢性 GVHD は，以前は移植後 100 日以降と定義されていたが，新基準では臨床症状が重視されている．本例は基底細胞が再生し，個細胞壊死は表皮の成熟とともに上行し表皮浅層にみられる（赤線）．空胞変性が確認される．真皮は特徴的な厚い膠原線維に置き換わり，臨床的な強皮症様の皮疹に対応する．

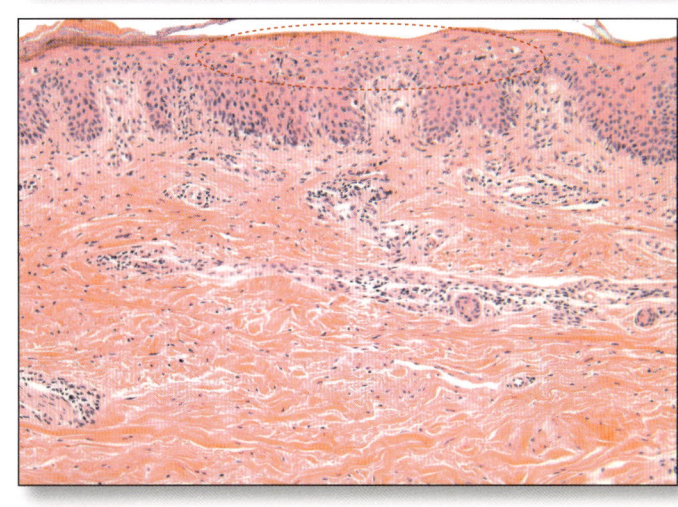

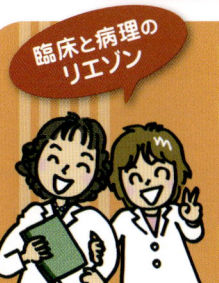

臨床と病理のリエゾン

- 急性および慢性 GVHD は臨床症状や病理組織学的所見により分類される．
- 典型的な急性 GVHD は，移植後 7 日以降 100 日以内に発症し，紅斑，紫斑，水疱およびびらんなどの多彩な皮疹を呈する．肝機能障害と下痢を伴う．
- 慢性 GVHD は，急性から移行する場合や新たに発症する場合があり，発症時期は問わない．皮疹は扁平苔癬様，強皮症様および多形皮膚萎縮が特徴である．

POINT 13

Chapter 4 表皮の変化 ❸表皮真皮境界型 Ⓐ 空胞型

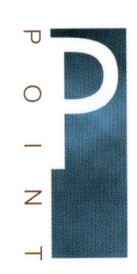

POINT 14 急性痘瘡状苔癬状粃糠疹（PLEVA）

Interface dermatitis のうち，高度の個細胞壊死を来す疾患の一つ

― 急性期の海綿状態，水疱および出血と，慢性期の過角化が混在 ―

A　PLEVA，弱拡大

小丘疹である．①炎症の主座は表皮〜表皮真皮境界部にあり，②この倍率でも濃い好酸性を示す角化細胞の壊死巣が広範囲にみられる．③真皮のリンパ球浸潤が比較的深部の血管周囲にもみられる．①〜③は，PLEVA が疑われる弱拡大像である．

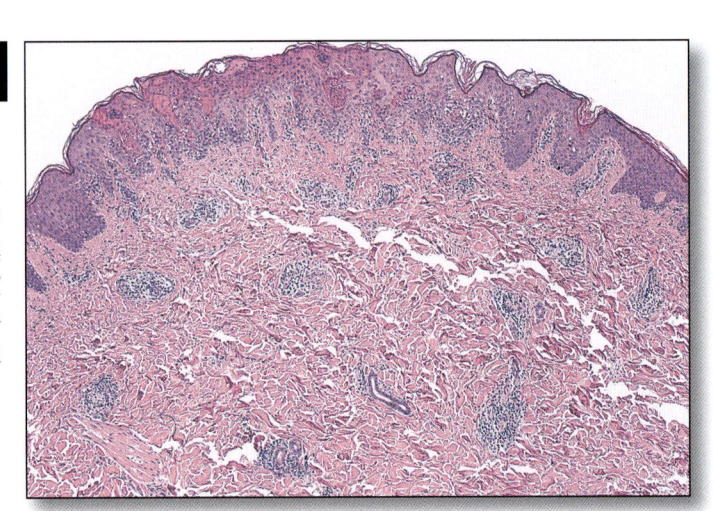

B　PLEVA，高度の個細胞壊死

無数の角化細胞が個細胞壊死に陥り，孤立性あるいは集簇している．本例では壊死はすでに表皮の成熟に伴いやや浅層に移動し，基底層には再生性の（核小体が明瞭だがクロマチンの濃縮はない）基底細胞が重積している．

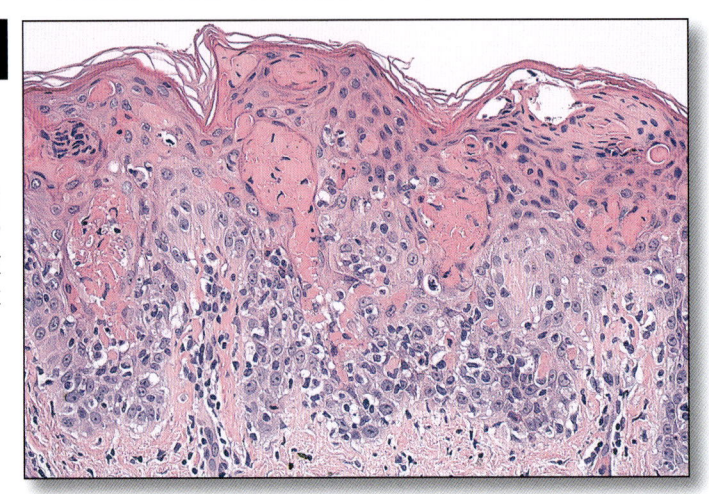

急性痘瘡状苔癬状粃糠疹 Pityriasis lichenoides et varioliformis acuta：PLEVA（Mucha-Habermann disease）は，中心に痂皮や壊死組織を伴う丘疹が，発熱とともに体幹や四肢に多発する．潰瘍を形成することもある．数カ月の経過で色素沈着や瘢痕を残して消褪するが，再発もある．

病理組織学的特徴は，①角質層に不全角化が目立ち，好中球を混じる（痂皮に相当）．②角化細胞の個細胞壊死が目立つ．③空胞変性とリンパ球の表皮内浸潤．④風船様変性や網状変性をみることもある．⑤真皮全層性に全体として楔状（V字型）を示す血管周囲性のリンパ球浸潤．表皮下で苔癬状にリンパ球が浸潤することもある．⑥真皮乳頭層に多数の赤血球が血管外に漏出し，表皮内にも trapping される．

●急性痘瘡状苔癬状粃糠疹(PLEVA)

鑑別診断　LEVEL ●●●●●

- **リンパ腫様丘疹症**：浸潤細胞は多彩で形質細胞，好中球，好酸球を混じる．リンパ球に大型異型細胞を含む多形性がみられる．
- **慢性苔癬状粃糠疹（滴状類乾癬）**：表皮肥厚は乾癬様．巣状の錯角化やリンパ球の表皮内浸潤は軽度．赤血球の表皮内 trapping を欠く．浸潤細胞は真皮の浅層に限局する．
- **虫刺症**：細胞浸潤は多彩でリンパ球の他，好酸球や組織球を混じる．
- **多形紅斑**：錯角化や痂皮はない．真皮の細胞浸潤は浅層にとどまる．
- **GVHD**：角層の変化や基底膜の破壊は軽度．細胞浸潤は軽く，真皮浅層に限局する．
- **固定薬疹**：錯角化（痂皮）や好中球の表皮内浸潤はない．浸潤細胞に好酸球や好中球を混じる．

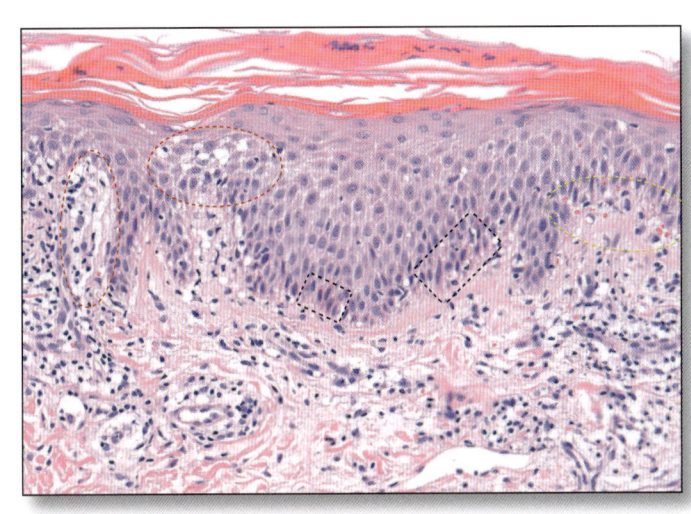

C　PLEVA，新旧病変の混在

表皮真皮境界部に空胞変性を来し，表皮内および表皮下水疱（赤線）が形成されている．角化細胞には壊死が始まり（類壊死），核濃縮 pyknosis と細胞質の好酸化を示す（黒線）．出血もみられる（黄線）．以上の急性の変化に加え，慢性の所見である表皮の肥厚や錯角化を伴う過角化が混在している．

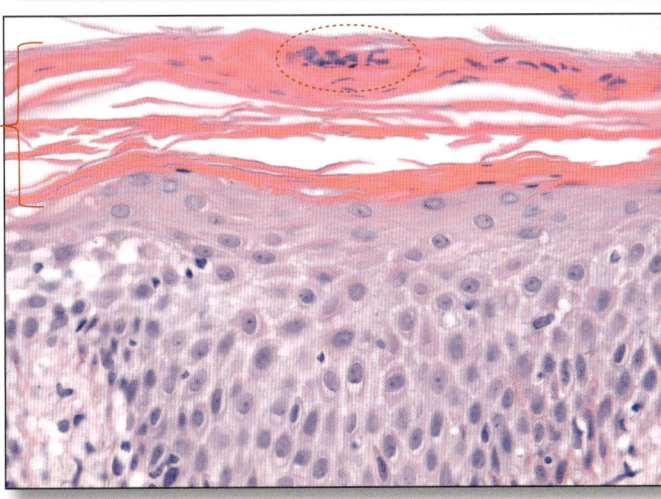

D　PLEVA，錯角化と好中球浸潤

錯角化を伴う過角化（赤()）が臨床的に粃糠（こめぬか）状の白色鱗屑を付してみえる．角質層内には好中球を入れることが多い（赤線）．

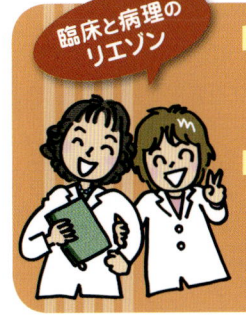

臨床と病理のリエゾン

- 慢性苔癬状粃糠疹（滴状類乾癬）は本症の軽症型にあたり，鱗屑を付す紅色丘疹ないし小紅斑が多発し，軽度の色素沈着を残す．経過はより長く，皮疹が出没する．両者の中間的な症例もあり移行しうる．
- リンパ腫様丘疹症と本症とは，臨床所見，病理組織所見ともに類似するので注意．

Chapter 4 表皮の変化 ❸表皮真皮境界型 Ⓐ 空胞型

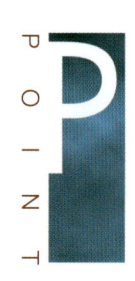

POINT 15 薬疹（固定薬疹）

Interface dermatitis で，個細胞壊死が目立ち好酸球が浸潤する

— 高度になれば表皮は水疱を形成し，広範な壊死や剥離を来す —

A 固定薬疹，弱拡大

真皮の浅層から比較的深層にいたるまで，血管周囲性に炎症細胞が浸潤している．空胞変性がみられることから，interface dermatitis と解釈される．

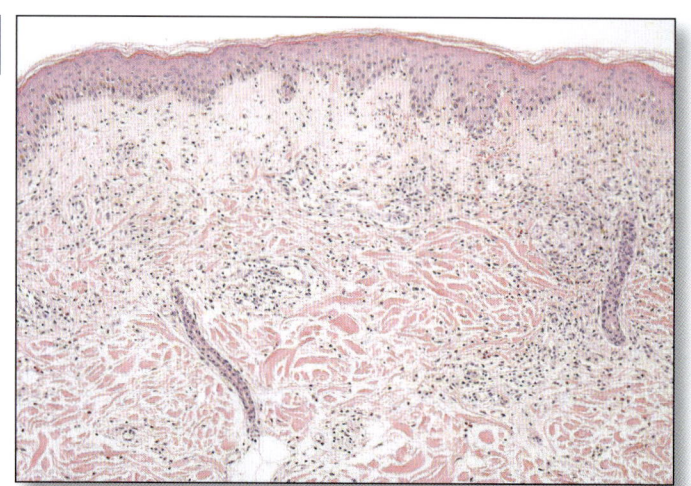

B 固定薬疹，強拡大

Interface dermatitis で，個細胞壊死（赤線）を伴う鑑別疾患は，1）多形紅斑，2）PLEVA，3）GVHD および 4）固定薬疹などが挙がる．このうち真皮の比較的深い血管の周囲までリンパ球が浸潤し，好酸球が混在していれば固定薬疹が疑われる．

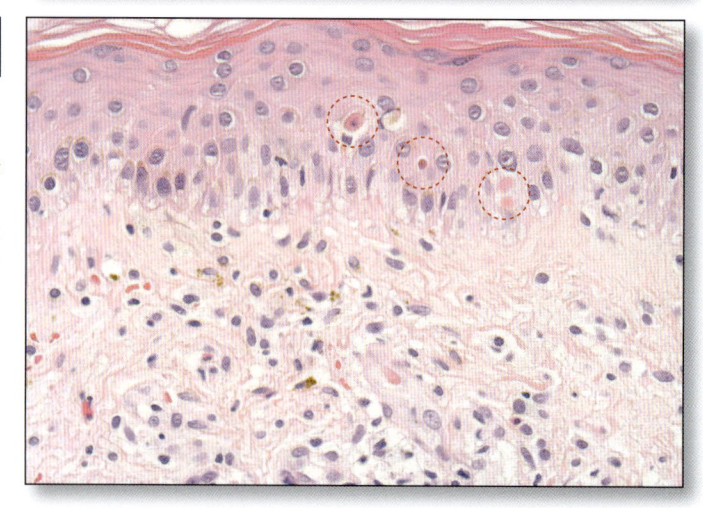

固定薬疹（Fixed drug eruption）は，同一薬剤が投与されるたびに同一部位にくり返し皮疹が再燃する特異な薬疹で，皮膚粘膜移行部（口囲，口唇，亀頭など）に好発する．薬剤服用後，数時間で類円形の紅斑を1個または数個生じる．1週間ほどで消褪し，灰褐色の色素沈着を残す．

紅斑部の病理組織学的特徴は，①ときに水疱形成に至る高度の空胞変性，②好酸性を示す角化細胞の個細胞壊死，③リンパ球（CD8$^+$T細胞）の表皮内浸潤と海綿状態，④真皮浅層〜深層の好酸球や好中球を混じるリンパ球浸潤，である．色素沈着部位ではメラノファージ（メラニンを貪食したマクロファージ）が目立つ．

●薬疹（固定薬疹）

鑑別診断

LEVEL ●●●●○

- **多形紅斑**：組織学的には角化細胞の壊死がより高度で，浸潤細胞はリンパ球が主体である．臨床的には滲出性紅斑が多発する．色素沈着は通常残さない．
- **DLE**：表皮は萎縮し，空胞変性が顕著である．基底膜が肥厚し，真皮は浮腫が強く，ムチンが沈着する．結節状の密なリンパ球浸潤を伴う．
- **単純疱疹**：表皮の風船様変性と網状変性による表皮内水疱を形成する．水疱内には封入体（Cowdry A型，Full型）が認められる．表皮壊死や好中球の浸潤が目立つ．

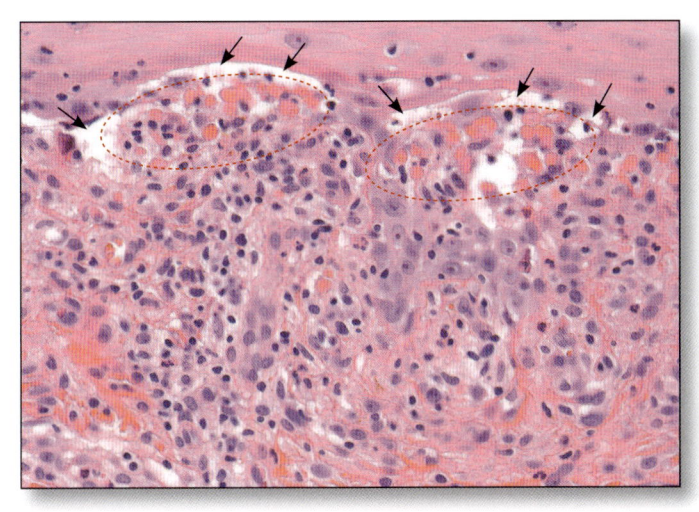

C 固定薬疹，Civatte小体

角化細胞が高度の個細胞壊死に陥り，無数のCivatte小体（コロイド小体 colloid body/ cytoid body / ヒアリン体 hyaline body / アポトーシス小体 apoptotic body/ 衛星細胞壊死 satellite cell necrosis）としてみえている（赤線）．表皮直下に生ずる裂隙（黒矢印）は，Max-Joseph space/ Caspary-Joseph spaceと呼ばれる．

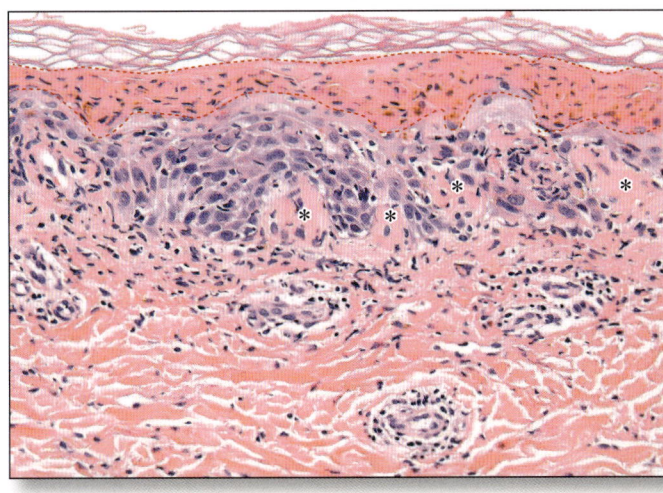

D 固定薬疹，再生上皮

壊死に陥った細胞は，Civatte小体と化す（＊）とともに，表皮の成熟とともに表層に移動する（赤線間）．上皮は再生し，大型で明瞭な核小体を有するもののクロマチンが繊細な再生性上皮が数層形成されている．

臨床と病理のリエゾン

- 原因薬剤は消炎鎮痛解熱薬や総合感冒薬の成分によるものが多く，感冒が誘因となる単純疱疹と誤診されることがある．薬疹全体に占める割合は10%程度である．
- 水疱を形成し，全身に多発して重症化することがあり（汎発性水疱性固定薬疹），TENの特殊型として扱われる．
- 原因薬剤の検索には，色素沈着部位でのパッチテストが有用だが，パッチテストが困難な場合，十分なインフォームドコンセントのもと，内服テストにより確認する．

POINT 15

Chapter 4 表皮の変化 ❸表皮真皮境界型 Ⓐ 空胞型

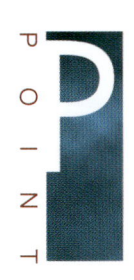

POINT 16 薬疹（播種状紅斑丘疹型薬疹）

薬疹は何でもあり！程度もさまざま．常に鑑別疾患の最後に加える！

― Interface dermatitis で，好酸球が表皮から真皮深部に及ぶ ―

A 表　薬疹の主な臨床病型と，病理組織所見の対応

臨床病型	経過	基本的な病理組織所見
蕁麻疹型	急性	真皮膠原線維間の浮腫と炎症細胞浸潤
固定薬疹型	急性	表皮真皮境界部皮膚炎（空胞型）
播種状紅斑丘疹型	急性	表皮真皮境界部皮膚炎（空胞型）または海綿状態と真皮浅層および深層の血管周囲性の炎症細胞浸潤
湿疹型	急性	海綿状態
紅皮症型	急性	海綿状態
多形紅斑型	急性	表皮真皮境界部皮膚炎（空胞型）
スティーブンス・ジョンソン症候群型	急性・重症	表皮真皮境界部皮膚炎（空胞型）
中毒性表皮壊死症（TEN）型	急性・重症	表皮真皮境界部皮膚炎（空胞型）
AGEP 型 *	急性・重症	角層下膿疱形成
DIHS 型 #	急性・重症	海綿状態（丘疹・紅斑からの生検）
扁平苔癬型	慢性	表皮真皮境界部皮膚炎（苔癬型）

* AGEP；acute generalized exanthematous pustulosis 急性汎発性発疹性膿疱症
\# DIHS；Drug-induced hypersensitivity syndrome 薬剤過敏症症候群

B 播種状紅斑丘疹型薬疹，弱拡大像

真皮乳頭層が浮腫により拡張し，表皮を押し上げて丘疹を形成している（赤線および赤矢印）．表皮は菲薄化している．真皮浅層と比較的深層まで炎症細胞が浸潤している（黒線）．臨床的な播種状紅斑丘疹型薬疹に相当する．

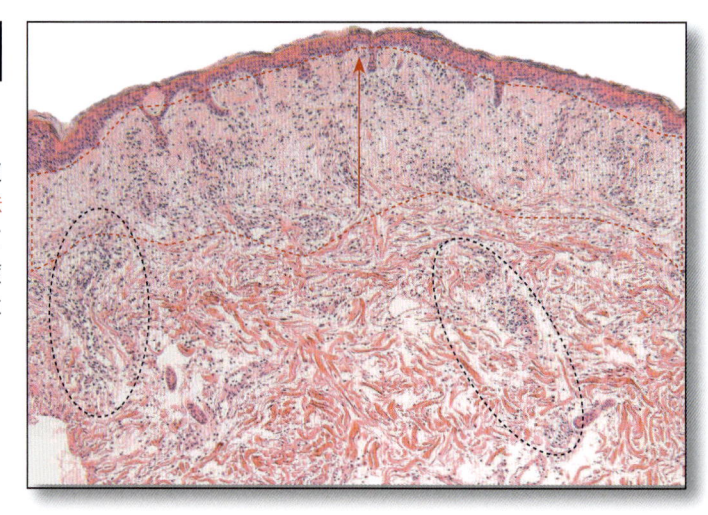

　薬疹（Drug eruption）には多数の病型があり，ある程度それに応じた組織所見を呈する（表A）が，まずは頻度の高い**播種状紅斑丘疹型薬疹 maculopapular drug eruption** の病理組織学的特徴を基本の像として理解しておくとよい．その特徴は superficial and deep perivascular dermatitis のパターンを呈し，巣状の海綿状態，軽度ないし中等度の空胞変性および角化細胞に比較的軽度の個細胞壊死がみられる．真皮浅層から深層は，リンパ球浸潤に好酸球や好中球を混じるのが特徴である．

　この基本の変化に加え，固定薬疹の色素沈着部ではメラノファージ（メラニンを貪食したマクロファージ）が目立つ．

●薬疹（播種状紅斑丘疹型薬疹）

鑑別診断　　LEVEL ●●●●○

- **ウイルス性発疹症**：表皮の個細胞壊死を欠き，真皮の浸潤細胞はリンパ球に限られる．
- **GVHD**：薬疹とは病理組織学的な鑑別は困難である．
- **SJS，TEN を含む多形紅斑，扁平苔癬，蕁麻疹**：原因が薬剤であること以外，これらの疾患とおのおのの型の薬疹は臨床所見，病理所見とも区別しがたい．
- **膿疱性乾癬**：AGEP 型薬疹とは病理組織所見からは区別できない．

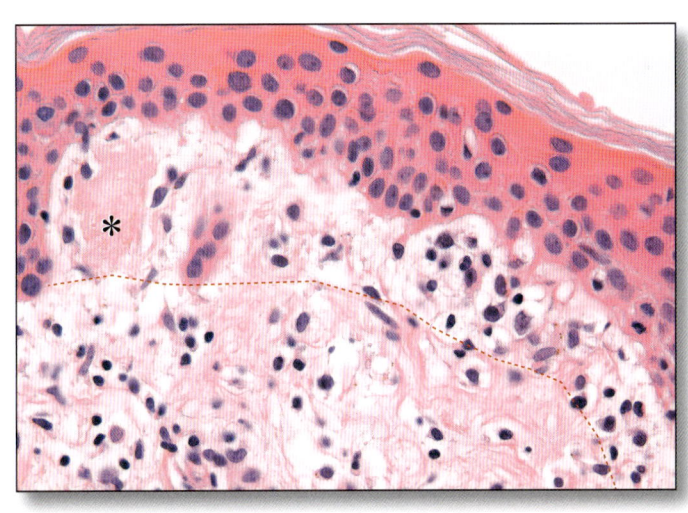

C
播種状紅斑丘疹型薬疹，表皮真皮境界部

表皮直下に水疱を形成する高度の空胞変性がみられる．表皮は細胞間橋が明瞭であることから，軽度の海綿状態があることがわかる．角化細胞は壊死により侵蝕され，基底層がない．基底細胞は好酸性の壊死（Civatte 小体，＊）に陥っていることから，表皮の厚さは元々赤線までであったと推測される．

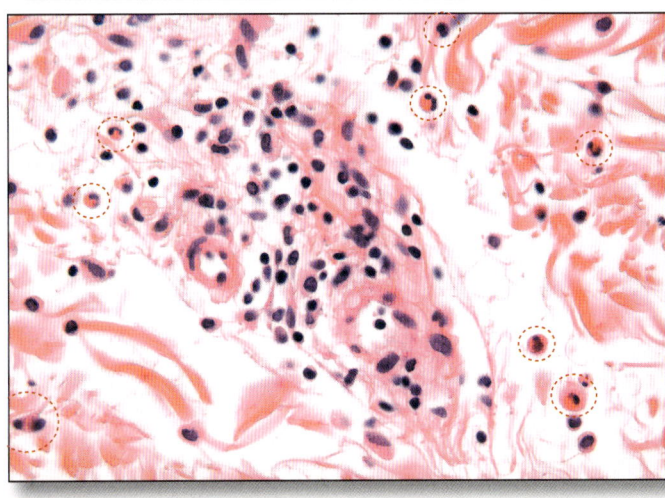

D
播種状紅斑丘疹型薬疹，真皮中層

血管周囲性にリンパ球が浸潤する．薬疹ではしばしば好酸球が混在するが，好酸球は疾患を問わず常に間質に遊走する傾向があり，ここでも血管から離れた部位に散見される（赤線）．

臨床と病理のリエゾン

- 固定薬疹は同一薬剤が投与されるたびに同一部位にくり返し皮疹が再燃するもので，皮膚粘膜移行部（口囲，口唇，亀頭など）に好発する．
- 臨床病型のうち紅皮症型と湿疹型では，病理組織学的に海綿状態を特徴とする．（紅皮症については ☞ One Point Lesson ❻ (p.057) 参照）
- 薬疹は臨床像も病理組織像もバリエーションが大きい．薬疹の病理組織は実は何でもありと心得ておくとよい．

Chapter 4 表皮の変化 ❸表皮真皮境界型 Ⓐ空胞型

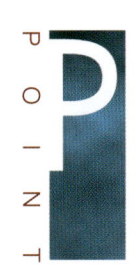

POINT 17 全身性エリテマトーデス（急性型皮疹）

空胞型の interface dermatitis で，個細胞壊死のほとんどないパターンの基本形

— さまざまな程度の空胞変性と高度の浮腫がみられ，炎症細胞浸潤は乏しい —

Ⓐ SLE（急性型皮疹），弱拡大

真皮網状層は浮腫や粘液の沈着により膠原線維間が離開している．PAS やアルシアン・ブルー染色などの粘液を染める特殊染色は，浮腫が主体であれば役に立たない．炎症細胞浸潤は全体に乏しいことが多く，DLE で特徴的な，結節状のリンパ球浸潤はない．

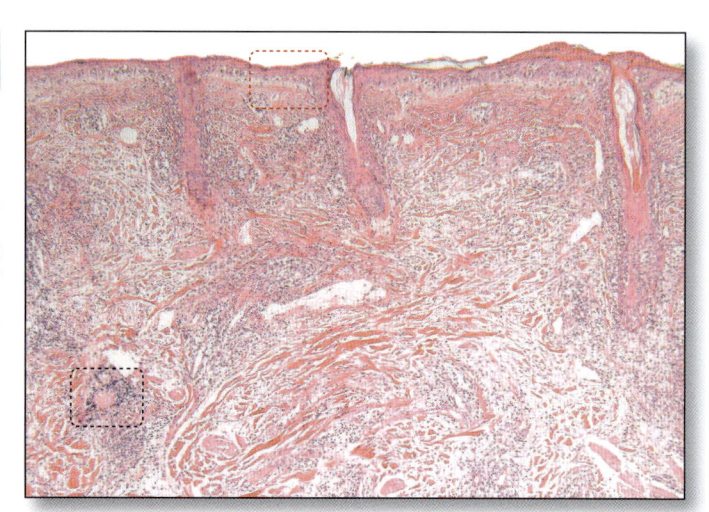

Ⓑ SLE（急性型皮疹），表皮真皮境界部

図Ａの赤枠：毛包（赤線）や被覆表皮の基底細胞を主体に，空胞変性が目立つ．空胞変性が高度であるわりに，個細胞壊死がほとんどないことが特徴である．

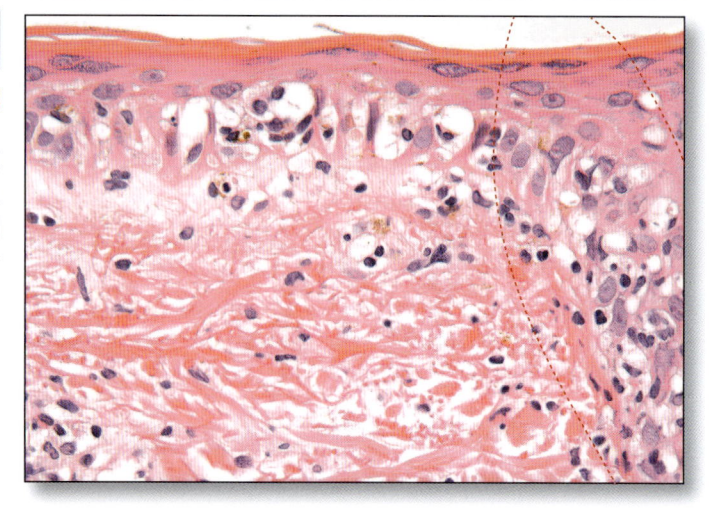

全身性エリテマトーデス（全身性紅斑性狼瘡，Systemic lupus erythematosus：SLE）でみられる皮疹は，急性型 LE，亜急性型 LE，慢性型 LE と多彩である．蝶形紅斑（butterfly rash，malar rash）は代表的な皮疹で，他の滲出性紅斑とともに急性型の LE に相当する．

急性型 LE の病理組織学的特徴は，①表皮は萎縮し，②空胞変性が目立つ．③ Civatte 小体を認める．④真皮の浮腫が高度，⑤基底膜，真皮乳頭層，膠原線維間および血管壁にフィブリンが沈着，⑥赤血球の血管外漏出，⑦真皮浅層の血管周囲性のリンパ球浸潤と，時に核破砕を伴う好中球の浸潤，⑧毛包や脂腺上皮にも空胞変性とリンパ球浸潤が及ぶ，などである．

● 全身性エリテマトーデス（急性型皮疹）

鑑別診断　LEVEL ●●●● ○

- **皮膚筋炎**：空胞変性や炎症細胞浸潤がより軽度で，真皮のムチン沈着が目立つ．
- **GVHD**：無数の Civatte 小体（衛星細胞壊死）が特徴．基底膜の肥厚や真皮の浮腫を欠く．
- **固定薬疹**：真皮浅層〜深層に好酸球や好中球を混じるリンパ球が浸潤．色素沈着部位ではメラノファージが目立つ．
- **亜急性 LE**：表皮の変化は類似し，真皮の炎症細胞浸潤がより多い．
- **慢性型 LE（DLE）**：真皮のリンパ球浸潤が巣状で密である．

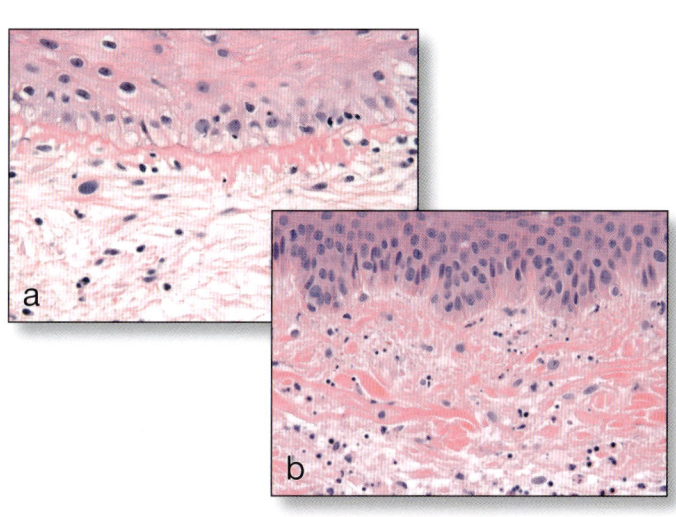

C
SLE（急性型皮疹），表皮真皮境界部

空胞変性は病期と程度によりさまざまで，表皮真皮境界部に変化がほとんどない例も少なくない．
a. 基底膜は，壊死した基底細胞，免疫グロブリンおよび補体などが沈着して厚く肥厚し，液体のように真皮方向に溶け出してみえる "液状変性" を示す．空胞変性の結果であるので，両単語は同義語のように併記されることが多い．
b. 空胞変性は乏しいが，真皮乳頭層に好酸性でべっとりしたフィブリノイド変性がみられ，核破砕を伴う好中球が浸潤している．空胞変性と好中球が浸潤する組織像は，SLEとして特異性が高い．

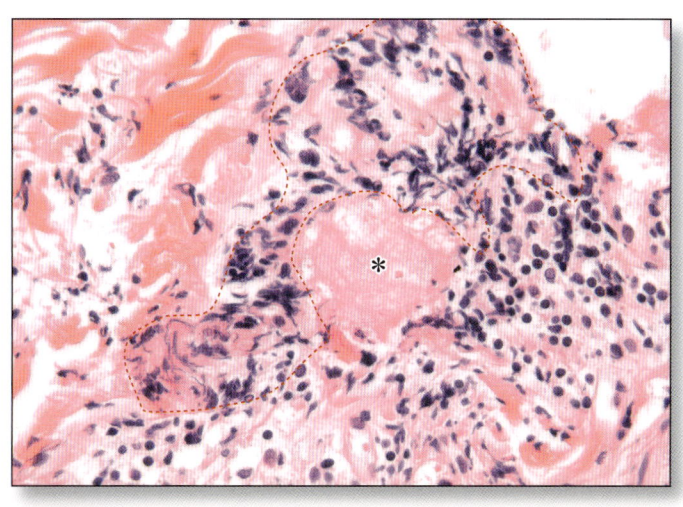

D
SLE（急性型皮疹），膠原線維の変性像

図 A の黒枠：SLE ではしばしば真皮網状層の膠原線維束が変性し（＊），周囲をリンパ球や好中球が取り巻くように浸潤する像がみられる．リンパ球はスマッジ（smudge，Azzopardi effect）していることも多い（赤線）．

※ lupus 狼瘡の語源については　☞ **用語解説 1**（p.057）参照．

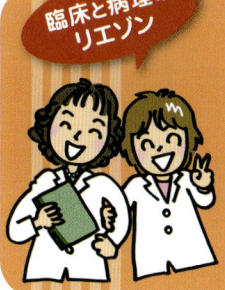

臨床と病理のリエゾン

- 蝶形紅斑は SLE の 60 〜 90％ ともっとも高頻度にみられ，初期には鮮紅色の滲出傾向の強い紅斑で，やがて暗赤色となり軽度の鱗屑を伴う．ときにびらん化して色素沈着を残す．
- 亜急性型の LE は SLE の皮疹の 1 つとしてみられることが多く，環状紅斑と，丘疹鱗屑型皮疹がある．☞ **One Point Lesson 8**（p.097）
- 亜急性型 LE の組織学的特徴は，DLE 型皮疹に比べ，表皮の萎縮や空胞変性が顕著で，細胞浸潤の密度は低い．
- 慢性型 LE の皮疹のうち DLE 型皮疹は，男性における SLE の特徴であり，約半数の症例でみられる．

Chapter 4 表皮の変化 ❸表皮真皮境界型 Ⓐ空胞型

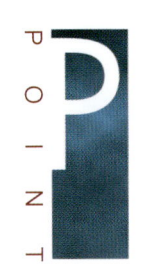

POINT 18 慢性円板状エリテマトーデス（DLE）

表皮や毛包の空胞変性と，真皮でリンパ球が集簇性に浸潤すればDLE！

― 空胞変性に加え基底膜の肥厚やリンパ球の浸潤は，慢性的経過の証拠 ―

A DLE，弱拡大

表皮は全体に菲薄化するが，毛包や汗孔には角栓を形成する（赤線）．真皮全層性で，皮膚付属器や血管周囲性にリンパ球が結節状に浸潤する像は，DLEとして特異性が高い．膠原線維束間が離開しているのは，浮腫やムチン沈着がある証拠である．

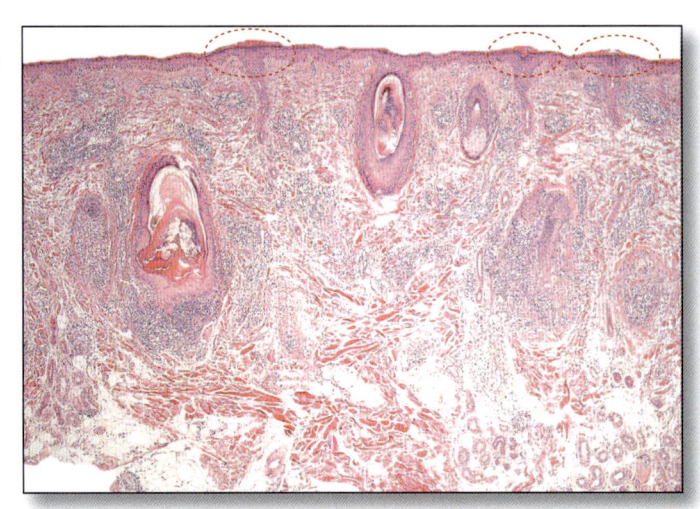

B DLE，表皮肥厚部

表皮は一部でcompactな過角化と多顆粒細胞症により肥厚する．明瞭な空胞変性がみられ（赤線間），真皮内にメラニンが滴落している（黒矢印）．基底細胞には慢性的にくり返す空胞変性による再生性の変化（明瞭な核小体，異型性）が目立つ．空胞変性が高度であるわりに角化細胞の個細胞壊死は乏しい．

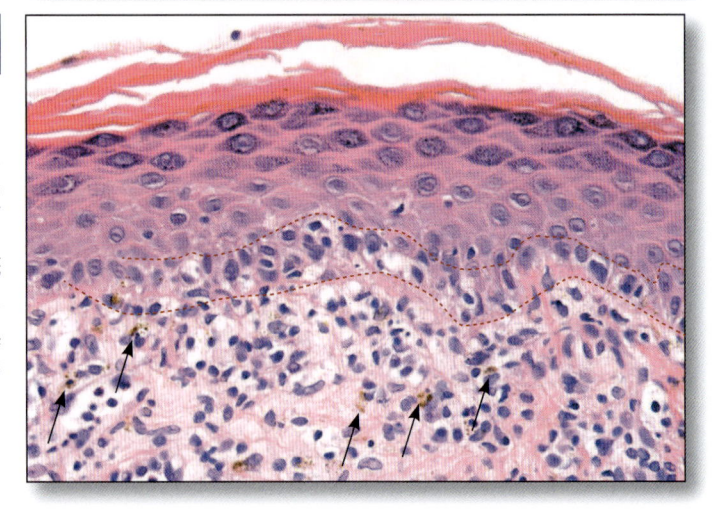

慢性円板状エリテマトーデス（Discoid lupus erythematosus, DLE）の病理組織学的特徴は，表皮では厚く密な角質層，毛孔角栓，表皮突起の消失と萎縮あるいは不規則な肥厚，である．部分的な顆粒層の肥厚（多顆粒細胞症）や角化細胞の個細胞壊死も，少数みられる．表皮真皮境界部では，空胞変性を来し，真皮乳頭層は毛細血管の拡張とリンパ球が散在性に浸潤する．真皮網状層はムチンが沈着し，赤血球の血管外漏出，核破片およびリンパ球が結節状に密に浸潤する．真皮浅層は初期には浮腫状で，晩期には硬化する．

凍瘡状エリテマトーデスでは上記変化に加えて，循環障害性の変化が著明となり，真皮の浮腫，血栓形成および赤血球の血管外漏出が目立つ．

● 慢性円板状エリテマトーデス（DLE）

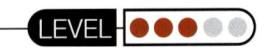

鑑別診断   LEVEL ●●●○○

- **皮膚筋炎**：表皮及び表皮真皮境界部の所見はDLEと区別できない．真皮のリンパ球浸潤がDLEよりも少ない．
- **GVHD**：Civatte小体（衛星細胞壊死）が特徴．基底膜の肥厚や真皮乳頭の浮腫を欠く．
- **固定薬疹**：真皮浅層〜深層に及ぶ，好酸球や好中球を混じるリンパ球浸潤．色素沈着部位ではメラノファージが目立つ．
- **脂漏性皮膚炎**：毛包の開口部に血漿成分を含む巣状の錯角化が特徴．漏斗部の角栓はDLEほど顕著ではない．表皮には海綿状態がみられ，リンパ球浸潤は真皮浅層にとどまる．

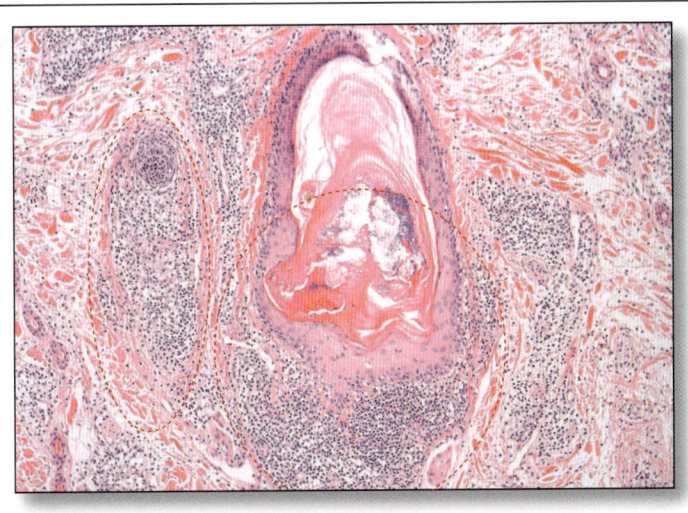

C DLE，毛包上皮の空胞変性

毛包上皮で苔癬状にリンパ球が浸潤し，表皮向性を示す（赤線）．皮膚付属器や血管周囲の結節状ないし苔癬状のリンパ球浸潤は，DLEで特異性が高い．

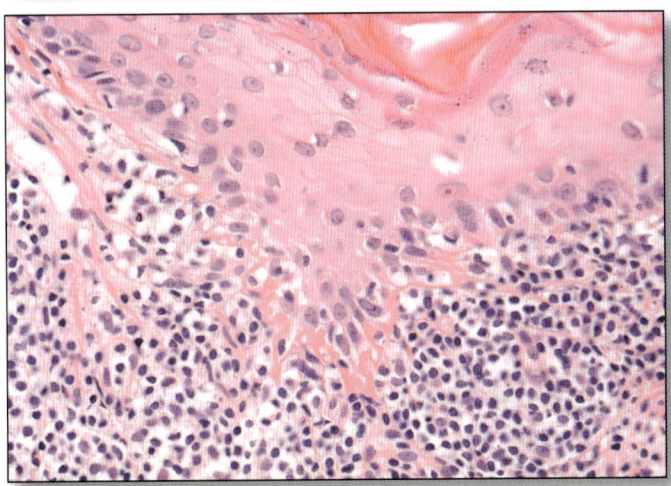

D DLE，毛包上皮の空胞（液状）変性

壊死に陥った基底細胞やフィブリノイド物質（抗体や補体などを含む）などがlamina densaに沈着することにより，基底膜は肥厚し液体のように伸展（液状変性）している．

☞ One Point Lesson ❼（p.057）

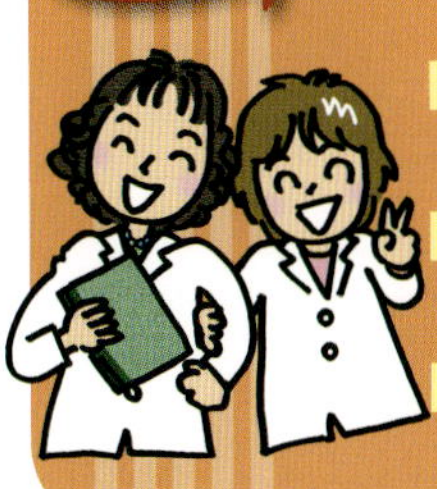

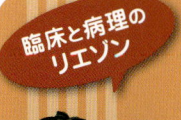

臨床と病理のリエゾン

- LEの病型は皮疹名と疾患名が混在してわかりにくいため，両者の二次元的考察が提唱されている．この場合，皮疹は急性型，亜急性型，慢性型に分類される．☞ One Point Lesson ❽（p.097）
- 慢性型には，DLE，凍瘡状エリテマトーデス，深在性エリテマトーデスがある．おのおのの疾患名としても用いられるので注意を要する．
- DLEは日光裸露部に，凍瘡状エリテマトーデスは寒冷刺激により四肢末梢に生じる．
- SLEの皮膚病変としては，急性型の代表である蝶形紅斑のほか亜急性型，慢性型の皮疹も生じうる．

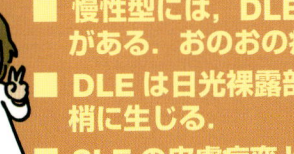

POINT 18

Chapter 4 表皮の変化 ❸表皮真皮境界型 Ⓐ空胞型

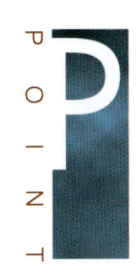

POINT 19 皮膚筋炎

空胞変性が目立つわりに細胞浸潤が乏しく，浮腫やムチンが高度に沈着する

― 表皮が菲薄し，真皮内の膠原線維束の間は離開する ―

Ⓐ 皮膚筋炎，ルーペ像

表皮は菲薄化し，この拡大でも空胞変性がわかる．真皮全層性で膠原線維束間が離開している．表皮真皮境界部の空胞変性や基底膜の肥厚が高度であるわりに炎症細胞浸潤が乏しい所見から，皮膚筋炎が疑われる．

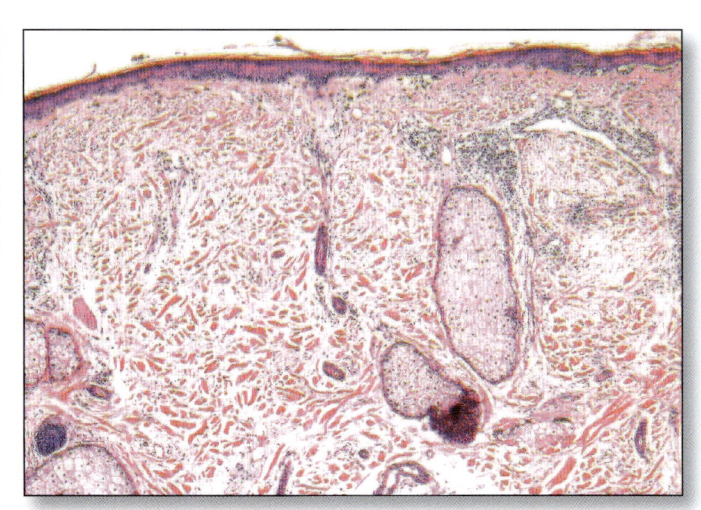

Ⓑ 皮膚筋炎，表皮真皮境界部

空胞変性が目立ち，風船様変性（赤線）や小水疱（黄線）を形成する．個細胞壊死（黒線）の程度はさまざまである．基底膜の肥厚も皮膚筋炎ではしばしばみられる（矢印）．☞ One Point Lesson ❼ (p.057) 表皮は薄いが，顆粒層がしっかり残存するのが皮膚筋炎の特徴である．

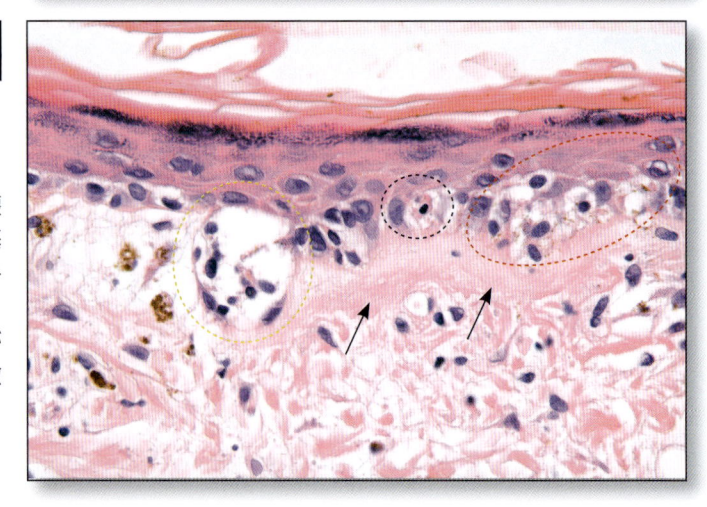

皮膚筋炎 Dermatomyositis の病理組織学的特徴は，表皮では DLE と同様の表皮突起の消失と萎縮，部分的な顆粒層の肥厚，角化細胞の個細胞壊死（Civatte 小体），空胞変性と基底膜の肥厚などであるが，毛包の角栓はみられない．真皮の浸潤リンパ球は少なく浅層にとどまる．真皮網状層は浮腫とムチンの沈着が顕著である．

皮疹による差異として，ヘリオトロープ紅斑 heliotrope erythema/rash は，真皮の著明な浮腫とムチンの沈着が特徴で，表皮の変化は少ない．☞ 用語解説 ❷ (p.105) ゴットロン丘疹（徴候） Gottron's papule では過角化を伴い DLE に類似するが，浸潤細胞はより少ない．

●皮膚筋炎

鑑別診断   LEVEL ●●●○○

- **DLE**：表皮および表皮真皮境界部の所見は皮膚筋炎と区別できない．真皮のリンパ球浸潤は巣状でより密．
- **GVHD**：個細胞壊死，中でも衛星細胞壊死が特徴的．基底膜の肥厚や真皮乳頭の浮腫を欠く．
- **固定薬疹**：真皮浅層～深層の好酸球と好中球を混じるリンパ球浸潤．色素沈着部位ではメラノファージが目立つ．

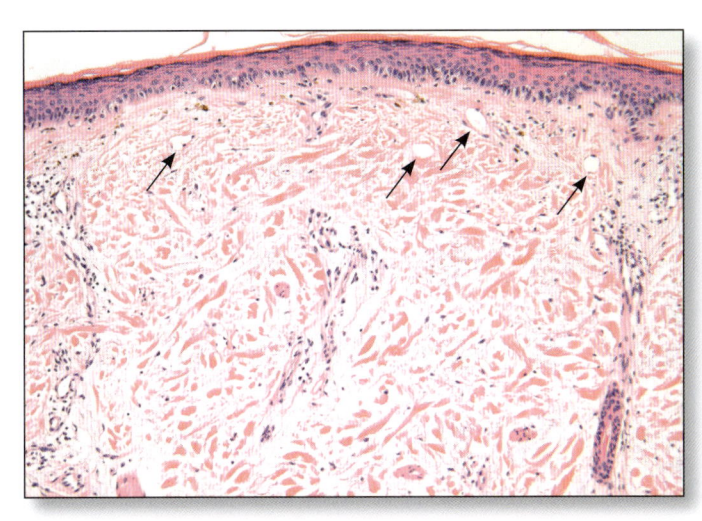

C 皮膚筋炎，真皮

真皮でムチンの沈着や浮腫が高度である証拠に，リンパ管が拡張し（矢印），膠原線維束の間が離開している．決して青色を示すムチンだけが沈着する必要はないので，粘液染色の施行にこだわる必要はなく，浮腫とムチンがさまざまな程度で混在する，と捉えておいてよい．

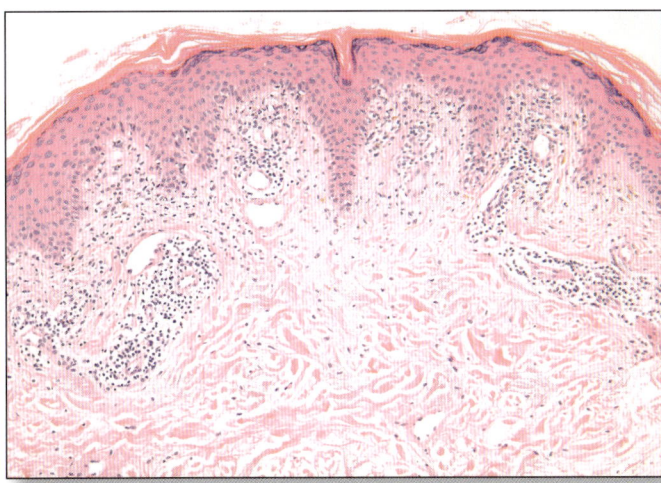

D 皮膚筋炎，ゴットロン丘疹（徴候）

ゴットロン丘疹は，関節背面（本来手指背における徴候を表す言葉だが，生検は肘や膝から取られることが多い）という刺激部位であるため表皮はむしろ肥厚しているが，必ず空胞変性がみられる．図A～Cに比較し，（DLEよりは乏しいが）リンパ球浸潤がやや高度であることと，真皮の浮腫は乏しいことが特徴的である．

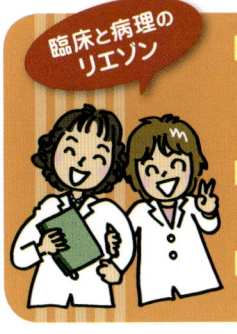

> **臨床と病理のリエゾン**
>
> ■ 診断価値が高い皮疹として，上眼瞼の淡紫紅色浮腫性紅斑（ヘリオトロープ紅斑），手指関節背面の角化を伴う紫紅色斑ないし丘疹（ゴットロン丘疹［徴候］）および，肘や膝関節背面の角化を伴う紅斑がある．
>
> ■ その他，頸部や体幹の皮膚潰瘍，びまん性浮腫性紅斑，網状皮斑，多形皮膚萎縮，石灰沈着，脂肪織炎など，多彩な皮疹を呈する．
>
> ■ 皮膚症状が筋症状に先行する例や，皮膚症状だけで筋症状を伴わない **amyopathic dermatomyositis** もある．

Chapter 4 表皮の変化 ❸表皮真皮境界型 Ⓐ空胞型

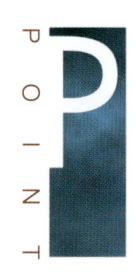

POINT 20 特発性色素性紫斑
Interface dermatitis のうち赤血球が漏出していれば，これ！

— 特発性というものの，血管炎が疑われることがある —

A

特発性色素性紫斑，弱拡大

表皮には変化がないか，本例のごとく軽度の海綿状態や水疱形成（赤線）がみられる．真皮浅層で血管周囲性にリンパ球が浸潤している．浅層血管叢より深部には著変がない．

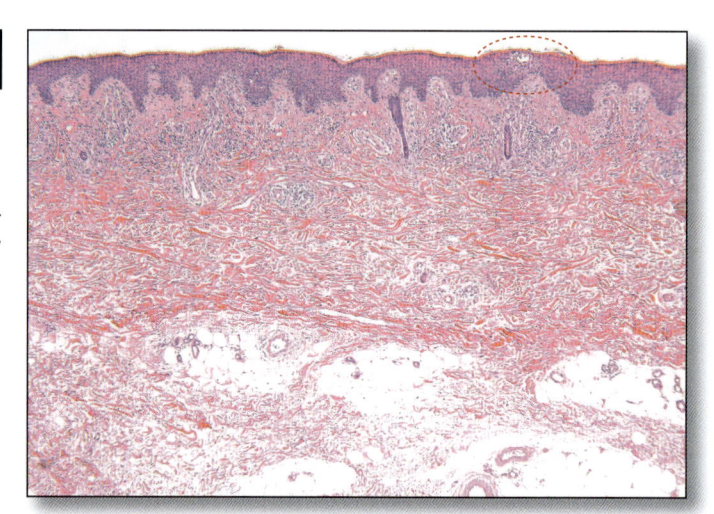

B

特発性色素性紫斑，表皮真皮境界部

基底膜の上下において空胞変性を来し，リンパ球が表皮向性に浸潤する，interface dermatitis の像である．加えて真皮乳頭層に赤血球が漏出している（赤線）ことから，特発性色素性紫斑病が疑われる．

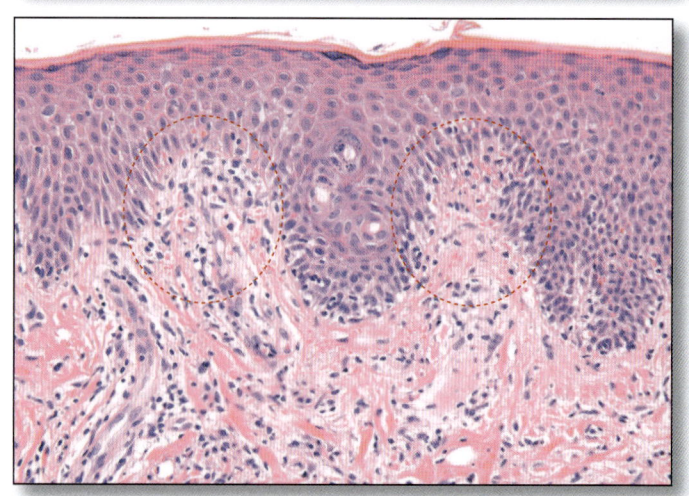

特発性色素性紫斑 Idiopathic pigmentary purpura（慢性色素性紫斑 Chronic pigmentary purpura，血管皮膚炎 Angiodermatitis）は，下肢に紅斑，丘疹および点状出血を生じ，色素沈着を残しつつ慢性に経過する疾患群である．

病理組織学的所見の特徴は，①表皮には著変がないことが多いが，赤血球の表皮内への trapping や表皮の空胞変性が目立つ場合があり，この場合，リンパ球の表皮内浸潤を伴う．表皮真皮境界部の変化はとくにグージュロー・ブルム Gougerot-Blum 病（G-B 病）で顕著である．②真皮乳頭層の血管周囲にリンパ球と組織球が浸潤する，③真皮乳頭層から網状層にかけて多数の赤血球が血管外に漏出（出血）し，ジデロファージが散在する．

●特発性色素性紫斑

鑑別診断

LEVEL ●●●●●

- **扁平苔癬**：表皮真皮境界部の変化が著しく，表皮直下で帯状にリンパ球が浸潤する．G-B 病よりも顕著である．リンパ球の表皮内浸潤および Civatte 小体を認める．
- **白血球破砕性血管炎（Henoch-Schönlein 紫斑病など）**：赤血球の血管外漏出は共通だが，真皮小血管周囲で核破片を混じる好中球の浸潤や血管壁のフィブリノイド変性をみる．
- **慢性苔癬状粃糠疹，滴状類乾癬**：巣状の錯角化および海綿状態とリンパ球の表皮内浸潤が特徴．赤血球の表皮内 trapping を欠く．
- **PLEVA**：赤血球の血管外漏出や表皮内への trapping をみるが，好中球を含む錯角化や角化細胞に多数の個細胞壊死がある．真皮のリンパ球浸潤は楔状を呈する．

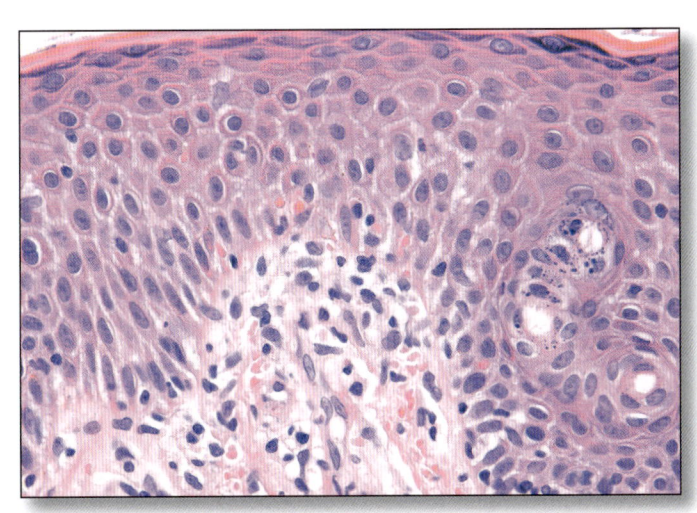

C 特発性色素性紫斑，赤血球の漏出

赤血球は，血腫を作らず変性や吸収もされず，孤立性に真皮乳頭層に漏出している．走化能がないにもかかわらず，リンパ球とともにしばしば表皮内に移動する．

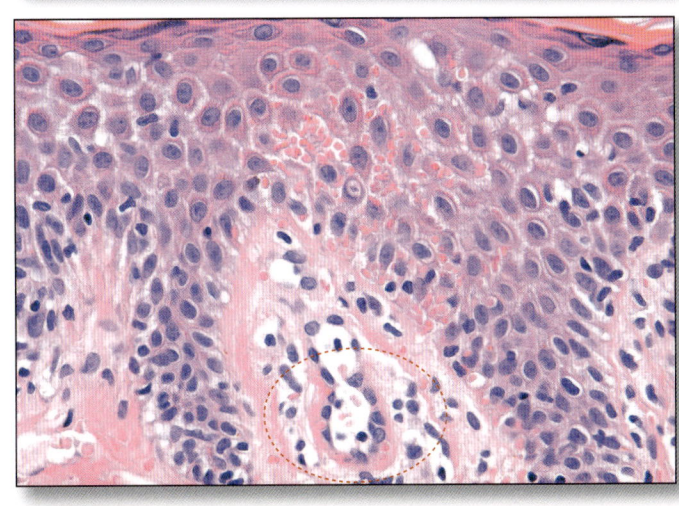

D 特発性色素性紫斑，赤血球の trapping

赤血球は 1 個 1 個が角化細胞間に不思議なほど均等に滲み入っており，"出血"ではなく，"trapping"と表される．G-B 病でとくに目立つが，病理学的に各病型を明確に鑑別することはできない．血管炎はないことが原則（特発性）だが，後毛細血管静脈にフィブリノイド変性が疑われることが稀ではない（赤線）．

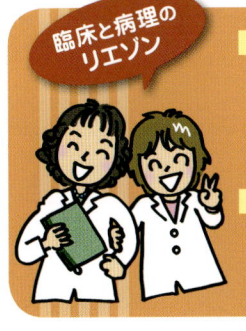

臨床と病理のリエゾン

- 疾患名として，シャンバーグ Chamberg 病，マヨッキー Majocchi 病，グージュロー・ブルム Gougerot-Blum 病，黄色苔癬 lichen aureus，瘙痒性紫斑 itching purpura が含まれるが，厳密に区別できないこともある．
- 薬剤が誘因となることがあるほか，シャンバーグ病では静脈うっ滞との関連が指摘されている．

POINT 20

Chapter 4 表皮の変化 ❸表皮真皮境界型 Ⓑ 苔癬型

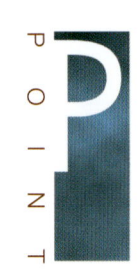

POINT 21 扁平苔癬

扁平苔癬はリンパ球による角化細胞の削り取り壊死！

― リンパ球は，浅層血管叢から表皮をターゲットとして浸潤するため帯状を呈する ―

A

扁平苔癬，弱拡大

表皮は過角化（正角化 orthokeratotic hyperkeratosis）と多顆粒細胞症を示す．病変の主座が表皮真皮境界部に存在し，リンパ球浸潤は表皮直下で帯状 band-like infiltration を示す．角化細胞が削り取られ，表皮突起はスムーズな凹凸ではなく鋸歯状を呈する．

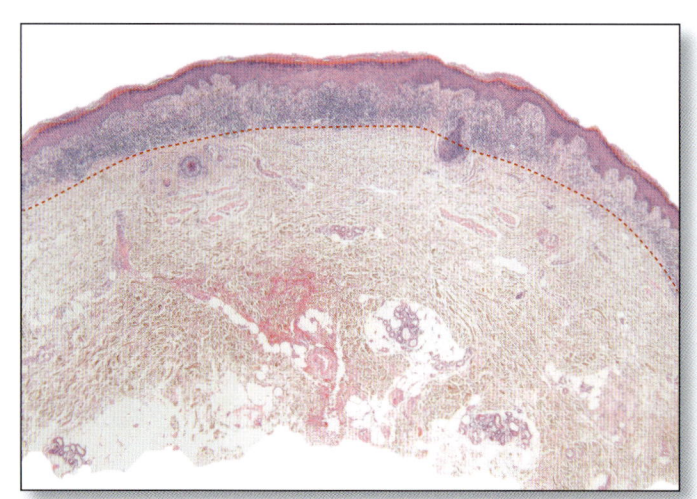

B

扁平苔癬，中拡大

リンパ球は，浅層血管叢（赤線）を構成する血管から表皮をターゲットとして稠密に浸潤するため帯状を呈し，下床は直線状を示す．扁平苔癬様反応を示す疾患群は扁平苔癬と異なり，リンパ球が血管周囲性にも浸潤したり浅層血管叢より深部にも浸潤するため綺麗な直線状とはならない点が，鑑別に重要である．

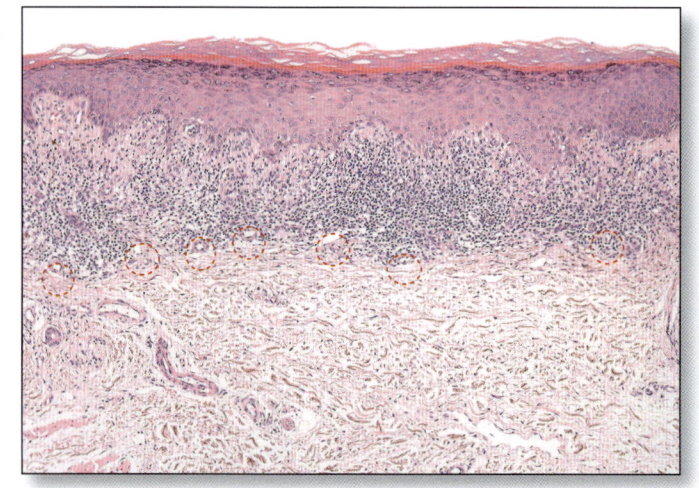

　扁平苔癬 Lichen planus は皮膚および粘膜に生じる炎症性角化症の一つで，手背，前腕，下腿および口腔粘膜に好発する．
　病理組織学的特徴は，①表皮真皮境界部が病変の主座で，②表皮突起が鋸歯状を呈する．③表皮直下で帯状のリンパ球浸潤，④好酸性を示す角化細胞の個細胞壊死(Civatte 小体 Civatte body / コロイド小体 colloid body / cytoid body / ヒアリン体 hyaline body / アポトーシス小体 apoptotic body / 衛星細胞壊死 satellite cell necrosis)，⑤錯角化を伴わない過角化と顆粒層の肥厚，である．最盛期を過ぎると浸潤細胞は密度を減じ，Civatte 小体やメラノファージが目立つ．壊死に陥った後に，核小体が明瞭な基底細胞が再生する．口腔粘膜では時に錯角化がみられ，浸潤細胞は定型的な帯状を示さず，形質細胞を混じる．

鑑別診断

- **薬剤性扁平苔癬**：不全角化を巣状に来す．リンパ球が表皮内に多数浸潤する．Civatte 小体は表皮の浅層まで出現する．細胞浸潤には好酸球を混じる．薬剤内服歴が決め手となる．
- **DLE**：表皮は萎縮し基底膜が肥厚する．真皮浅層から深層に結節状にリンパ球が浸潤しムチンが沈着する．
- **慢性単純性苔癬（慢性湿疹）**：乾癬型の表皮肥厚を示し，しばしば海綿状態をみる．空胞変性や Civatte 小体を欠く．細胞浸潤は血管周囲性で，表皮真皮境界部は明瞭である．

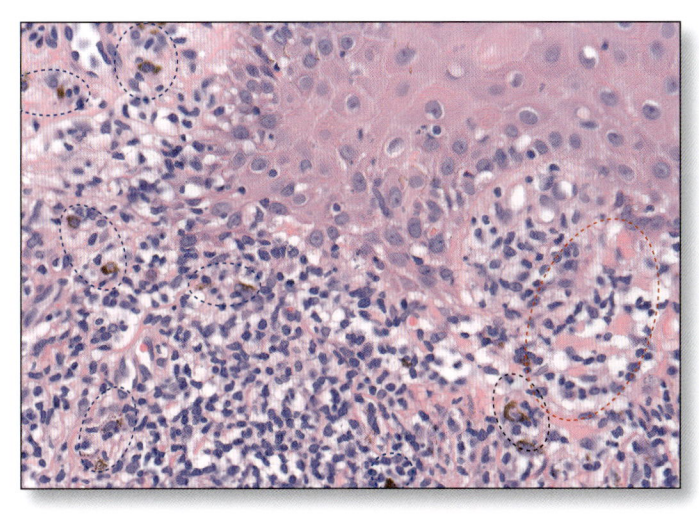

C　扁平苔癬，表皮真皮境界部

基底細胞がターゲットとなり壊死した証拠として，空胞変性，Civatte 小体（角化細胞の個細胞壊死，赤線）および基底膜の破壊によるメラニンの色素失調 melanin incontinence（黒線）などがみられる．

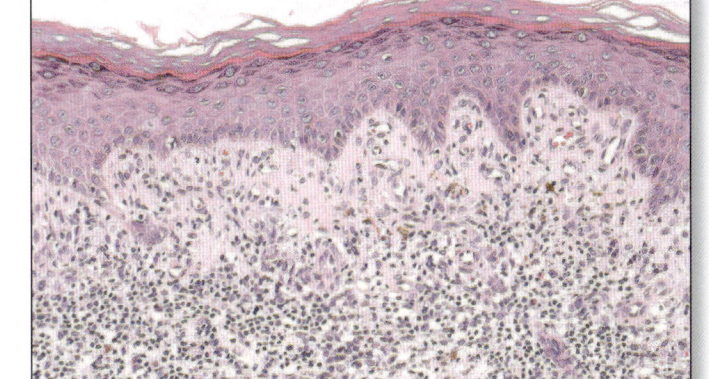

D　扁平苔癬，陳旧化病変

リンパ球は真皮乳頭層に限局するものの疎となり，メラノファージの浸潤，毛細血管の増生および線維化が目立つようになる．基底細胞が再生され，表皮突起が不完全ながら形成されつつある．

※「苔癬」については 用語解説 3 （p.105）も参照．

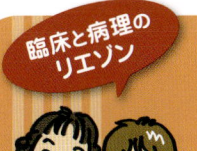

臨床と病理のリエゾン

- 扁平苔癬の皮疹部にみられる白色調の微細な網目状変化を Wickham 線条といい，過角化と顆粒層の肥厚に対応する．
- 扁平苔癬の原因には，薬剤（降圧薬など），化学薬品（現像液など），歯科金属アレルギー，慢性 GVHD および C 型肝炎などとの関連が指摘されているが，特発性も少なくない．
- 薬剤性（扁平苔癬型薬疹）の場合，臨床像は多彩で病理組織所見も非定型的なことが多い．

Chapter 4 表皮の変化 ❸表皮真皮境界型 Ⓑ 苔癬型

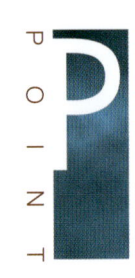

POINT 22 硬化性萎縮性苔癬
4層の帯状構造を呈する interface dermatitis

― ①過角化，②空胞変性，③浮腫ないし線維化と④リンパ球の帯状浸潤―

A

硬化性萎縮性苔癬，4層構造

1) 表皮（上皮）突起は全体に消失するが，過角化を示し汗孔や毛包には角栓を入れる（赤線）．2) 表皮真皮境界部は空胞変性を来し，3) 真皮乳頭層に高度の浮腫が（矢印），4) 網状層浅層にはリンパ球が帯状に浸潤する（緑線）．浮腫が乏しい時期でも扁平苔癬と異なり Grenz zone が空く（inset 内矢印）．

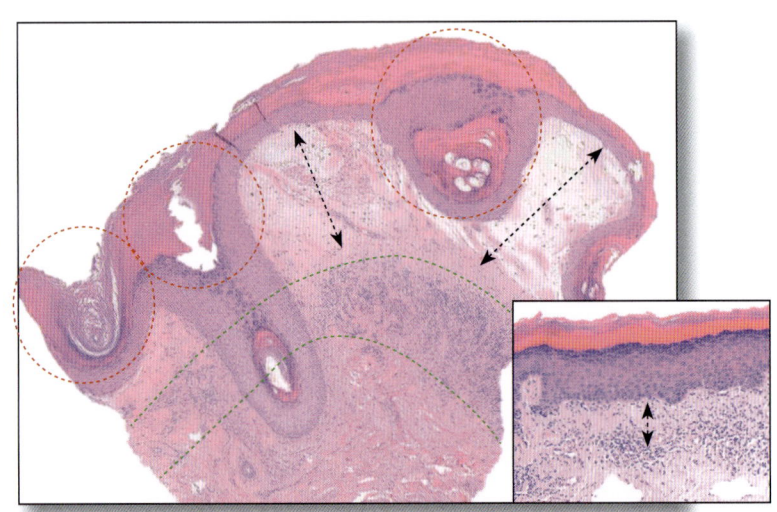

B

硬化性萎縮性苔癬，空胞変性

疾患の本質は，空胞変性を示す表皮真皮境界部皮膚炎 interface dermatitis である．真皮乳頭層の著しい浮腫により，帯状のリンパ球浸潤は押し下げられる（矢印）．過角化は正角化（orthokeratotic hyperkeratosis）である．

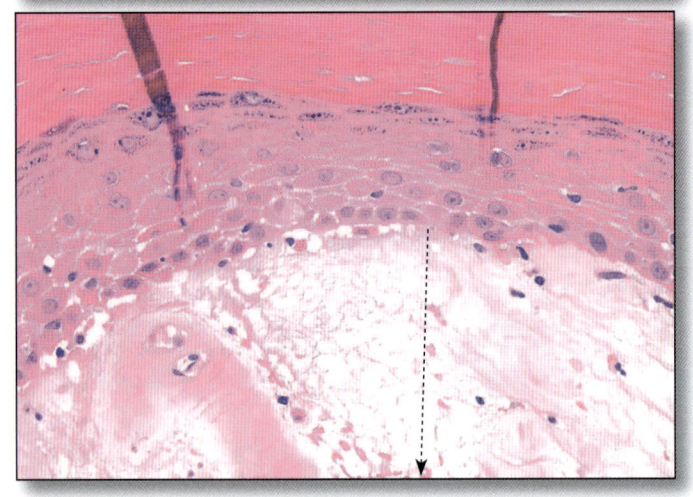

硬化性萎縮性苔癬 Lichen sclerosus et atrophicus（LSA）は，痒みのある白色の光沢性局面が徐々に硬化し萎縮に至る疾患で，女性の外陰部に好発する．

病理組織学的所見の特徴は，①皮膚付属器の角栓を伴う過角化，②空胞変性，③真皮浅層は早期には高度の浮腫，やがて線維化を来し膠原線維は膨化・均質化する．④浮腫や均質化した膠原線維の直下にリンパ球が帯状に浸潤する，という4層構造である．

経時的な変化として，初期には空胞変性および表皮直下のリンパ球浸潤のみであるが，最盛期には①～④の所見を呈し，晩期にはリンパ球浸潤が減少し，空胞変性と膠原線維の均質化が残る．網状層は膠原線維の増生が進み強皮症様となる．

●硬化性萎縮性苔癬

鑑別診断

LEVEL ●●●●●

- 扁平苔癬：帯状の細胞浸潤は表皮直下にみられ，Grenz zone の形成はない．浮腫や膠原線維の膨化や増生を欠く．
- DLE：角栓の形成や密なリンパ球浸潤は共通だが，高度の空胞変性を示し真皮内でリンパ球は集簇性に浸潤する．
- 強皮症：角栓の形成や空胞変性を欠く．膠原線維が膨化し，真皮の深層で増生する．

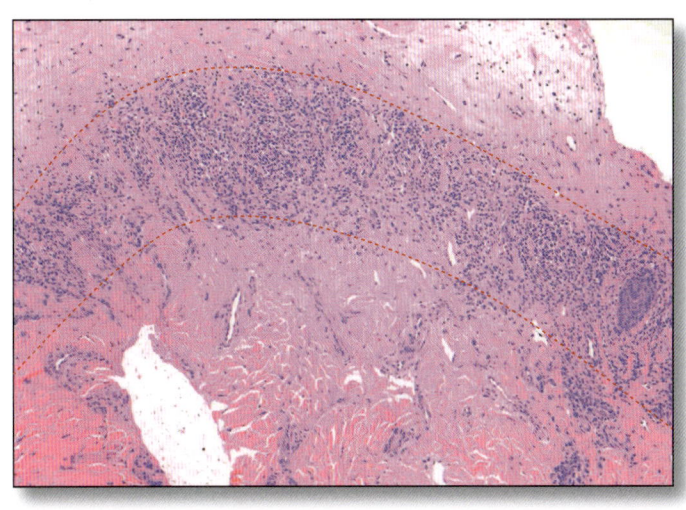

C 硬化性萎縮性苔癬，帯状のリンパ球浸潤

リンパ球が真皮乳頭層の浅層血管叢の直上で，特徴的な帯状の配列を呈して浸潤する．浮腫により真皮乳頭層が拡大してもリンパ球の帯状配列（赤線）は変わらない．

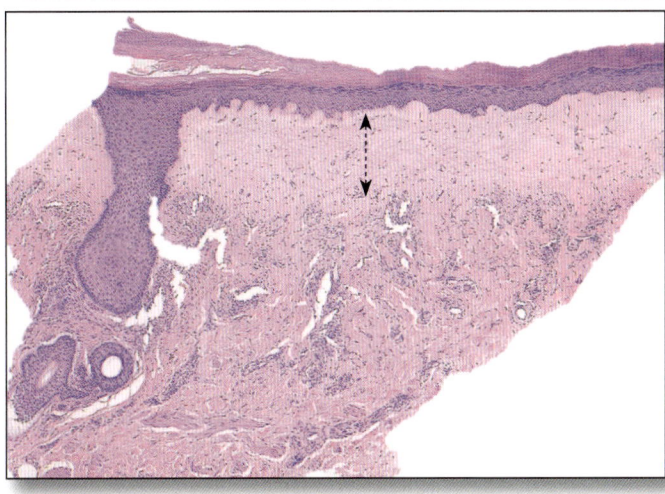

D 硬化性萎縮性苔癬，晩期

晩期になると，リンパ球は吸収され浮腫は膠原線維に置換される（矢印）．炎症細胞が完全に消失すると，強皮症に類似する組織像を呈する．過角化や表皮の菲薄化とともに，臨床的に羊皮状（外陰 kraurosis vulvae）と呼ばれる外観に一致する．

臨床と病理のリエゾン

- 外陰部の他，頸部，前腕，腋窩および体幹などに生じることがある．
- 皮膚所見からは，限局性強皮症，DLE，扁平苔癬，瘢痕性類天疱瘡などが鑑別に挙げられる．
- 外陰部では硬化や萎縮が進行すると，尿道狭窄や排尿困難を来すことがある．
- 外陰部の病変は扁平上皮癌の発生母地となりうる．

Chapter 4 表皮の変化 ❸表皮真皮境界型 Ⓑ 苔癬型

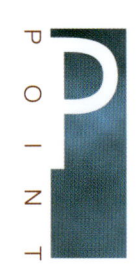

POINT 23 扁平苔癬様角化症（LPLK）
老人性色素斑や脂漏性角化症は自然消褪を来す！

— 炎症性疾患ではないが，苔癬型のリンパ球浸潤を来す —

A

LPLK（老人性色素斑），弱拡大

表皮の鋸歯状増殖を伴い，表皮真皮境界部にリンパ球がほぼ帯状に浸潤し，扁平苔癬に酷似している．しかしリンパ球浸潤は下床が平坦ではなく，離れた部位の血管周囲性にもみられる（赤線）．空胞変性，メラニンの滴落など，interface dermatitis と同様の機序で角化細胞が攻撃されていることがわかる（Inset）．

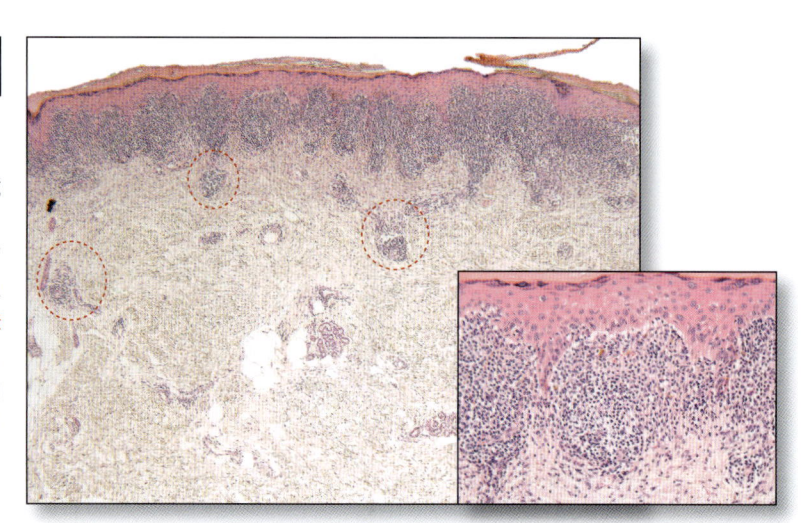

B

LPLK（老人性色素斑）
（a）H-E 染色，（b）34βE12

a. 表皮直下に，老人性色素斑や脂漏性角化症で増殖する角化細胞が壊死に陥り，真皮内に滴落した Civatte 小体が無数にみられる．
b. Civatte 小体は 34βE12 抗体に反応することから，壊死に陥った角化細胞であることがわかる．

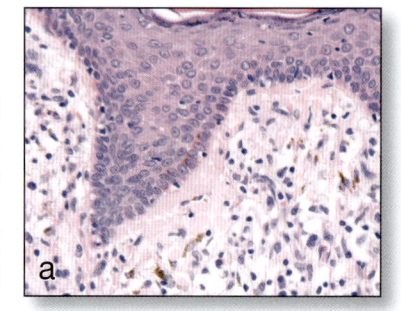

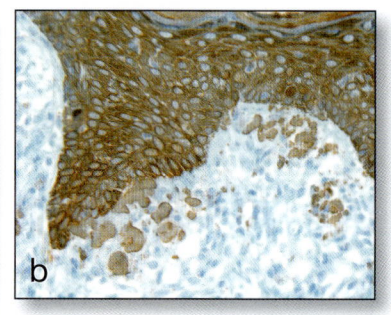

扁平苔癬様角化症 Lichen planus-like keratosis（LPLK, Benign lichenoid keratosis）は，老人性色素斑または脂漏性角化症に炎症を伴い扁平苔癬様の組織反応を呈するもので，通常単発性の扁平隆起する紅褐色局面で顔面に好発する．軽度の瘙痒を伴うことが多い．

病理組織学的所見は扁平苔癬と同様で，表皮基底細胞の空胞変性，帯状のリンパ球浸潤および角化細胞の個細胞壊死である．扁平苔癬と異なる点としては，LPLK では錯角化がみられることが多く，浸潤細胞に好酸球や形質細胞を混じることがある．また，病変の辺縁に老人性色素斑または脂漏性角化症の所見を伴うことが挙げられる．

●扁平苔癬様角化症（LPLK）

鑑別診断　　　　　　　　　　　　　　　　　　　LEVEL ●●●●●

- 扁平苔癬：ときに組織学的鑑別は困難である．過角化や顆粒層の肥厚をみること，浸潤細胞に好酸球や形質細胞を欠くことを参考にする．
- 日光角化症：表皮は萎縮性だが表皮突起は，蕾状に真皮側に延長する．基底層の角化細胞は核異型を示す．高度の日光変性を伴う．
- 扁平疣贅：病変は多発する．炎症細胞浸潤を伴い自然消褪する際に，表皮真皮境界部にリンパ球が浸潤することがある．角層は網目状を呈し，顆粒細胞に核周囲haloの形成がみられる．

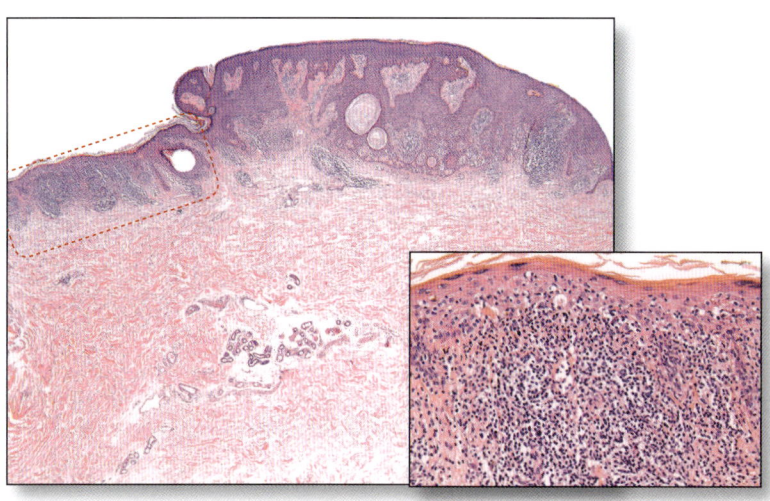

C

LPLK（脂漏性角化症），部分的な自然消褪

定型的な脂漏性角化症だが，左半分（赤線）は表皮真皮境界部にリンパ球が高度に浸潤し，角化細胞の増生巣が消失し平坦化している．表皮真皮境界部にはinterface dermatitisと同様の空胞変性，Civatte小体，メラニンの滴落などが見られる（inset）．

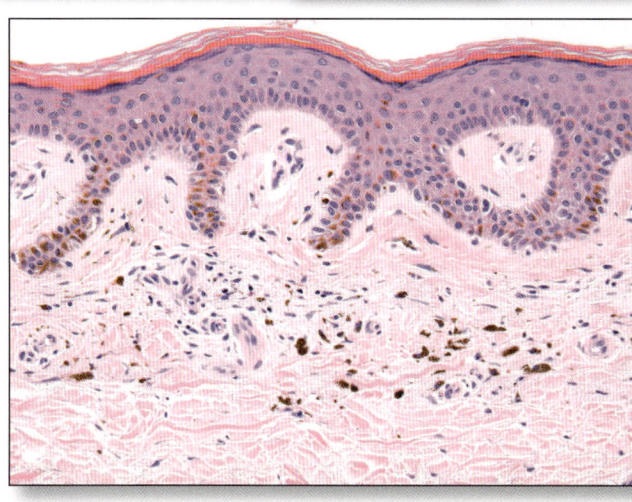

D

LPLK，消褪期

基底層はメラニンが増加し，真皮乳頭層は線維化，リンパ球浸潤，毛細血管の増生およびメラノファージの浸潤などから，角化細胞系ないしメラノサイト系病変が消褪したことが推測される．しかし，もはやこの時期には，原疾患が老人性色素斑，脂漏性角化症，母斑細胞母斑，悪性黒色腫などのいずれであったかはわからない．

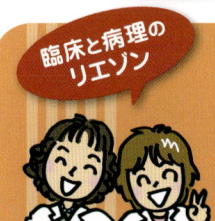

臨床と病理のリエゾン

■ 先行する老人性色素斑に気づかず，炎症を伴って初めて病変に気づく患者も少なくない．

■ 病変は半年ほどで，老人性色素斑もろとも自然消褪することがある．

■ 炎症後色素沈着が予想される病変や瘙痒の強い場合は，ステロイド外用療法を行う．

Self assessment　第4章　表皮の変化　❸表皮真皮境界型

Q 01 Interface dermatitis とは，**(a. 細胞名)** が標的となった病態で，組織学的に **(b. 所見)** を来す病態である．

Q 02 Interface dermatitis のために角化細胞が個細胞壊死を来した状態は，**(a. ～ e. body の名前)** および **(f. 壊死の名前)** などと呼ばれ，ほぼ同義語として使用される．

Q 03 Interface dermatitis における真皮の所見には，**(a. ～ c. 所見)** などがある．

Q 04 Interface dermatitis で個細胞壊死が目立つと，**(a. ～ d. 疾患名)** が鑑別疾患に挙がる．

Q 05 多形紅斑に粘膜・眼病変や全身症状を来した状態を，**(a. 病態名)** といい，さらに水疱・びらんが体表面積の30％以上に達すると **(b. 病態名)** となり生命の危険がある．

Q 06 薬疹は多彩な臨床像を呈するが，定型的な組織学的所見は **(a. 所見)** や **(b. 所見)** である．

Q 07 SLE の急性型皮疹では interface dermatitis に加え，真皮で多彩な所見 **(a. 所見)**，**(b. 所見)**，**(c. 所見)** がみられることが多い．

Q 08 DLE では，被覆表皮に加え，**(a. 組織)** にも interface dermatitis を来し，真皮に **(b. 所見)** や **(c. 所見)** がみられる．

Q 09 皮膚筋炎の臨床所見，ヘリオトロープ紅斑やゴットロン丘疹に相当する組織像は，**(a. 所見)** や **(b. 所見)** である．

Q 10 特発性色素性紫斑では，表皮真皮境界部で出血と **(a. 所見)** を示す．

Q 11 病理組織学的に「苔癬型」の変化とは **(a. 所見)** の意味で，臨床的な発疹名としての苔癬や苔癬化とは似て非なる概念である．

Q 12 硬化性萎縮性苔癬の組織像は，表層から，**(a. 所見)**，**(b. 所見)**，**(c. 所見)** および **(d. 所見)** の4層を呈する．

Q 13 臨床的に自然消退しつつある老人性色素斑や脂漏性角化症において，リンパ球が扁平苔癬のように浸潤する病態を **(a. 疾患名)** と総称する．

解答

01 a. 基底細胞，b. 空胞変性
02 a. Civatte 小体，b. colloid 小体，c. cytoid body，d. ヒアリン体，e. アポトーシス小体，f. 衛星細胞壊死 satellite cell necrosis
03 a. メラニンの滴落，b. Civatte 小体，c. 基底膜直下に沿うリンパ球浸潤，線維化，など
04 a. 多形紅斑，b. 固定薬疹，c. PLEVA，d. GVHD
05 a. スティーブンス・ジョンソン症候群，b. 中毒性表皮壊死融解症（TEN）
06 a. 空胞変性と Civatte 小体，b. 真皮全層性の好酸球浸潤など
07 a. 浮腫や粘液の沈着，b. 膠原線維束の変性，c. 血管炎など
08 a. 毛包，b. リンパ球の集簇性浸潤，c. 浮腫や粘液の沈着
09 a. 真皮の浮腫，b. 過角化，表皮肥厚，リンパ球浸潤など
10 a. 空胞変性
11 a. 表皮直下における帯状のリンパ球浸潤
12 a. 過角化と角栓，b. 表皮真皮境界部の空胞変性，c. 乳頭層の浮腫ないし均質な線維化，d. 帯状のリンパ球浸潤
13 a. 扁平苔癬様角化症（LPLK）

Chapter 5

水疱形成性疾患

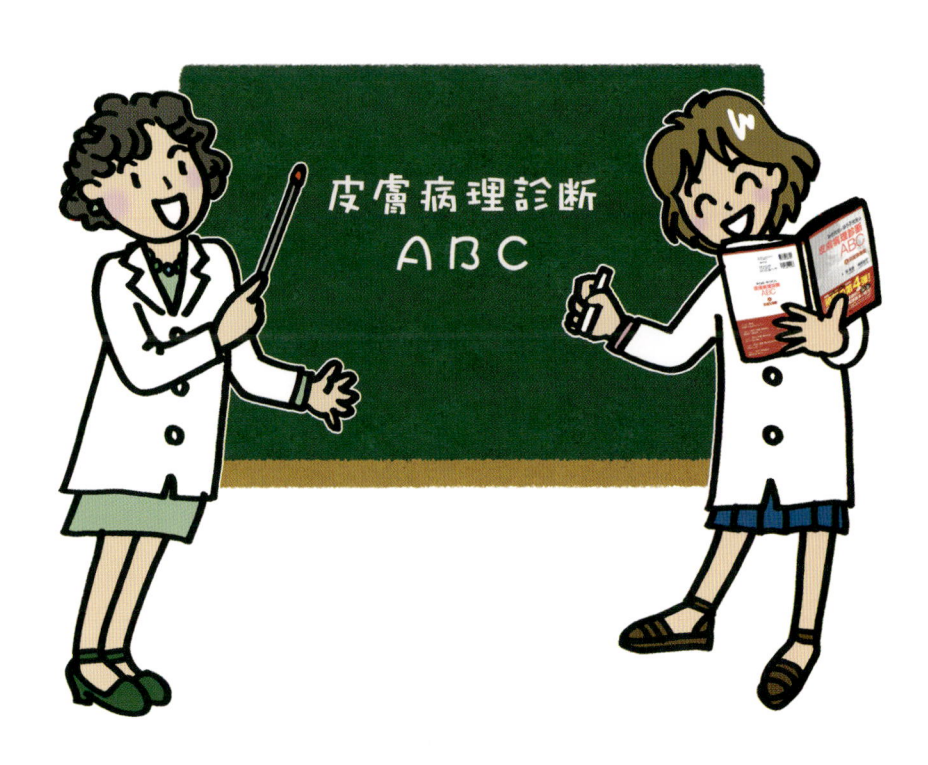

Chapter 5 水疱形成性疾患 Ⓐ表皮内 ①角層内，角層下

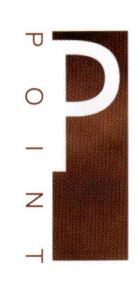

POINT 24 落葉状天疱瘡
角質層下〜顆粒層内が棘融解し，顆粒細胞は異常角化を示す

― 水疱蓋がはかなく，アーチファクトによる剥げかと見まごうばかり ―

A 落葉状天疱瘡，弱拡大

角質層が単に剥げて持ち上がったようにみえる．疱膜が薄くびらんにより内容液は容易に消失するため，水疱は緊満化せず，臨床的にも組織学的にもきれいな水疱としてみられることは少ない．水疱下の表皮は，表皮突起がほぼ等長に延長する乾癬型表皮肥厚を示す．真皮浅層は血管周囲にリンパ球を主体とした炎症細胞が浸潤する．好酸球が浸潤する症例もある．

B 落葉状天疱瘡，強拡大像

水疱辺縁の顆粒層は肥厚（多顆粒細胞症）する．顆粒細胞は診断の鍵となる異常角化を示し，ダリエー病で有名な"顆粒体grains"（穀物の粒）と形容される．細長い濃縮した核と好酸性の細胞質を示す（黒線）．水疱内には少数ながらこれらの細胞がこぼれ落ち，臨床的にTzanck試験で陽性となる．通常，水疱内や真皮の炎症細胞はリンパ球あるいは好酸球だが，表皮細胞間に（IgGでなく）IgAが沈着する亜型では，主として好中球が浸潤し膿瘍を形成することがある．

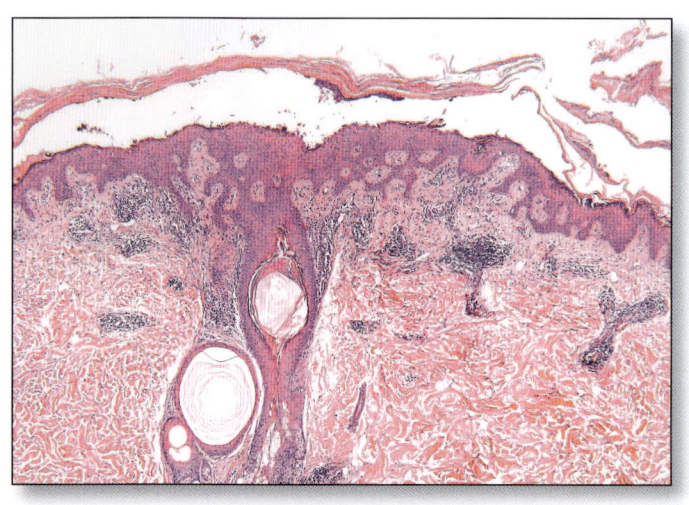

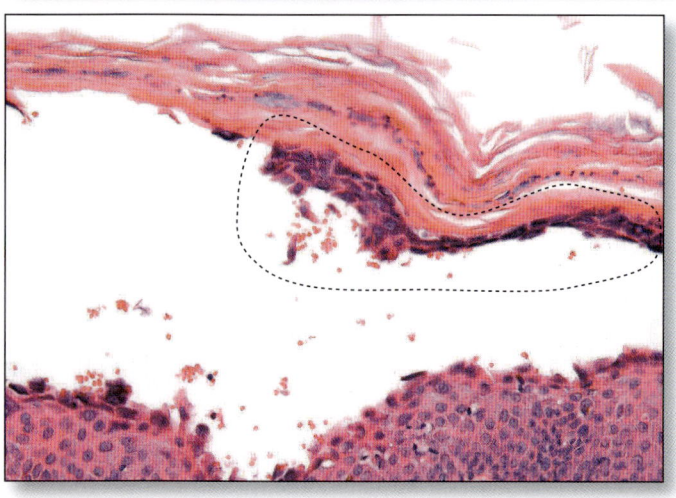

落葉状天疱瘡 Pemphigus foliaceus は，自己免疫性水疱症の代表的疾患の1つで，40〜50歳代に好発する．顔面中央，胸部，背部に小型の弛緩性水疱を生じ，ニコルスキー現象が陽性となる．水疱は疱膜が薄く容易に破れて乾燥し，落屑する．粘膜侵襲は稀である．

病理組織学的な特徴は，①角層下に位置する表皮内水疱の形成，②水疱内に棘融解細胞が存在，③早期には好酸球の表皮内浸潤を伴う海綿状態（eosinophilic spongiosis），④真皮浅層の血管周囲に好酸球を混じる炎症細胞浸潤，である．蛍光抗体法では表皮細胞間にIgGの沈着がみられる．

●落葉状天疱瘡

鑑別診断　LEVEL ●●●●●

- **尋常性天疱瘡**：表皮内水疱は基底層直上に位置する．
- **紅斑性天疱瘡（Senear-Usher 症候群）**：落葉状天疱瘡の亜型．組織学的には区別できない．
- **IgA 天疱瘡**：角質層下に膿疱を認め，表皮細胞間に IgA が沈着する．
- **角層下膿疱症**：角質層下に好中球を入れる無菌性膿疱を形成する．Kogoj 海綿状膿疱はない．
- **伝染性膿痂疹（水疱性膿痂疹）**：角層下膿疱と海綿状態を示す．Gram 陽性球菌を認める．

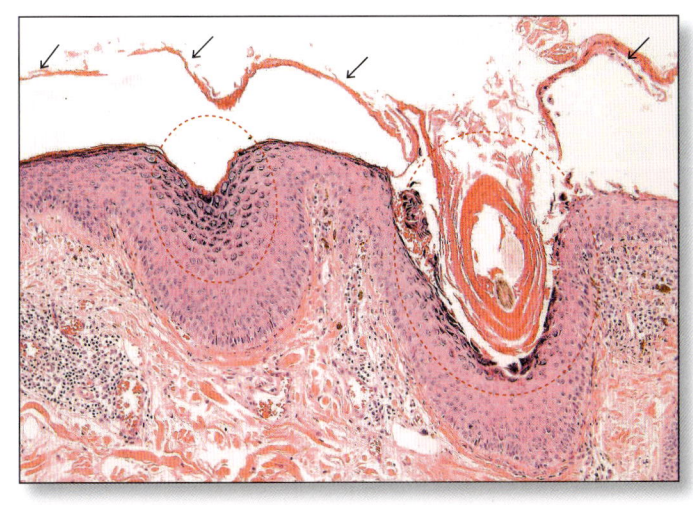

C　落葉状天疱瘡，毛包病変

水疱の疱膜は薄くはかない角質層（矢印）で，アーチファクトと見間違えそうである．顆粒層が多層化し，核が濃染している．特異的に毛包上皮にも棘融解と顆粒細胞の変性が及ぶことから（赤線），病変の初期や水疱蓋が剥がれた標本でも診断が可能である．

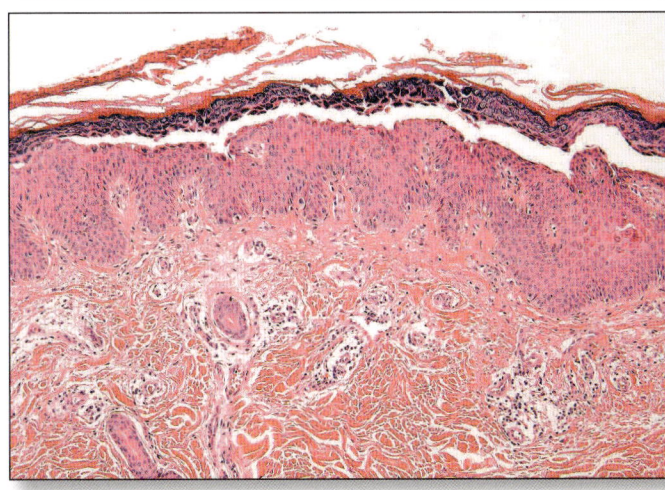

D　落葉状天疱瘡，顆粒層の異常角化

顆粒層が重層化（多顆粒細胞症）し，その最下層で水疱が形成されている．顆粒層は厚いだけでなく，変性により核が濃染している．尋常性天疱瘡と異なり，水疱内の細胞浸潤は少数で，好酸球浸潤がほとんどない例も多い．表皮突起はしばしば等長に延長し，尋常性乾癬に似る．真皮浅層の炎症細胞浸潤は通常は軽度で，リンパ球あるいは好酸球が主体〜ほとんどない症例まである．

臨床と病理のリエゾン

- 水疱内の細胞を Giemsa 染色する Tzanck 試験で，棘融解細胞（Tzanck cell）が観察される．
- ELISA 法ではデスモグレイン 1 に対する自己抗体のみ検出される．
- 紅斑性天疱瘡は本症の亜型で，顔面に SLE 様または脂漏性皮膚炎様の皮疹を伴う．
- ニコルスキー現象とは，一見正常の皮膚を摩擦すると水疱を生じる現象で，尋常性天疱瘡，落葉状天疱瘡，表皮水疱症，ブドウ球菌性熱傷様皮膚症候群（SSSS），TEN 型薬疹で陽性となる．

POINT 24

Chapter 5 水疱形成性疾患 Ⓐ表皮内 ②有棘層

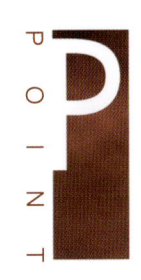

POINT 25 単純疱疹／水痘・帯状疱疹

壊死や好中球浸潤の目立つ水疱は，核内封入体を探す！

— 濃縮核の周囲が白く抜ける Cowdry A 型と，核内が均質化する Full 型 —

A 単純疱疹，弱拡大

大型の表皮内水疱で，壊死が目立つ（赤線）．高度な壊死や好中球が浸潤する水疱では，単純ヘルペスウイルス感染を疑い，核内封入体を探す必要がある．好中球浸潤のために，膿疱の形成に至ることも稀ではない．

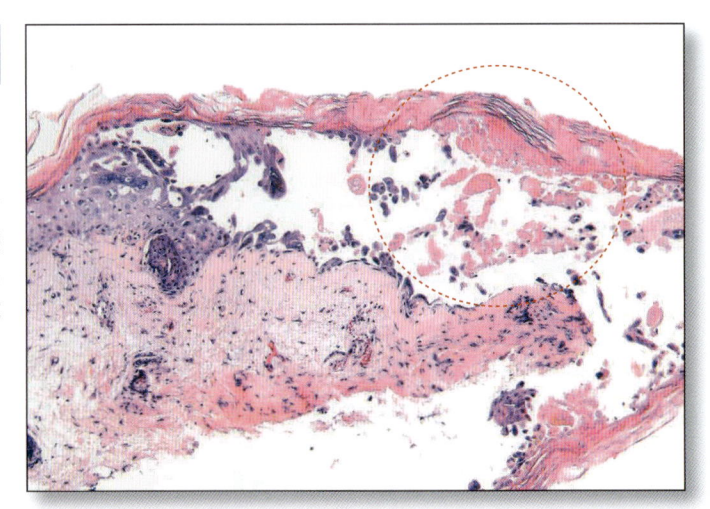

B 単純疱疹，変性・壊死

水疱を囲む角化細胞は変性と壊死（凝固壊死）が目立つ．角化細胞の細胞質は変性，壊死に浮腫が加わり風船のように膨化（風船様変性 ballooning degeneration）する．それらが集簇すると，網状変性 reticular degeneration（赤線）と呼ばれる．

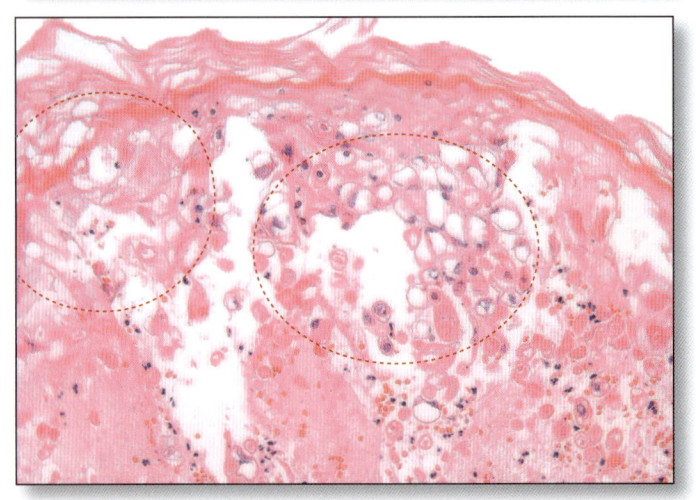

単純ヘルペスウイルス（Herpes simplex virus：HSV）と水痘・帯状疱疹ウイルス（varicella-zoster virus：VZV）の感染による発疹は，いずれも小円形の紅暈を伴う小水疱を特徴とする．

HSVとVZVによる病理組織所見は基本的に同様である．表皮角化細胞に風船様変性を生じ，進行すると表皮が網目状に変性する網状変性を来し，ついには表皮内水疱が形成される．

感染した角化細胞は核の濃縮と核周囲にhaloを有する CowdryA 型封入体と，クロマチンが辺縁部に凝集して，淡明，均質化する（steel-gray nuclei）Full 型核内封入体を示す．後者はしばしば多核化する．水疱には棘融解，変性，壊死が目立つ．また好中球の浸潤により膿疱化することもある．真皮の浅層，ときに全層性に血管周囲性のリンパ球ないし好中球浸潤を伴い，血管炎の所見を呈することもある．

●単純疱疹／水痘・帯状疱疹

鑑別診断　　　　　　　　　　　　　　　　　　　　　　LEVEL ●●●●○

- **尋常性天疱瘡**：棘融解細胞をみるが，水疱は基底層直上に位置する（墓石様外観）．好酸球が浸潤する．
- **多形紅斑**：表皮の壊死，風船様変性および網状変性をみるが，核内封入体を欠く．
- **伝染性膿痂疹（水疱性膿痂疹）**：角層下膿疱と海綿状態を示す．Gram 陽性球菌を認める．
- **Henoch-Schönlein 紫斑病**：血管炎に表皮の変性や壊死を伴うことはあるが，核内封入体はない．
- **手足口病**：風船様変性，網状変性，表皮の壊死がみられるが，核内封入体を欠く．皮疹は長円形を呈する（melon seed）．

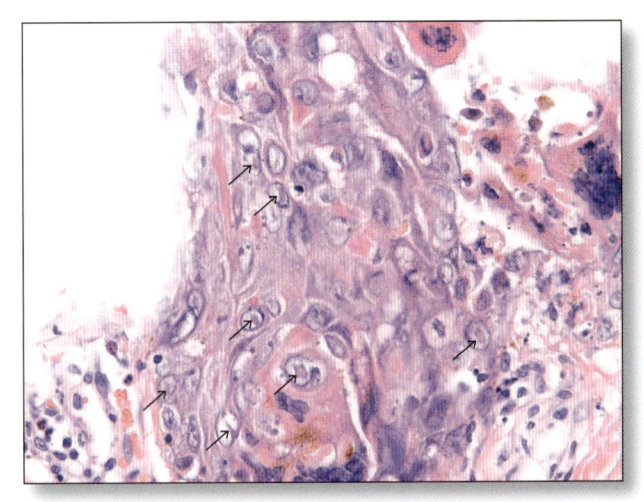

C
単純疱疹，Cowdry A 型核内封入体

"Cowdry A 型"封入体は核内に存在し，両染性から好酸性を示し周囲に halo を伴う（矢印）．
HHV-3 の VZV とは，HE 染色上の所見は相同である．
なお，HHV-5 のサイトメガロウイルス感染症では，Cowdry A 型核内封入体はより大型で，"owl eyes"（ふくろうの目）と呼ばれる．

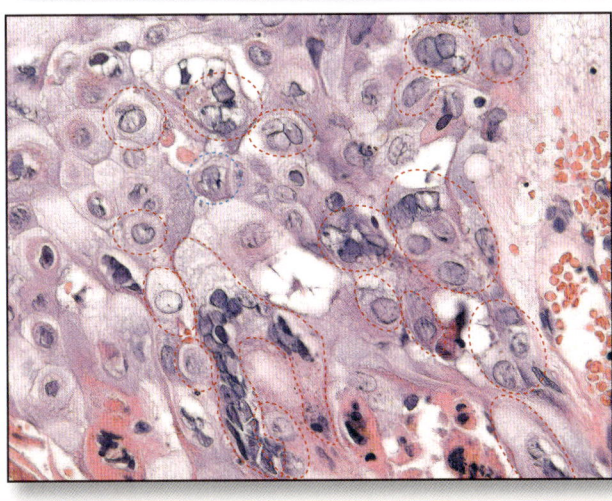

D
単純疱疹，Full 型核内封入体

感染した角化細胞は著しく腫大している．"Full 型封入体"は，クロマチンが核縁に圧排されて核内がスリガラス状に均質化（steel-gray nuclei）し（赤線），しばしば多核となる．
Full 型から Cowdry A 型への移行がみられる（青線）．

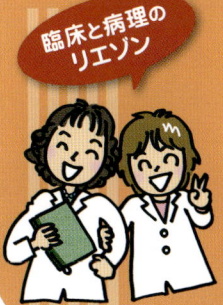

臨床と病理のリエゾン

- HSV は初感染の後に潜伏し，回帰発症をくり返す．
- カポジ水痘様発疹症は，アトピー性皮膚炎や天疱瘡などの病変部に HSV が感染し，自家接種により拡大した病態．
- VZV の初感染は水痘で，回帰発症したものが帯状疱疹である．
- 水疱内の細胞を Giemsa 染色する Tzanck 試験で上皮細胞にウイルス封入体（多核巨細胞）が検出される．
- HSV や VZV はサイトメガロウイルス（CMV）などとともにともにヒトヘルペスウイルス（human herpes virus：HHV）に属する．

Chapter 5 水疱形成性疾患 Ⓐ表皮内 ③基底層直上

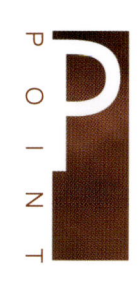

POINT 26 尋常性天疱瘡
表皮基底層の直上で棘融解し，基底細胞が西洋の墓石のように並ぶ

— 角化異常はないので，水疱被蓋や周囲の角化細胞に著変はない —

A 尋常性天疱瘡，ルーペ像

角化細胞同士の接合性が失われることにより基底層の直上が裂けて，被蓋表皮が持ち上げられるように水疱が形成される．被蓋表皮はしばしば剥離し，基底細胞が剥き出した（臨床的）びらん面を形成する．棘融解は汗腺（赤線）や毛包上皮にも及ぶ．増殖性天疱瘡は亜型で，組織学的に表皮の肥厚と好酸球性膿瘍を伴うが，H-E 染色上での鑑別は困難であることが多い．

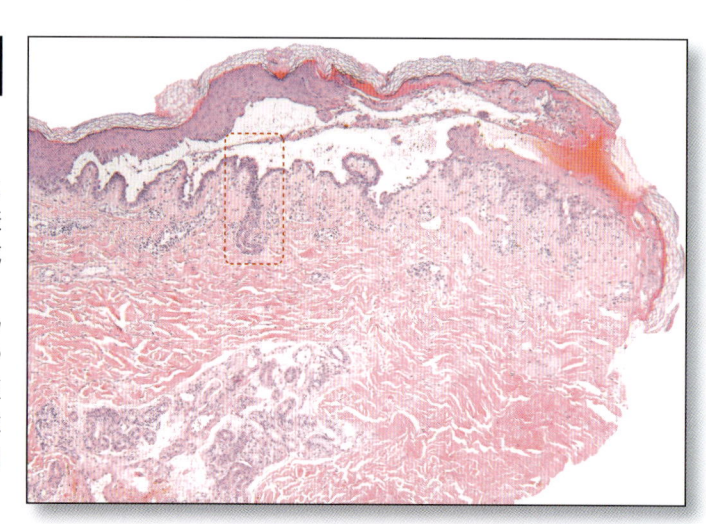

B 尋常性天疱瘡，強拡大像

基底細胞の一層と被蓋表皮（＊）には変性，海綿化，角化異常などはなく良く保たれ，基底層直上に限局した棘融解であることがわかる．一列に並ぶ基底細胞は（日本の墓ではなく西洋でみられる）"墓石の列 row of tombstones"と呼ばれる (inset)．水疱内には，細胞間橋を失い丸くなった棘融解細胞 acantholytic cells が浮遊する（赤線）．

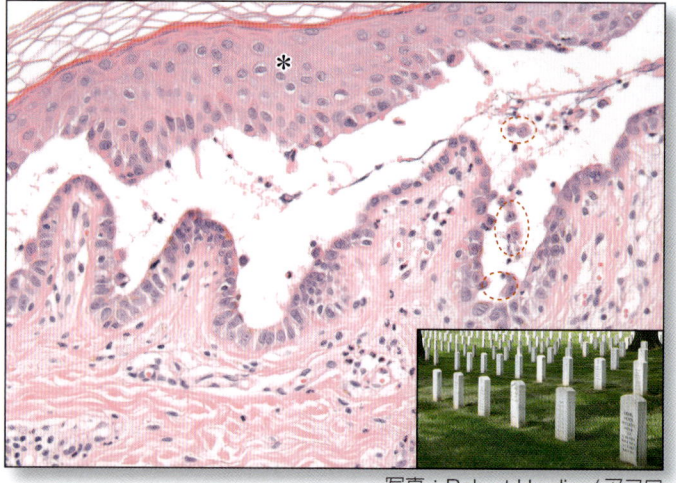

写真：Robert Harding/アフロ

尋常性天疱瘡 Pemphigus vulgaris は，自己免疫性水疱症の代表的疾患で，40〜60歳代に好発する．口腔粘膜のびらんや潰瘍で発症し，その後全身の皮膚に弛緩性水疱を生じ，ニコルスキー現象が陽性となる．水疱は容易に破れ，大型のびらんや痂皮を形成する．ELISA 法で抗デスモグレイン3抗体を検出する．

病理組織学的な特徴は，①基底層直上に表皮内水疱が形成され，残存する基底細胞は，墓石様外観，墓石の列（"tombstone appearance，row of tombstones"）を呈する，②水疱内に棘融解細胞を認める，③水疱内および真皮浅層の血管周囲に好酸球が浸潤する，である．蛍光抗体法では表皮細胞間に IgG の沈着が確認できる．

● 尋常性天疱瘡

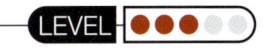

鑑別診断   LEVEL ●●●○

- **落葉状天疱瘡**：表皮内水疱は角質層直下に位置する．
- **増殖性天疱瘡**：本症の亜型で，表皮の肥厚や乳頭腫症を呈し，表皮内に棘融解とともに好酸球性膿疱を呈する．
- **ダリエー病**：基底層直上の棘融解は共通だが，角化異常による不全角化を伴う角栓形成，有棘層の肥厚，異常角化細胞（円形体 corps ronds, 顆粒体 grains）が顆粒層や角質層にみられる．
- **ヘイリー・ヘイリー病**：棘融解は連続性で表層まで広範囲にわたる．異常角化細胞は少なく，顆粒層や角質層には認めない．
- **Grover 病（transient acantholytic dermatosis）**：棘融解の範囲は狭く小さい．自己抗体は検出されない．臨床像から鑑別は比較的容易．

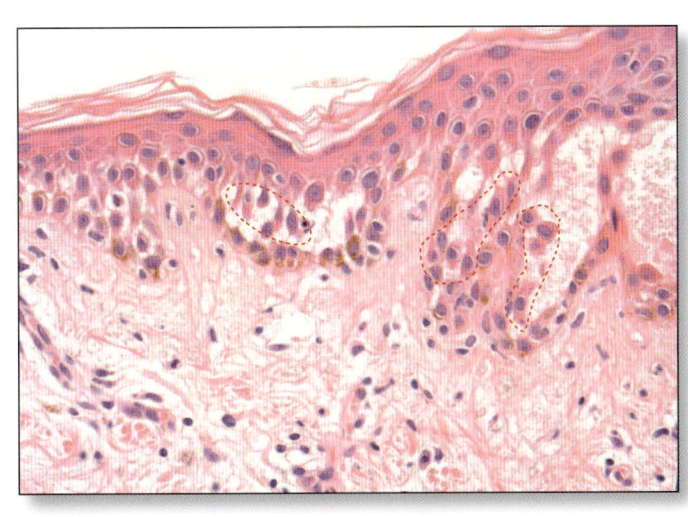

C 尋常性天疱瘡，初期像

初期から，基底層直上に限局した小さな棘融解 acantholysis（角化細胞間の接着性の消失）による小水疱を形成する．図のように海綿状態 spongiosis（細胞間の浮腫であり，通常細胞間橋が切手の辺縁のように残る）が加わる場合でも細胞間橋の多くは消失し，棘融解細胞（赤線）が水疱内に取り残されつつある．
好酸球が水疱内や真皮に浸潤するがその程度はさまざまで，本例ではほとんどみられない．

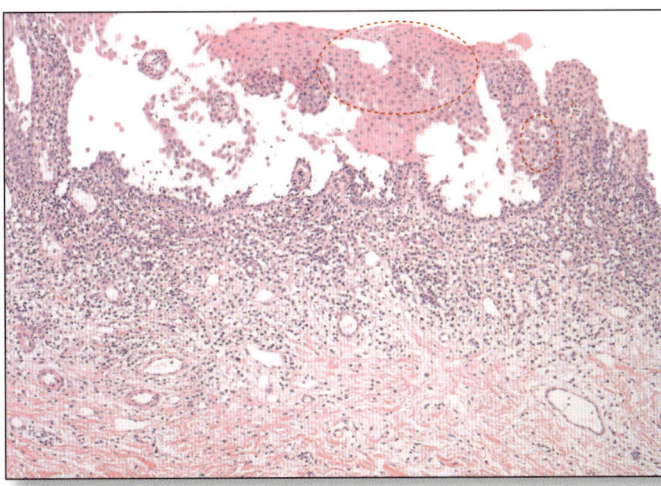

D 尋常性天疱瘡，口腔粘膜

尋常性天疱瘡は，口腔内病変が皮膚病変に先行することが多い．皮膚に比較し，基底層直上に加えやや表層にまで水疱形成が及ぶこと（赤線）と，浸潤細胞に形質細胞が目立つなどの特徴がある．

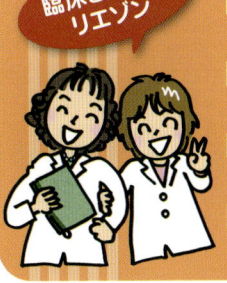

臨床と病理のリエゾン

- デスモグレイン 3 は基底膜直上に，デスモグレイン 1 は表皮全層に分布する．
- 増殖性天疱瘡は本症の亜型で，膿疱を伴い，眼，鼻孔，口周囲および腋窩などの間擦部位に好発する．びらん面は再上皮化せず増殖隆起する．
- 腫瘍随伴性天疱瘡は，粘膜病変が重篤で皮膚病変は多彩である．デスモグレイン以外にも複数の表皮蛋白に対する自己抗体が存在する．
- 薬剤誘発性天疱瘡は SH 基を含む薬剤で誘発され，臨床的，組織学的，免疫組織学的所見が多彩である．

Chapter 5 水疱形成性疾患 Ⓐ表皮内 ③基底層直上

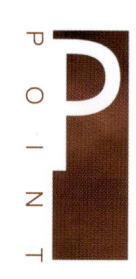

POINT 27 ヘイリー・ヘイリー病
基底層直上に加え表層の細胞も棘融解し，レンガが崩れ落ちるよう

— 水疱性疾患と角化異常の両方の側面を有する —

A ヘイリー・ヘイリー病，ルーペ像

棘融解は尋常性天疱瘡に類似する基底層直上を主体とするものの，ほぼ全層性に及ぶことがわかる（赤線より左側）．被蓋表皮は剝離しやすい（赤線）．広い局面の一部が生検されるので，ダリエー病（角化性小丘疹）のように1個の水疱が標本内に入り切ることはない．

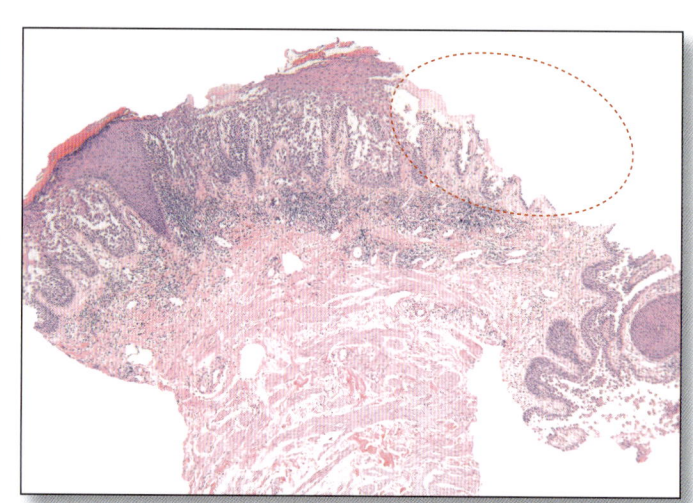

B ヘイリー・ヘイリー病，広範な棘融解

棘融解は基底層直上のみならず表層にも及ぶため，棘融解細胞 acantholytic cells があたかも崩壊しているレンガのようにみえ，"壊れたレンガの壁 crumbling（dilapidated 崩れかかった）brick wall"状と例えられる．角化異常も加わるため棘融解細胞は変性し，好酸性を示すことが多い．基底層直上での棘融解は周囲の棘融解細胞とともに，茎の長い（胎盤の）"絨毛 villi"に類似する（赤線）．

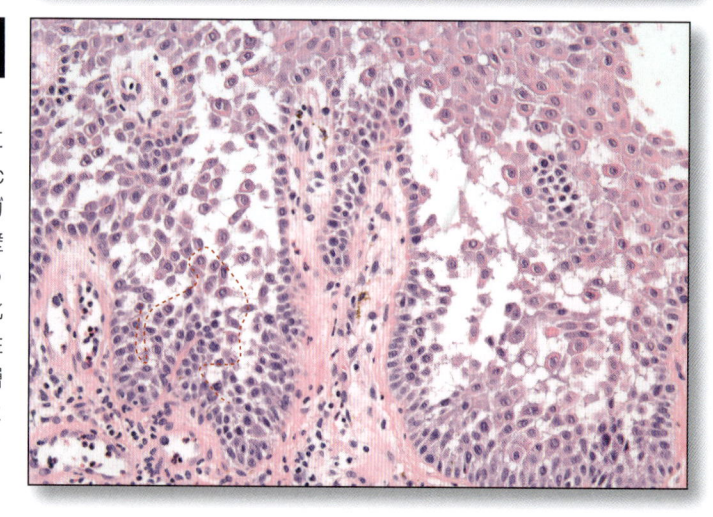

ヘイリー・ヘイリー病（Hailey-Hailey disease，家族性良性慢性天疱瘡 Familial benign chronic pemphigus）は，成人以降に発症する常染色体優性遺伝疾患で，腋窩や鼠径などの間擦部位に紅斑と小水疱が集簇して局面を形成し，膿疱や痂皮を伴う．

特徴的な病理組織所見はデスモソームの形成不全に基づくもので，①基底層直上における表皮内裂隙（lacunae）の形成，②残された基底細胞に縁取られた真皮乳頭が絨毛 villi 状に突出，③水疱内に多数の棘融解細胞を認める，④裂隙辺縁の棘融解細胞は緩やかに結合を保ち，壊れたレンガの壁 crumbling（dilapidated）brick wall 状になる，⑤ダリエー Darier 病のような異常角化細胞をみる，⑥真皮浅層の血管周囲に好酸球を混じるリンパ球浸潤，である．

●ヘイリー・ヘイリー病

鑑別診断

LEVEL ●●●●●

- **尋常性天疱瘡**：基底層直上に限局した棘融解．蛍光抗体直接法で表皮細胞間にIgGが沈着する．
- **増殖性天疱瘡**：表皮の肥厚と乳頭腫症を呈し，表皮内に棘融解とともに好酸球性膿疱を呈する．蛍光抗体直接法で表皮細胞間にIgGが沈着する．
- **ダリエー病**：類縁疾患である．基底層直上の棘融解は共通だが，不全角化を伴う角栓形成，有棘層の肥厚，異常角化細胞（円形体 corps ronds，顆粒体 grains）が顆粒層，角層に多数みられる．
- **Grover病（transient acantholytic dermatosis）**：棘融解は小さく限局性．自己抗体は陰性．

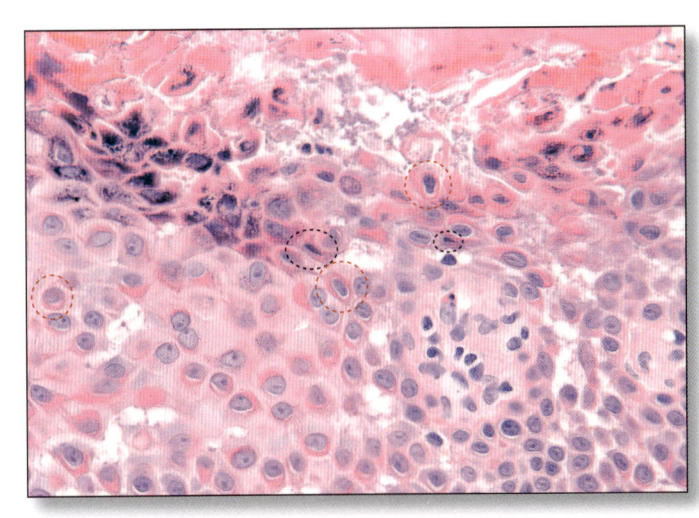

C ヘイリー・ヘイリー病，角化異常

角化異常症の側面もあるため，ダリエー病でみられる有棘細胞の細胞質が好酸性を示す円形体 corps ronds（赤線），顆粒細胞の核が濃縮する顆粒体 grains（黒線）などの角化細胞の変性を伴うことがある．純粋な水疱性疾患である尋常性天疱瘡などとの鑑別点として重要である．

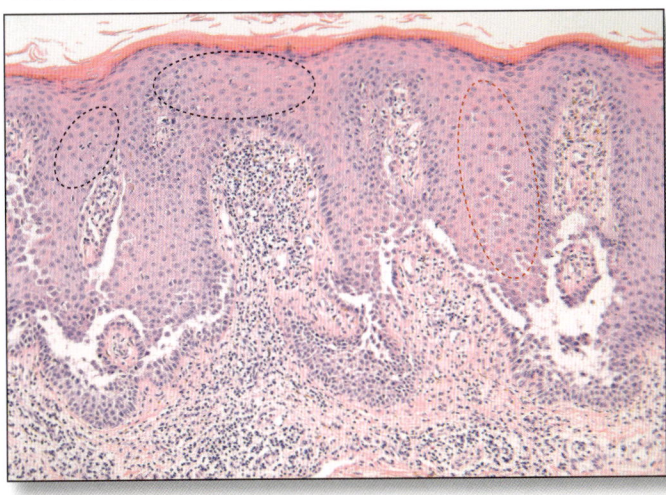

D ヘイリー・ヘイリー病，基底層直上の棘融解

この例は基底層直上に比較的限局した棘融解であるため尋常性天疱瘡に類似するが，よくみると棘融解が表層にも及び（必ず表皮の1/2程度以上），角化細胞の細胞質は好酸性を示す（赤線）．臨床的には二次感染を来して浸軟することが多く，水疱症というより膿痂疹あるいは乳房外Paget病のような外観を呈する．本例も組織学的に好中球浸潤が確認される（黒線）．

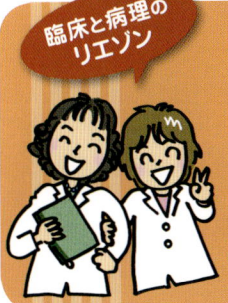

臨床と病理のリエゾン

- 水疱症として扱われることが多いが，カルシウムポンプをコードする遺伝子*ATP2C*の異常が原因である．
- 病理組織像が類似するダリエー病は，*ATP2A2*の遺伝子異常によるカルシウムポンプ異常が原因という点で，類縁疾患である．
- 臨床的に膿疱を伴うと一見膿痂疹に似る．
- 湿潤して細菌や真菌による二次感染をおこしやすく，臨床的に乳房外Paget病に似ることもあり鑑別が必要となる．

POINT 27

Chapter 5 水疱形成性疾患 Ⓐ 表皮内 ③ 基底層直上

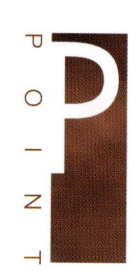

POINT 28 ダリエー病

異常角化の corps ronds や grains と，デスモゾームの損傷による棘融解

― ヘイリー・ヘイリー病と本質が近い．臨床的に水疱の形成はなく角化異常症に分類される ―

A ダリエー病，弱拡大像

過角化を示す角化異常症であり，棘融解もみられる．裂隙の位置が基底層の直上である点は，ヘイリー・ヘイリー病や尋常性天疱瘡に類似するが，後者のような疱膜が持ち上がって形成される大型の水疱ではない．ここでは毛包上皮はむしろ保たれており，『毛包性角化症』は病態を反映した名称ではないことがわかる．

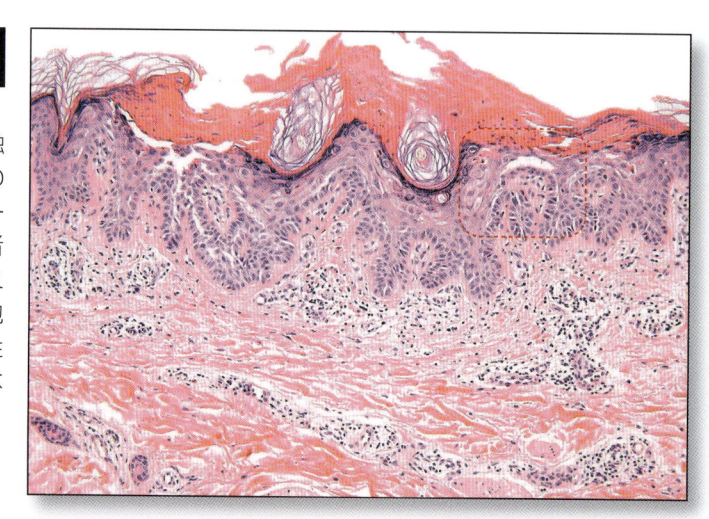

B ダリエー病，角化異常

図Ａの赤枠内．角化の異常により，有棘細胞～顆粒細胞は核濃縮と核周囲の halo を示し，デスモゾームの消失により同心円状に好酸性で丸くなる "円形体 corps ronds"（赤線）となる．顆粒細胞～角質細胞は，やや細長い濃縮した（穀物状の）核と好酸性の細胞質を示し，"顆粒体 grains"（穀物の粒，黒線）と呼ばれる．これらの変性は，ヘイリー・ヘイリー病や疣贅状異角化腫 warty dyskeratoma でも出現する．

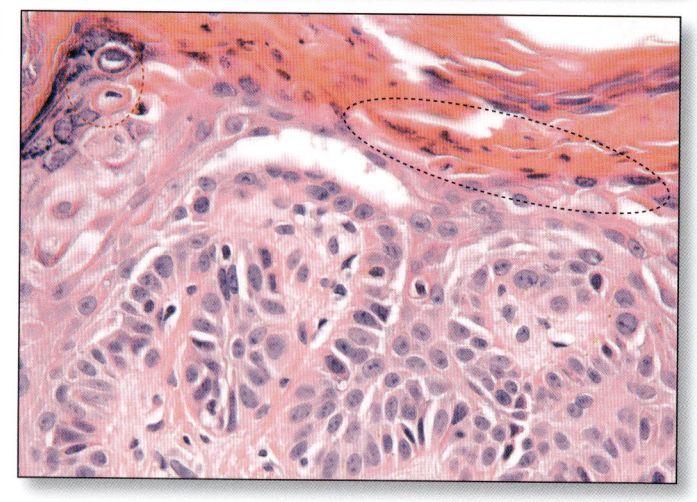

ダリエー病（Darier's disease，毛包性角化症 keratosis follicularis）は常染色体優性遺伝疾患で，腋窩や鼠径などの間擦部位および頸部や胸骨部などの脂漏部位に角化性丘疹が多発する．

病理組織学的所見の特徴は，①不規則な過角化と錯角化を伴う角栓の形成および有棘層の肥厚がみられ，②基底層直上を中心とする表皮内裂隙（lacunae）が顆粒層にまで及ぶ，③裂隙内に多数の棘融解細胞を認める，④異常角化細胞である．円形体（corps ronds，コー・ロンと発音）は主に有棘細胞にみられ，大型，円形で均質な好塩基性の核周囲 halo の形成および硝子化した好酸性の細胞質を有する．集簇してみられると，おどろおどろしいさまをみせる．顆粒（grains）は顆粒層や角栓内にみられ，穀物の粒を思わせる細長い核を有し，楕円形で好酸性に染まる細胞質を有する．

●ダリエー病

鑑別診断　LEVEL ●●●●●

- **尋常性天疱瘡**：基底層直上の棘融解は共通する．角化異常はない．表皮細胞間に IgG が沈着する．
- **増殖性天疱瘡**：表皮の肥厚や乳頭腫症を呈し，表皮内に棘融解と好酸球性膿疱を呈する．蛍光抗体直接法で表皮細胞間に IgG が沈着する．
- **疣贅状異角化腫 warty dyskeratoma**：毛包上皮に発生する棘融解を伴う角化異常症で，良性腫瘍性疾患に分類される．
- **ヘイリー・ヘイリー病**：棘融解細胞は基底層から有棘層にとどまり，"壊れたレンガの壁 crumbling brick wall 状"を呈する．
- **Grover 病（transient acantholytic dermatosis）**：棘融解は限局性で小さい．自己抗体は陰性で，原因不明．

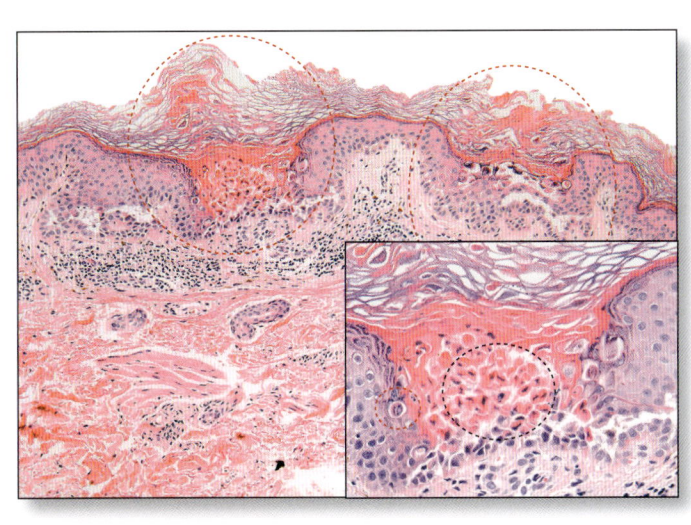

C

ダリエー病，定型例

臨床的に小角化性丘疹の集簇巣であることが理解できる（2つの赤線）．基底層の直上に棘融解がみられる．
Inset：円形体（赤線）は，デスモゾームの損傷により細胞質内のケラチン細線維が凝集するため細胞が丸くなる．細胞質がすでに十分に角化している顆粒細胞や角質細胞は，デスモゾームが損なわれても細胞が丸く収縮しないため，紡錘形を示す（黒線）．

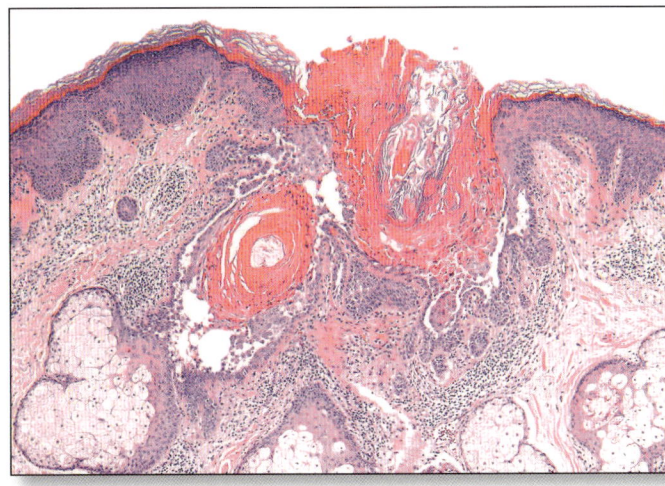

D

ダリエー病，毛包を巻き込む例

『毛包性角化症』の別名は，図のように毛包に病変が及ぶと大型の角栓を入れることから命名されたと推測される．毛包上皮においても，基底層直上を主体に棘融解が生じている．疣贅状異角化腫 warty dyskeratoma は，同様の病態が毛包に孤立性に発生したものであり，組織学的に両者は類似している．

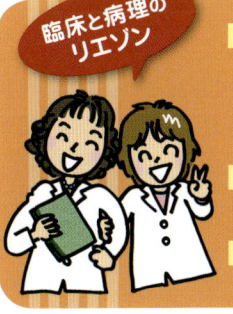

臨床と病理のリエゾン

- ダリエー病は *ATP2A2* の遺伝子異常によるカルシウムポンプ異常で，ヘイリー・ヘイリー病（*TATP2C1* 異常）とは類縁疾患である．カルシウムには角化細胞の細胞間接着と成熟を調整する作用があるため，棘融解と角化異常とを生じる．
- 掌蹠の角化，爪甲変形（肥厚や脆弱化），口腔粘膜や結膜の丘疹，精神症状（精神発達遅滞やてんかんなど）を合併することがある．
- 二次的に細菌やウイルス感染を来すことがあり，カポジ水痘様発疹症の発症母地となる．

Chapter 5 水疱形成性疾患 Ⓑ表皮下

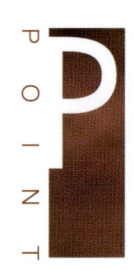

POINT 29 水疱性類天疱瘡
鏡餅を入れたような大型で緊満性の表皮下水疱

― 真皮乳頭の形は保たれ，水疱内と真皮に好酸球が浸潤する ―

A

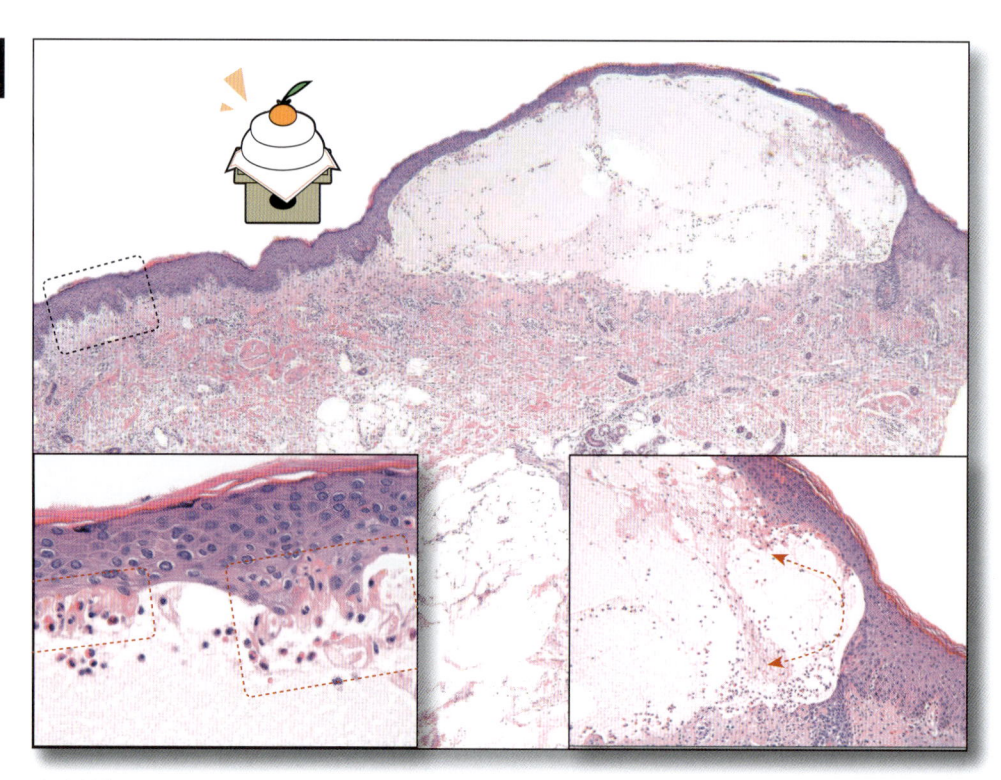

水疱性類天疱瘡，弱拡大

水疱は両側の隅角が鈍となる(inset 右，赤矢印)あたかも鏡餅をはめ込んだような形態を示し，臨床的な緊満性に相当する．表皮が基底膜ごと持ち上がっている(inset 左，赤線)．角化細胞はよく保たれ，尋常性天疱瘡や落葉状天疱瘡とは異なり角化細胞が水疱内に剥離することは少ない．

水疱性類天疱瘡 Bullous pemphigoid は，高齢者に多く，大小の緊満性水疱が多発し，しばしば痒みの強い浮腫性紅斑を伴う．粘膜病変はあっても軽度である．ELISA 法で抗 BP180 抗体，抗 BP230 抗体が検出される．

病理組織学的な特徴は，①早期には好酸球の表皮内浸潤による海綿状浮腫，②やがて表皮下水疱が形成され，水疱内にフィブリン網と好酸球を含む．③真皮乳頭の形状は保たれる，④真皮浅層を主体とした血管周囲性の好酸球浸潤，である．蛍光抗体法では基底膜部に IgG と C3 の沈着がみられる．⑤晩期の病変では再生上皮のため表皮内水疱に見えることがある．1M NaCl 剥離表皮の蛍光抗体法では抗体が表皮側で陽性となる．

●水疱性類天疱瘡

鑑別診断

LEVEL ●●●●○

- **多形紅斑**：角化細胞は個細胞壊死が目立つ．蛍光抗体直接法でIgGの沈着はない．
- **後天性表皮水疱症**：組織学的には鑑別が困難．1M NaCl剥離皮膚の蛍光抗体法で真皮側に抗体が陽性．290kDのⅦ型コラーゲンに対する自己抗体が検出される．
- **ジューリング疱疹状皮膚炎，線状IgA水疱症**：好中球の浸潤が目立つ．蛍光抗体直接法でジューリング疱疹状皮膚炎は真皮乳頭部に，線状IgA水疱症は基底膜に顆粒状にIgAの沈着がみられる．
- **虫刺症**：真皮の浅層で密，深層で疎な楔状（wedge shape）のリンパ球浸潤に好酸球を混じる．水疱は表皮内または表皮下に形成される．
- **晩発性皮膚ポルフィリン症**：表皮下水疱を呈するが，炎症細胞浸潤は目立たず，毛細血管の壁にPAS（DPAS）陽性物質が沈着する．
- **先天性表皮水疱症（優性栄養障害型）**：表皮下水疱を呈するが，炎症細胞浸潤は目立たない．

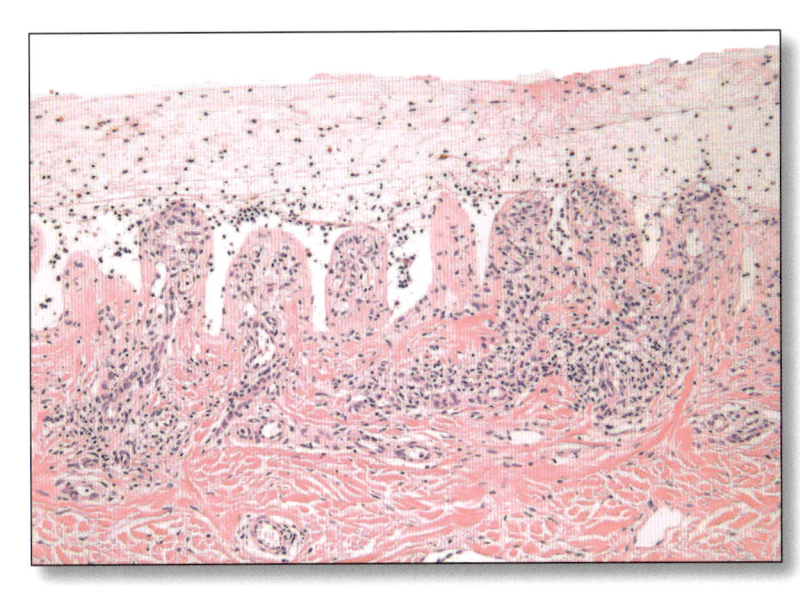

B 水疱性類天疱瘡，真皮乳頭層

真皮乳頭層の乳頭状の形がよく保たれており，表皮全体が浮き上がった表皮下水疱であることが理解できる．水疱内および真皮浅層には好酸球とリンパ球が浸潤する．好中球が混在することも少なくない．

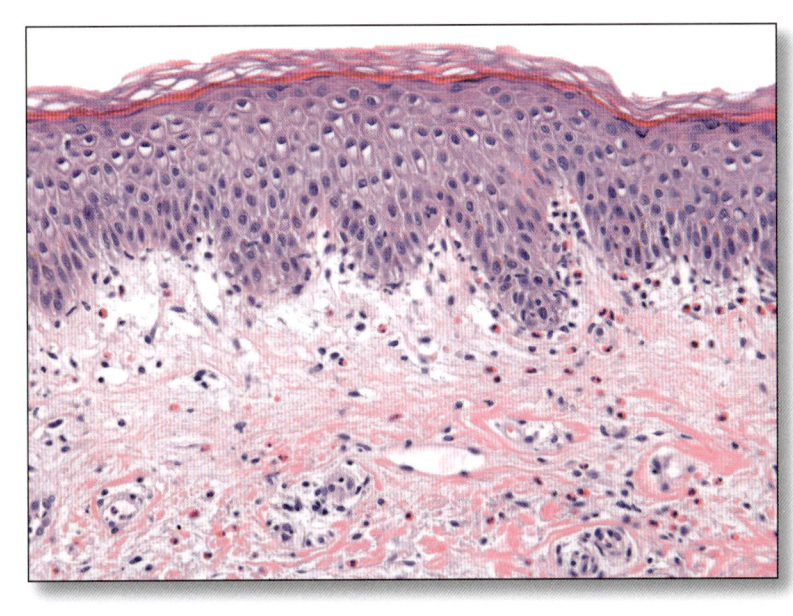

C 水疱性類天疱瘡，初期像

図Aの黒枠内．表皮直下に水疱が形成され始めている．リンパ球と好酸球が基底膜直下に集簇性に浸潤する．

Chapter 5

29 水疱性類天疱瘡

D

水疱性類天疱瘡，再生上皮

再生上皮は，水疱底にちぎれて残存する汗管や毛包の上皮から発生し，真皮表面を放射状に這い広がる(赤線)．再生上皮は速やかに基底層，有棘層，顆粒層と成熟するため，水疱の位置を表皮内と勘違いしてしまう．図Cのような水疱周囲の初期像を観察するとよい．

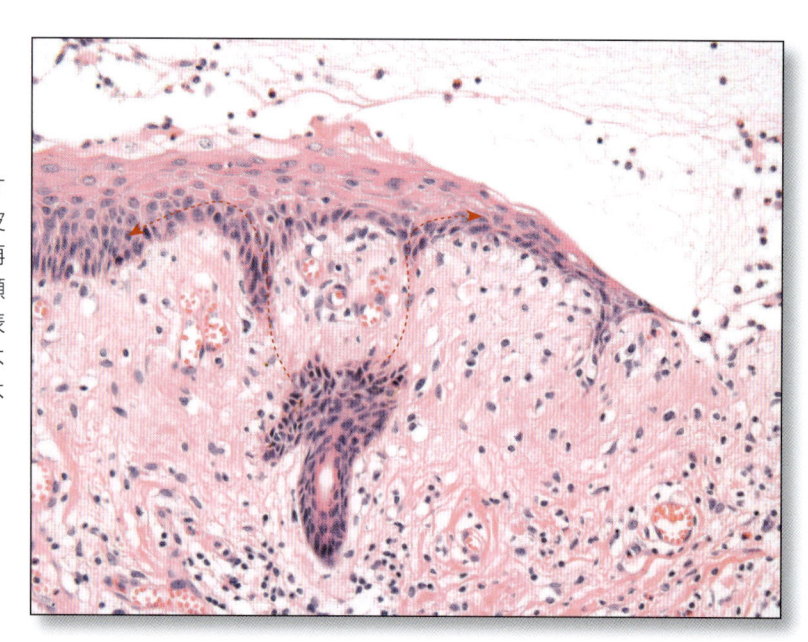

E

【再生上皮の診断のポイント】
　再生上皮は(1)付属器上皮と連続性がある，(2)顆粒層がある，(3) frame sign 縁取りサイン：再生上皮の基底細胞は大型の核を有し，クロマチンに富み，数層が密に配列する特徴がある．

【1M NaCl 剥離表皮の蛍光抗体法】
　表皮は透明帯で剥離するので，ヘミデスモソームが表皮側に，Ⅶ型コラーゲンで形成される anchoring fibril が真皮側に存在する．蛍光抗体法を行うとIgGの沈着が水疱性類天疱瘡では表皮側，後天性表皮水疱症では真皮側にみられることで，両者の鑑別ができる．

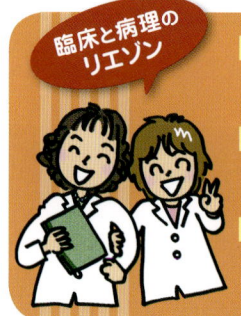

臨床と病理のリエゾン

- 表皮下水疱を見たら，まず虫刺症や水疱性類天疱瘡を考える．表皮下水疱は表皮全体が疱膜になるため破れにくく，緊満性水疱を形成する．
- 水疱性類天疱瘡，妊娠性疱疹，後天性表皮水疱症，ジューリング疱疹状皮膚炎および線状 IgA 皮膚症との鑑別には蛍光抗体法が必要．
- 妊娠性疱疹 Herpes gestationis (HG) の本態は妊娠中に生じる水疱性類天疱瘡で，血清中に HG 因子が検出される．

● One Point Lesson ⑧

One Point Lesson ⑧

Point 17 "SLE" p.069, Point 18 "DLE" p.071 より

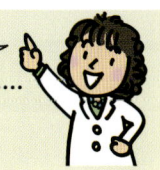

エリテマトーデスにおける診断名と皮疹名の二次元的考察

　エリテマトーデス（Lupus erythematosus, LE）には複数の疾患が包含され，多様な皮膚所見を呈するが，診断名（SLEなど）と，本来，皮疹の特徴を示す名称（DLEなど）とが混在するため，病型分類に問題を生じている．そこで，実際の臨床に役立つ病型分類として，疾患の診断名と皮疹名を2つの軸とする二次元的考察（図）が提唱されている．

　この場合，まず診断名について，皮膚限局性のLE（Cutaneous-limited LE, CLE）とSLEとを両極に置き，その中間にCLEにもSLEにも当てはまらない，中間型LE（intermediate LE, ILE）の診断名を置く．一方，皮疹の分類は皮疹の出現様式から，慢性型，亜急性型，急性型に分類し，慢性型のDLE型皮疹，のように表現する．

　このように診断名と皮疹名を位置づけると，同一症例の多彩な皮疹を評価しやすい．例えば診断はSLEで，皮膚所見は慢性型のDLE型皮疹というように捉えるのである．ただし，このような考え方はまだ必ずしも一般化していないので，DLE型皮疹と記載されず，単にDLEと表現される場合もあるので，その意味するところをくみ取って判断する必要がある．

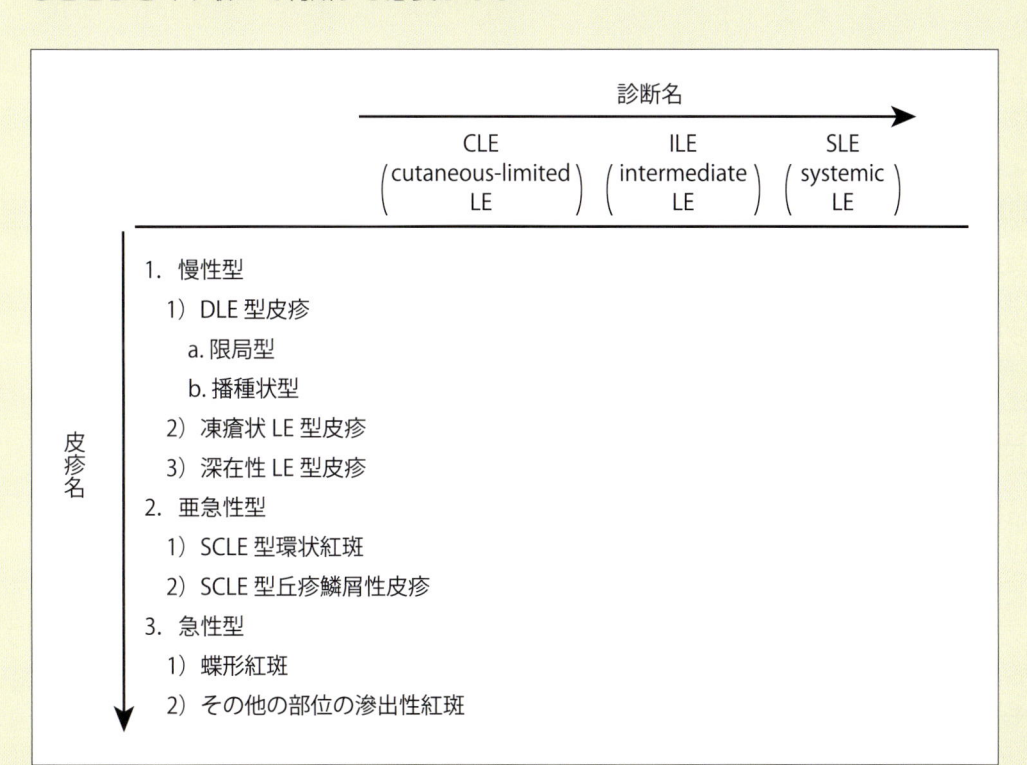

```
                           診断名
              ──────────────────────────→
              CLE              ILE            SLE
         (cutaneous-limited) (intermediate) (systemic
               LE               LE              LE)
         ─────────────────────────────────────────────
皮    1. 慢性型
疹       1) DLE型皮疹
名          a. 限局型
            b. 播種状型
         2) 凍瘡状LE型皮疹
         3) 深在性LE型皮疹
      2. 亜急性型
         1) SCLE型環状紅斑
         2) SCLE型丘疹鱗屑性皮疹
      3. 急性型
         1) 蝶形紅斑
         2) その他の部位の滲出性紅斑
```

LEの病型分類
（土田哲也：皮膚エリテマトーデス．最新皮膚科学大系 第9巻，中山書店，東京，p.62, 2002 より許可を得て転載）

Chapter 5 水疱形成性疾患　❸表皮下

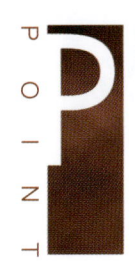

POINT 30　物理的要因による水疱

好酸球浸潤のない水疱は物理的要因が疑われる

— 電撃症やcoma blisterでは，もっとも虚血や熱に弱い汗腺が壊死に陥る —

A

Coma blister，弱拡大像

表皮下水疱が形成される．水疱内にはわずかにフィブリンの析出がみられるのみで，ほとんど炎症細胞浸潤はない．水疱底の炎症細胞浸潤も乏しい．角質層内の水疱は，周囲にまったく反応を生じていないためアーチファクトといえる．

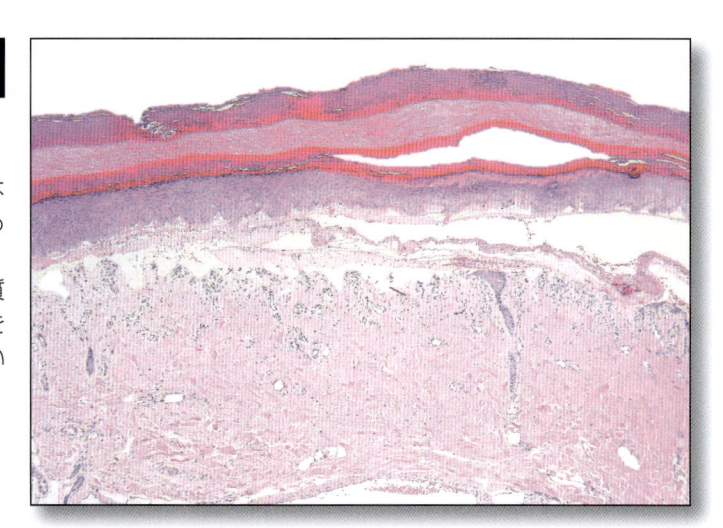

B

Coma blister，水疱底

表皮下水疱のため，真皮乳頭層の乳頭状構造が明瞭にみられる．水疱内，水疱底ともに炎症細胞浸潤はほとんどない．先天性表皮水疱症でも表皮下水疱を形成し炎症細胞浸潤が乏しいが，臨床的には完全に鑑別可能である．

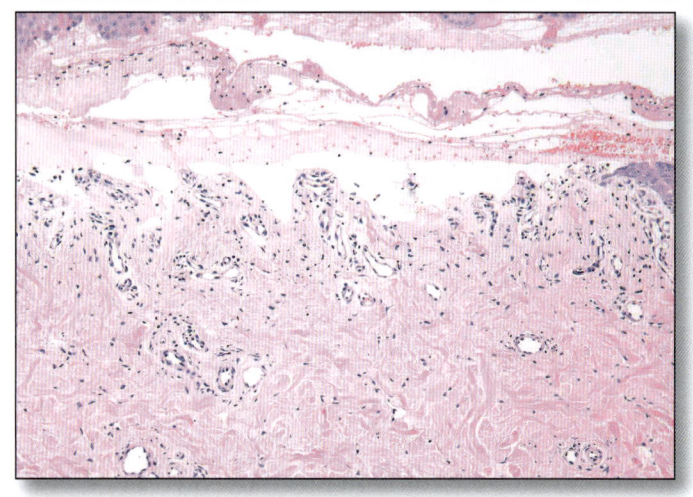

　水疱の形成はさまざまな病態でおこり，非特異的な場合も少なくないが，虚血や外傷など，その原因によってある程度特徴がみられる．
　摩擦による水疱は表皮と下床との接着が強固な部位に生じやすく，組織学的には角化細胞の融解と壊死により表皮内に形成される．水疱蓋に角質層と顆粒層および細胞の破砕物 debris を含む．水疱底は変性した有棘細胞で縁取られ，表皮の深層は健常に保たれる．
　吸引水疱は透明帯 lamina lucida に裂隙を生じる表皮下水疱を形成する．紫斑を伴うこともある．
　電撃症と電気メスによる障害は同様である．**電撃症**では表皮が真皮から剥離する．基底細胞の細胞質は好酸性を示し，濃縮した核とともに縦方向

●物理的要因による水疱

鑑別診断　LEVEL ●●○○○

- **熱傷（第2度）**：真皮血管のうっ血に続き，表皮下水疱，壊死を来す．
- **虫刺症**：真皮の浅層で密，深層で疎な楔状（wedge shape）のリンパ球浸潤に好酸球を混じる．水疱は表皮内または表皮下に形成される．
- **アレルギー性接触皮膚炎**：ときに大型の水疱を形成する．海綿状態や好酸球浸潤をみる．
- **先天性表皮水疱症（優性栄養障害型）**：炎症細胞浸潤の目立たない表皮下水疱で，真皮に線維化を伴う．水疱形成と瘢痕をくり返し，吸引水疱やcoma blisterとは臨床像が異なる．

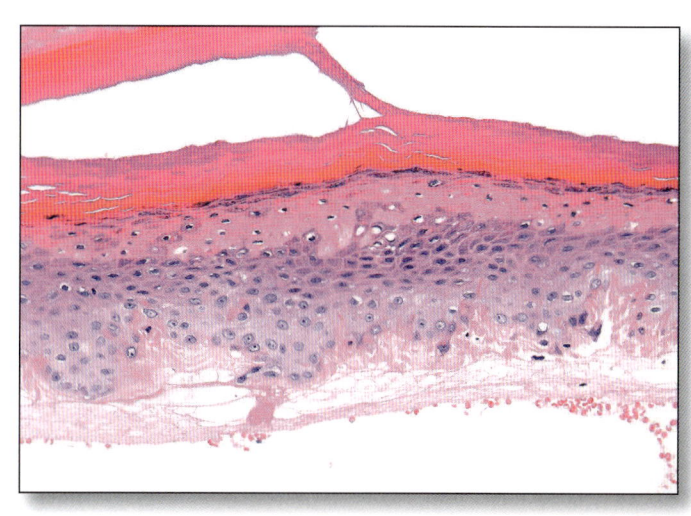

C

Coma blister，被蓋表皮

水疱蓋の表層が変性・壊死し好酸性を示す．水疱に接する基底層は好酸性の変性および壊死を来している．電撃傷では，好塩基性を示す核の変性（核染）を伴うフリンジ状（房べり：緞帳の下に下がるヒラヒラした細い紐）状の変性を呈する．

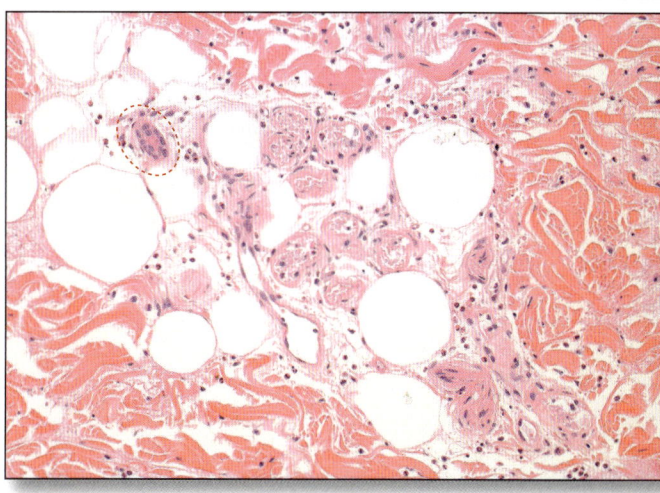

D

Coma blister，付属器の壊死

皮膚でもっとも虚血に弱いのは汗腺である．Coma blisterではしばしば汗腺が凝固壊死に陥る．汗腺より虚血に強い汗管はまだ生き残っている（赤線）．電撃傷や，電気メスによる熱傷においても同様の所見がみられる．

に引き伸ばされる結果，水疱内に向かってフリンジ状に配列する．表皮直下の真皮は凝固壊死の結果，均質化する．

Coma blisterはバルビタールなどの薬剤や圧迫による虚血（低酸素状態）が関与し，種々の程度に表皮，真皮，付属器，皮下脂肪織の凝固壊死を来す．組織学的には虚血によるエクリン汗腺の壊死がもっとも特徴的である．水疱は表皮内または表皮下に形成される．非薬剤性では表皮の炎症細胞浸潤を欠き，真皮内の血管に血栓が形成される．

POINT 30 | 099

Self assessment 第 5 章 水疱形成性疾患

Q01 落葉状天疱瘡の本態は，**(a. 表皮内の部位)** の水疱形成と，顆粒細胞の **(b. 病態)** である．

Q02 落葉状天疱瘡と **(a. 疾患名)** は組織学的には鑑別できない．尋常性天疱瘡と **(b. 疾患名)** も同様である．

Q03 表皮内水疱のうち，ヘルペスウイルス感染を疑う所見として，表皮の **(a. 所見)** や **(b. 所見)** がある．

Q04 ヘルペス封入体には，核の濃縮と核周囲 halo を有する **(a. 封入体の名前)** と，多核で核内がスリガラス状を呈する **(b. 封入体の名前)** とがある．

Q05 尋常性天疱瘡で水疱が形成されるのは **(a. 表皮内の部位)** で，浸潤する炎症細胞は **(b. 細胞)** である．

Q06 棘融解性疾患のうち，角化異常の側面も有する疾患に，**(a. 疾患名)** と **(b. 疾患名)** がある．

Q07 異常角化細胞のうち，角質層〜顆粒層でみられるものを **(a. 名称)** といい，顆粒層〜有棘層のそれを **(b. 名称)** という．

Q08 水疱性類天疱瘡で水疱が緊満しているのは，組織学的に水疱の隅角が **(a. 所見)** であることに相当する．

Q09 表皮下水疱のうち，水疱性類天疱瘡と **(a. 〜 d. 疾患名)** は H-E 所見からは区別できない．

Q10 Coma blister や電撃傷などで皮膚が虚血に陥ると，真っ先に **(a. 組織)** が壊死する．

解答

01 a. 角質層下，b. 角化異常
02 a. 紅斑性天疱瘡（Senear-Usher 症候群），ブラジル天疱瘡など，b. 増殖性天疱瘡，腫瘍随伴性天疱瘡，新生児天疱瘡など
03 a. 壊死，b. 好中球浸潤
04 a. Cowdry A 型封入体，b. Full 型封入体
05 a. 基底層の直上，b. 好酸球
06 a. ヘイリー・ヘイリー病，b. ダリエー病
07 a. 顆粒 grains，b. 円形体 corps ronds
08 a. 鈍
09 a. 妊娠性疱疹，b. 後天性表皮水疱症，c. ジューリング疱疹状皮膚炎，d. 線状 IgA 皮膚症
10 a. 汗腺

Chapter 6

血管の病変

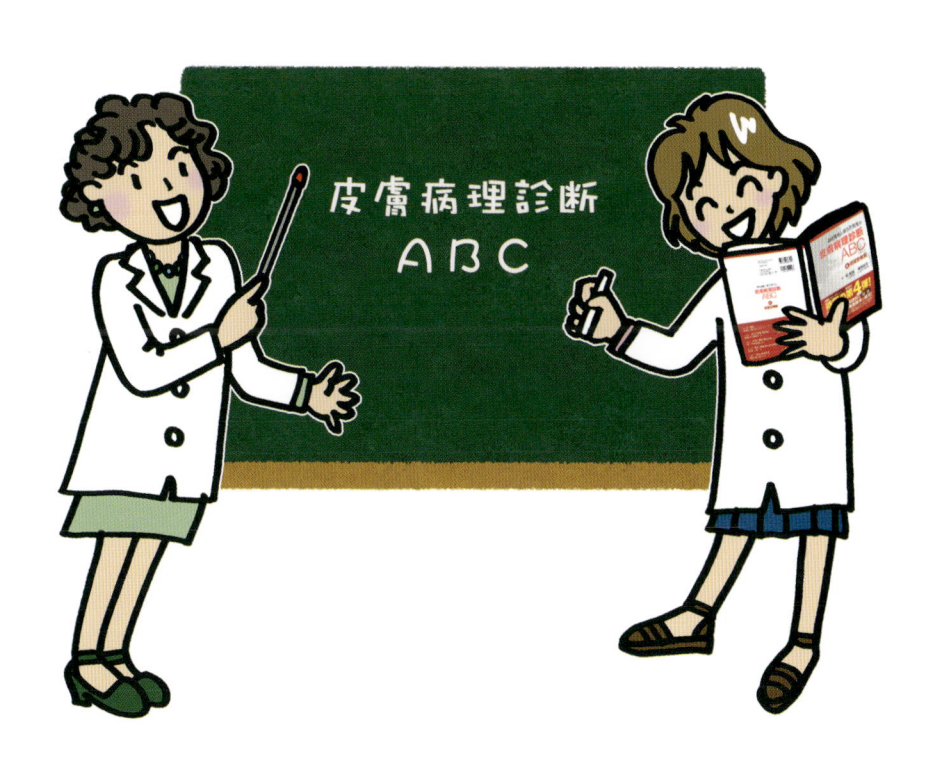

Chapter 6 血管の病変

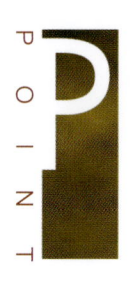

POINT 31 血管炎：総論1　皮膚における血管の正常構造

皮膚の血管には中・小・細動脈，毛細血管，細・小・中静脈がある

― 深層血管叢は中動・静脈が，浅層血管叢は細動・静脈が構成し，両者は小動・静脈で構成する交通枝で結ばれる ―

A 正常皮膚における血管の走行

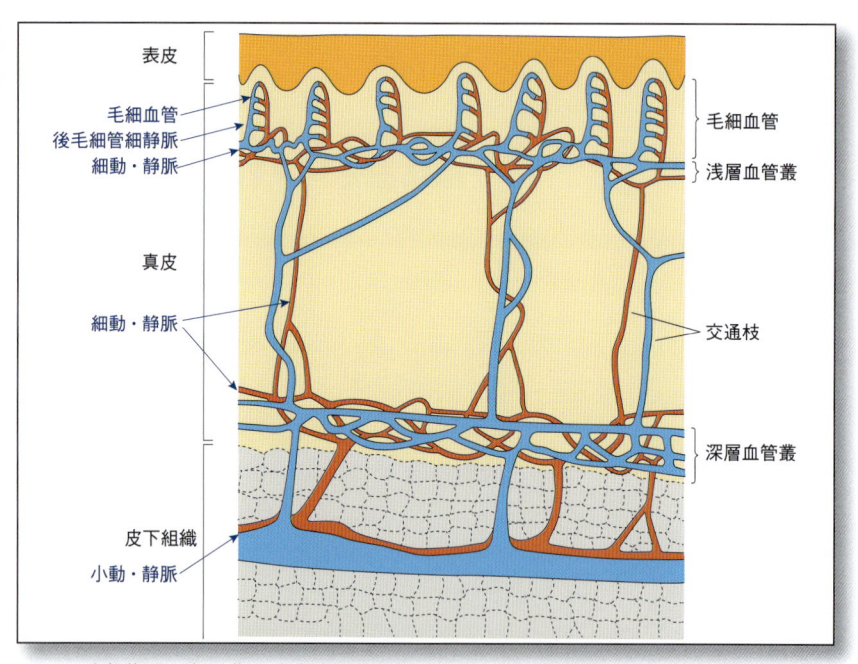

（真鍋俊明，幸田 衛：皮膚病理診断アトラス，文光堂，東京，p.7 より転載，改変）

　皮膚を栄養する血管（図A）は，皮下脂肪織内を走行する中動脈 small arteries から分岐し，真皮と皮下脂肪織との境界部で，**深層血管叢 deep vascular plexus** を形成する．真皮網状層は，小動脈 small arteries ～ arterioles が**交通枝 communicating vessels** として上行する．真皮の乳頭層と網状層との境界部で，**浅層血管叢 superficial plexus** と呼ばれる細動脈 arterioles によって構成される血管網を再度形成する．真皮乳頭層は，毛細血管 capillary がループ状に走行する．毛細血管と浅層血管叢との間の静脈は**後毛細管細静脈 postcapillary venules** と呼ばれ，多くの皮膚炎および血管炎の主座となる．

　静脈は動脈と常に伴走しており，細静脈，小静脈，中静脈の順に皮下脂肪織に戻っていく．

　動・静脈の組織学的な違いについて**図B**に示す．

　動脈は内腔，血管の形ともに丸く，血管壁は平滑筋束が密に取り巻き，**内・外の弾性板**により3層構造が明瞭である．

　静脈は動脈に比し，内腔，血管の形ともに不規則で内腔は拡張し，壁は薄い．内・外弾性板は動脈に比し不明瞭であるため，3層構造もはっきりしない．中膜は平滑筋と弾性線維がバウムクーヘンのように取り巻き緩やかに結合している．静脈炎では炎症細胞が平滑筋束の間を分け入るように浸潤する．

●血管炎：総論1

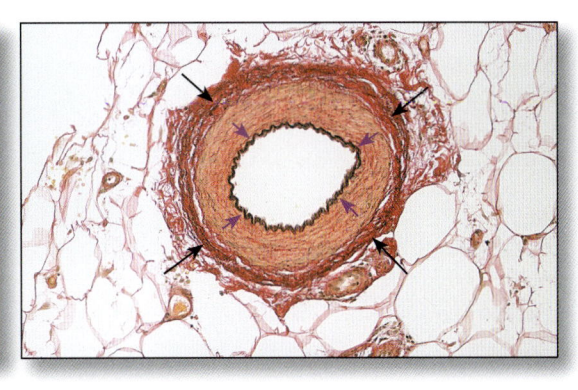

LEVEL ●●●●●

B-1 中動脈（皮下脂肪織内〜真皮深層，深層血管叢）
内腔は伴走する静脈に比し狭く丸い．内膜はほぼ内皮細胞だけで構成される．内弾性板が波状を呈する（紫矢印）．筋性動脈ともいわれ中膜は平滑筋束が密に取り巻く．外弾性板は，内弾性板に比べると一般的に不明瞭で，特殊染色（右側はすべてEVG染色）を用いると中膜の外側に確認することができる（黒矢印）．

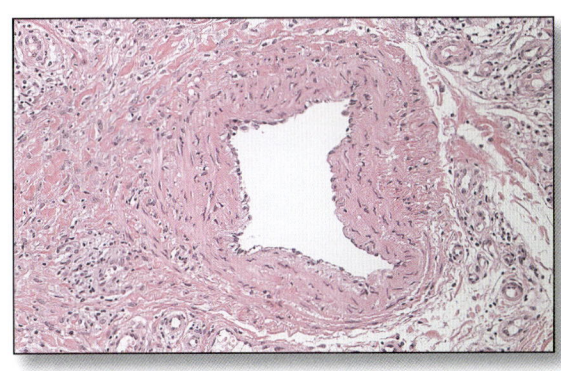

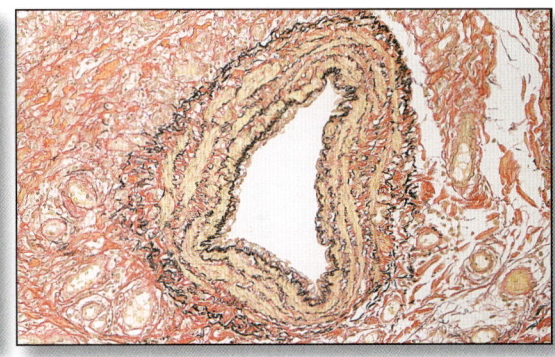

B-2 中静脈（皮下脂肪織内〜真皮深層，深層血管叢）
内腔は伴走する動脈に比し不規則で広い．内膜は動脈同様ほぼ内皮細胞だけで構成されるが，一定の間隔で弁が存在する．内・外弾性板は不明瞭である．中膜は平滑筋束と弾性線維がバウムクーヘンのように同心円状に緩く取り巻く．

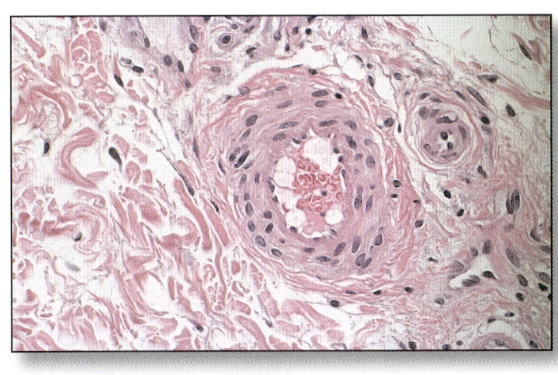

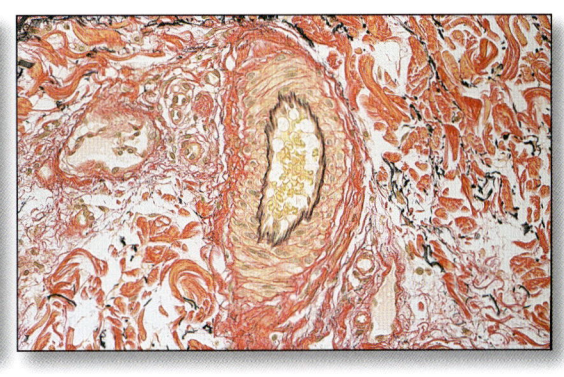

B-3 小動脈（真皮，交通枝）
内弾性板は明瞭で，中膜の平滑筋層もよく発達している．

POINT 31

Chapter 6

31 血管炎：総論 1　皮膚における血管の正常構造

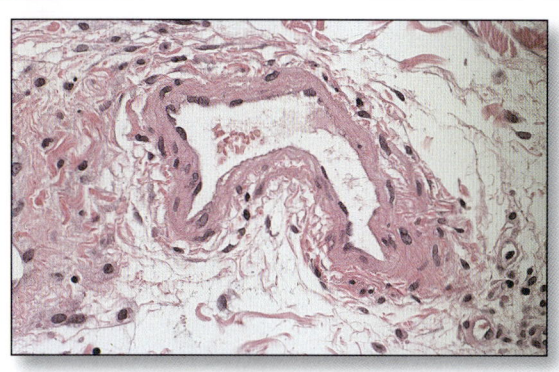

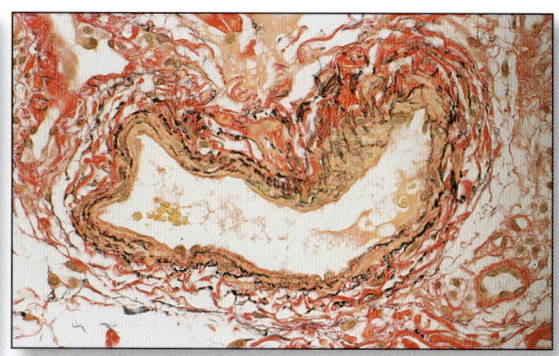

B-4　小静脈（真皮，交通枝）
中動脈より壁が薄く，平滑筋束は数層確認されるが明瞭な同心円状構造はない．

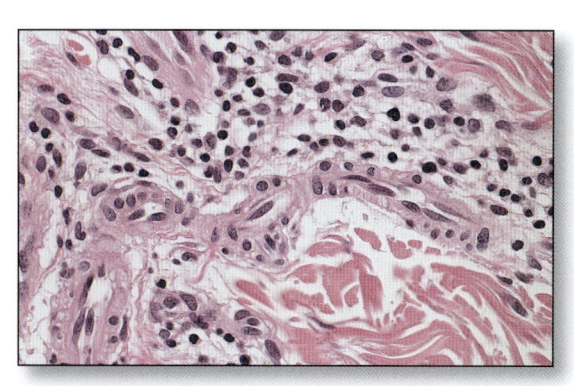

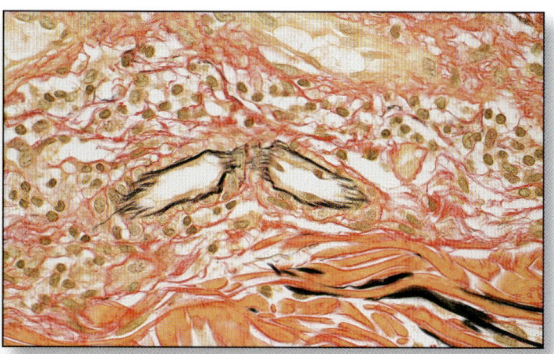

B-5　細動脈（真皮の乳頭層と網状層の境界，浅層血管叢）
内弾性板は，太目の細動脈ではみられるものの，ないことが多い．平滑筋束が1〜2層，輪状に取り囲む．

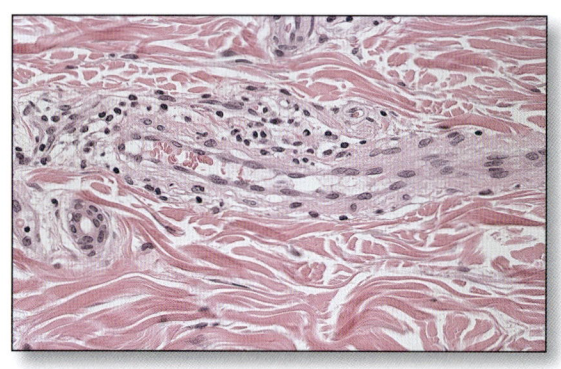

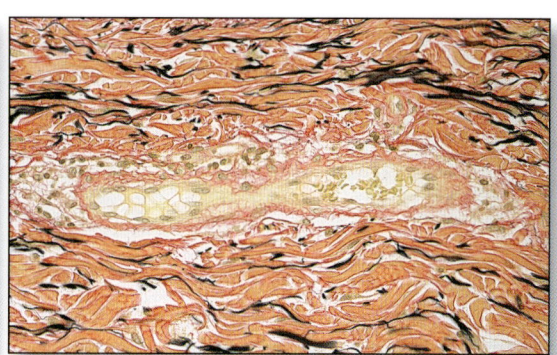

B-6　細静脈（真皮乳頭層と網状層の境，浅層血管叢）
内・外弾性板はない．平滑筋束は多くとも1〜2層で，ないことが多い．

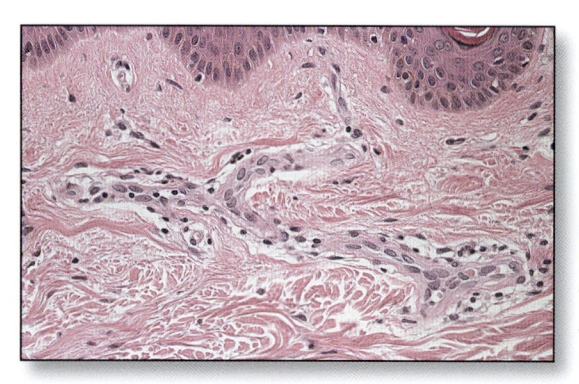

B-7　毛細血管（真皮乳頭層）
内皮細胞のみが小血管腔を取り囲み，平滑筋細胞はない．弾性線維の関与もない．電顕レベルでは内皮細胞の周囲を周細胞 pericytes が取り囲んでいることがわかるが，H-E染色では判別困難である．

●用語解説 2 3

用語解説 2

Point19 皮膚筋炎 p.072

ヘリオトロープ heliotrope
（木立瑠璃草 キダチルリソウ）

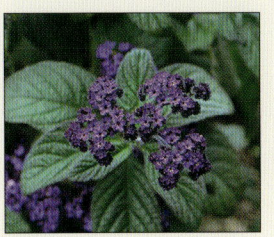

ペルー，エクアドル原産の多年草で，別名，匂紫 ニオイムラサキというように，バニラに似た，むせかえるような甘い香りをもつことから，フランスでは「恋の草」，ペルーでは「愛の薬草」と呼ばれる．花言葉は「献身的な愛」．名前の由来は，ギリシア語の「helios（太陽）」と「trope（回転）」の意味で，この花がヒマワリのように太陽の動きに沿って回る，と信じられていたことによる．

写真：Gardenpix/アフロ

用語解説 3

Point21 扁平苔癬 p.077 など

苔癬 Lichen

皮膚疾患の病名には Lichen とつくものが結構多い．lichen amyloidosus，lichen nitidus，lichen planus，lichen ruber acuminatum，lichen sclerosus et atrophicus，lichen scrofulosorum，lichen simplex chronicus Vidal，lichen striatus……．
苔癬は発疹名の1つで，ほぼ同じ大きさの小丘疹が多数集簇または散在し，長くその状態を持続して，ほかの皮疹に変化しないもの，とされる．Lichen 何々という疾患は，おおむねこのような発疹を特徴としているといえよう．

写真：ANP PHOTO/アフロ

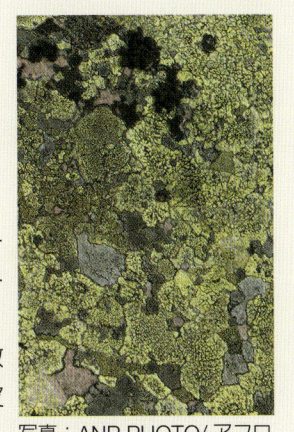

また，Lichen とは地衣類を意味する．地衣類は菌類と藻類の共生生物で，その外見や生育環境がコケに似る．地表や岩，樹皮などに生育し，形態から葉状（葉のような膜状の構造を作り，遠心性に成長して不規則な雲状となる），痂状（岩肌などに密着してさまざまな斑紋様の形態をとる），樹状（茎や枝，傘のような形で立つ）に分けられる．扁平苔癬 Lichen planus でみられるような，扁平な丘疹が散在，融合したり，辺縁が軽度隆起する多角形の紅褐色局面を呈したり，などの皮膚所見が，地衣類が岩肌に描く文様をイメージさせ，その名を冠したのだろうか．

Chapter 6 血管の病変

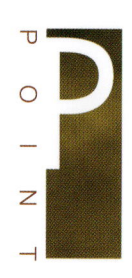

POINT 32 血管炎：総論2 血管炎の分類
皮膚の血管炎は障害される血管のレベルによって疾患が決まる

— Henoch-Schönlein 紫斑病は細動脈を，
結節性多発動脈炎は中動脈を侵す白血球破砕性血管炎の代表疾患 —

- 血管炎は血管壁を中心に炎症性細胞浸潤によって血管を破壊する疾患である．したがって病理組織診断の基本は，①血管壁内の炎症細胞浸潤と②血管壁の破壊つまり，③フィブリノイド変性があることである．ほかに副所見として，④内皮細胞の腫大，⑤赤血球の血管外漏出（出血），⑥血栓の形成などがある．
- 血管炎は主に浸潤する炎症細胞の違いによって，好中球性血管炎（白血球破砕性血管炎 leukocytoclastic vasculitis），好酸球性血管炎，リンパ球性血管炎，組織球性血管炎（肉芽腫性血管炎）があり，おのおの病理組織学的に記述的な診断名として用いられる．
- 皮膚の血管炎は，疾患により障害される血管のレベル（大きさ）が決まっている（表A）．真皮の小血管（細動静脈，毛細血管）に生じる血管炎と，真皮深部〜皮下脂肪織の筋性動静脈を侵す血管炎がある．筋性動・静脈炎としては結節性多発動脈炎や血栓性静脈炎が重要で，組織学的に十分鑑別する必要がある．
- 結節性多発動脈炎と血栓性静脈炎の鑑別のために，動静脈の区別を厳密にする必要がある．両者とも下腿に好発する．動脈は中膜に緊密な同心円状の筋層を有し，弾性線維は乏しい．1本の明瞭な内弾性板を有する，などの所見から鑑別される．EVG 染色を併用すると，動脈では内弾性板を，静脈では中膜の弾性線維を浮き立たせるため動静脈の鑑別に役立つ．
- 皮膚の血管炎のほとんどを占める白血球破砕性血管炎は，核破片を混じる好中球浸潤を特徴とする．晩期にはリンパ球浸潤が優位となるが，核破片の残存が手がかりになる．白血球破砕性血管炎を呈する疾患の確定診断のためには，臨床所見や検査所見を参考にする必要がある．
- 組織像により，1) 壊死性血管炎（necrotizing vasculitis / angiitis）と，2) 閉塞性血管炎に分けられる．
  1) 壊死性血管炎は，血管壁に，フィブリン様の好酸性で無構造の変性物（フィブリノイド物質）を生じる血管炎のことである．核破砕を伴う好中球浸潤が必発するため，白血球破砕性血管炎はこの範疇に属する．
  2) 閉塞性血管炎は，血管内腔の血栓や塞栓（異常血清蛋白，細菌，真菌，腫瘍細胞など）の形成が主体で，血管壁の炎症細胞浸潤はないか，あるとしてもごく軽度の病態を指す．
- 真皮と皮下脂肪織との境界部〜皮下脂肪織の動・静脈炎の診断のためには，血管壁および血管周囲への細胞浸潤が必要で，血管壁への細胞浸潤は血管壁の破壊があることを意味している．血管壁のフィブリノイド変性は必ずしもみられないが，あれば壊死性血管炎といえる．
- エリテマトーデスやリウマトイド血管炎 rheumatoid vasculitis（悪性関節リウマチ malignant rheumatoid arteritis）のような膠原病，膠原病類似疾患であるベーチェット病 Behçet's disease，さらに顕微鏡的多発血管炎 microscopic polyangiitis，Churg-Strauss 症候群 Churg-Strauss syndrome（アレルギー性肉芽腫性血管炎 allergic granulomatous angiitis），Wegener 肉芽腫症 Wegener's granulomatosis などの全身性血管炎では，真皮細・小血管〜皮下脂肪織の筋性動・静脈までが広く侵されることが特徴である．

血管炎：総論 2

表A　血管の大きさと血管炎

	大動脈（aorta）	中〜小動脈	細動脈〜毛細血管〜細静脈	静脈
模式図				
好中球（核破砕）		結節性多発動脈炎	・Henoch-Schönlein紫斑病 ・持久性隆起性紅斑 ・蕁麻疹様血管炎 ・クリオグロブリン血症Ⅱ, Ⅲ型	
		顕微鏡的多発血管炎		
		SLE RA（リウマトイド血管炎） ベーチェット病		
好中球（核破砕）+好酸球・リンパ球・形質細胞		顔面肉芽腫		
好中球（核破砕なし）		敗血症性血管炎		
好酸球		Churg-Strauss症候群		
リンパ球・形質細胞		深在性エリテマトーデス		
組織球	高安動脈炎 巨細胞性動脈炎	Wegener肉芽腫症		
		バザン硬結性紅斑		
		サルコイドーシス		
閉塞性血管炎		コレステロール結晶塞栓症	DIC TTP	血栓性静脈炎 モンドール病
		バージャー病		
		リベド血管症 抗リン脂質抗体症候群		
			クリオグロブリン血症Ⅰ型	

LE：lupus erythematosus
RA：rheumatoid arthritis
DIC：disseminated intravascular coagulopathy
TTP：thrombotic thrombocytopenic purpura

Chapter 6 血管の病変

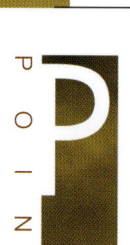

POINT 33 白血球破砕性血管炎；Henoch-Schönlein 紫斑病

Henoch-Schönlein 紫斑病は，細・小血管における白血球破砕性血管炎の代表疾患

― 初期には膠原線維がわずかに変性，高度になると膿疱や水疱を形成する ―

A

Henoch-Schönlein 紫斑病，初期

血管内皮細胞が腫大し，周囲の膠原線維が紅く変性する(赤線)．モヤモヤした好酸性のフィブリノイド物質の析出，出血および核破砕した炎症細胞の浸潤もみられる．

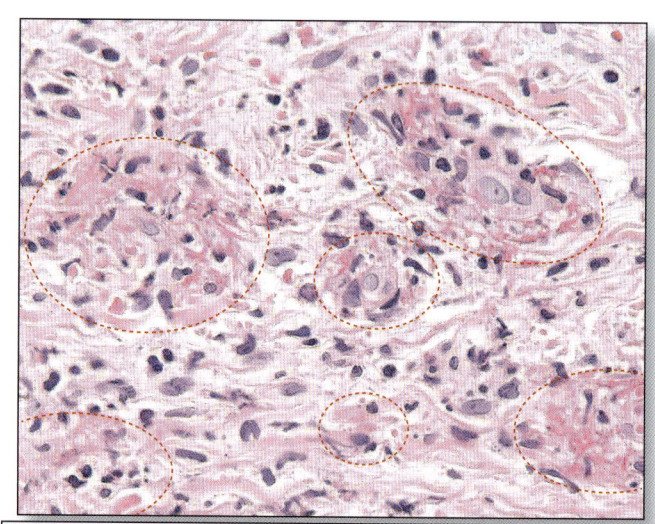

B

Henoch-Schönlein 紫斑病，最盛期

主たるターゲットは，後毛細管細静脈 post capillary venule ～浅層血管叢の細血管である(赤線間)．真皮の浮腫や出血はほぼ必発する．しばしば表皮真皮境界部の空胞変性や，表皮の海綿状態を伴う．血管炎により支配領域の表皮が虚血性変化を来すのか，あるいは免疫反応が血管のみでなく，表皮基底膜にも波及しているのだろうか？

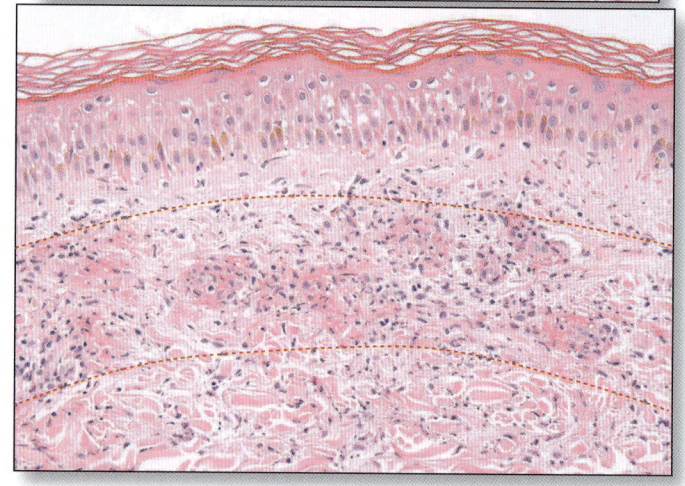

　真皮浅層で白血球破砕性血管炎 leukocytoclastic vasculitis を呈する代表的な疾患は Henoch-Schönlein 紫斑病（アナフィラクトイド紫斑 anaphylactoid purpura）で，上気道炎（扁桃炎）などの感染症に引き続き，両下肢に浸潤を触れる紫斑（palpable purpura）が多発する．紫斑のほか，蕁麻疹様紅斑，紅色丘疹，水疱，血疱，膿疱を生じることもある．

　病態は真皮の細血管（主として後毛細管細静脈～浅層血管叢）における壊死性血管炎で，病理組織学的には白血球破砕性血管炎を呈する他の疾患と同様，真皮浅層から中層の浮腫，内皮細胞の膨化，血管壁とその周囲にフィブリンの沈着（フィブリノイド変性），核破砕性の好中球浸潤および赤血球の血管外漏出（出血）を認める．好酸球やリンパ球も混在する．

　Henoch-Schönlein 紫斑病では蛍光抗体直接法で真皮乳頭層の毛細血管に IgA，C3 が沈着する．

● 白血球破砕性血管炎；Henoch-Schönlein 紫斑病

鑑別診断

- **白血球破砕性血管炎を呈する疾患**：病理組織学的には鑑別が困難である．臨床所見および検査所見も合わせて総合的に診断する． ☞ One Point Lesson ❾ (p.157)
- **敗血症性血管炎**：好中球浸潤はあるが核破砕はみられない．敗血症性塞栓を形成．
- **リベド血管症**：血栓形成による血管の閉塞と血管壁へのフィブリノイド物質の沈着で，好中球の核破砕は少ない．
- **Churg-Strauss 症候群**：細小血管に加え筋性動脈も侵す．壊死性血管炎，肉芽腫形成および好酸球浸潤が特徴．
- **PLEVA**：リンパ球性血管炎．表皮真皮境界部の空胞変性および角化細胞の個細胞壊死が目立つ．
- **特発性色素性紫斑**：リンパ球と組織球が浸潤し，赤血球の血管外漏出が目立つが，白血球破砕性血管炎を欠く．
- **高γグロブリン血症性紫斑病**：免疫複合体の関与による白血球破砕性血管炎や血液粘稠度の上昇が関与する．
- **単純性紫斑**：女性の下肢に好発する．白血球破砕性血管炎を欠く．

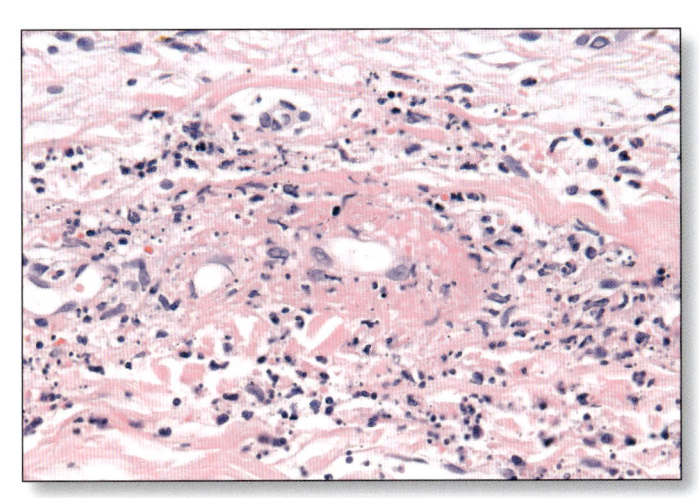

C Henoch-Schönlein 紫斑病，最盛期

血管壁～血管周囲の膠原線維がフィブリノイド変性を来している．血管壁内，壁外および間質まで核破片（核塵）が目立つ好中球が浸潤する．好酸球，リンパ球および組織球が混在し，赤血球の血管外漏出（出血）を伴う．

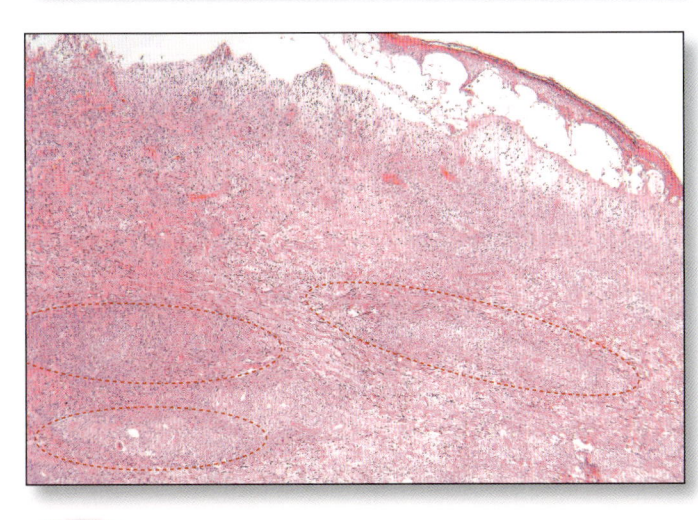

D Henoch-Schönlein 紫斑病，水疱（膿疱）形成

激烈な症例や血管炎が真皮浅層より深い範囲（赤線）に及ぶ症例では，表皮内あるいは表皮下に水疱を形成することがある．水疱内及び水疱下には核塵を混じる好中球が高度に浸潤し，膿疱を形成することもある．疱膜は凝固壊死を来す．

臨床と病理のリエゾン

- わずかに隆起して浸潤を触れる点状出血（palpable purpura）は白血球破砕性血管炎を示唆する重要な皮膚所見．
- 細菌（溶連菌）などを抗原として IgA 抗体が産生され，免疫複合体となって沈着することによる白血球破砕性血管炎と推察されている．
- 関節症状（疼痛，腫脹）を伴うものを Schönlein 型，消化器症状（腹痛，下痢，下血）を伴うものを Henoch 型という．

Chapter 6 血管の病変

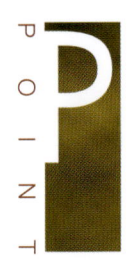

POINT 34 結節性多発動脈炎（PN）

真皮深層〜皮下脂肪織において筋性動脈の内・中膜にフィブリノイド物質が全周性に沈着

— 核破砕を伴う炎症細胞が高度に浸潤するが，内弾性板は保たれる —

結節性多発動脈炎，急性期

a. 脂肪織内の筋性動脈（中動脈）に炎症細胞が限局性に浸潤する定型的な血管炎の弱拡大像である．
b. 内膜（内弾性板［赤矢印］と内皮細胞との間）に濃い好酸性を示すフィブリノイド物質が全周性に沈着し，核破砕を伴う好中球が浸潤する（フィブリノイド壊死）．
c. 炎症細胞は平滑筋束が密着している中膜を除き，内（赤矢印）・外弾性板（矢印）の内外にも浸潤している．

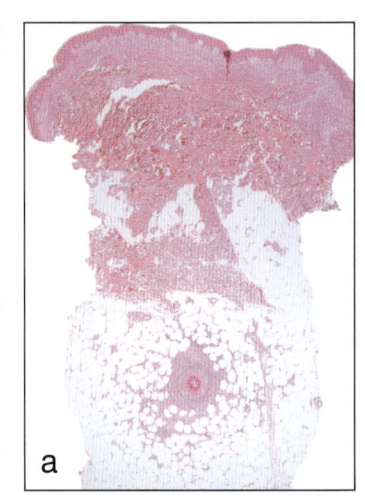

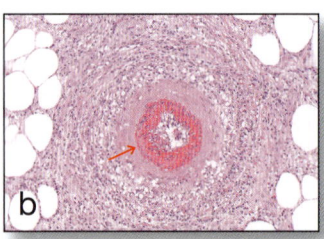

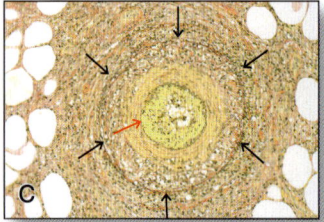

結節性多発動脈炎，最盛期

a. 中膜は全周性にフィブリノイド壊死を来し，濃い好酸性を示す．炎症細胞は外膜および血管周囲にも高度に浸潤している．
b. 壁全体の炎症細胞浸潤が高度である割に，内弾性板は特徴的によく保たれる（矢印）（EVG 染色）．外弾性板は破壊され，ほとんど消失している．

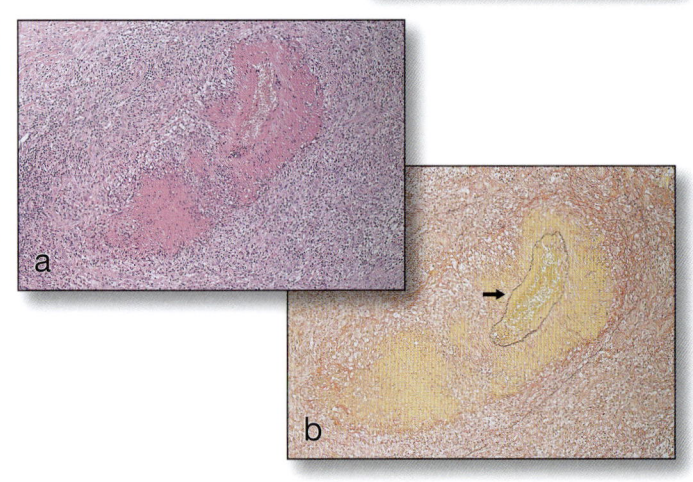

　結節性多発動脈炎 Polyarteritis nodosa は，皮膚のほか，腎臓，消化管など全身の中・小動脈の壊死性血管炎を来すもので，皮膚では，網状皮斑（リベド）のほか，皮下結節，紫斑，潰瘍，壊疽など多彩な症状を呈する．
　病理組織学的所見は，真皮と皮下脂肪織の境界部〜皮下脂肪織内における筋性動脈の壊死性血管炎である．構造的に強固な平滑筋層を有する動脈では血管壁の破壊がないと壁内への細胞浸潤はおこらないので，血管壁に炎症細胞浸潤があれば血管炎の所見といえる．
　動脈炎の病期により，所見が異なる．**急性期**：血管内腔に好中球と赤血球を混じるフィブリン血栓が形成され，血管壁とその周囲に核破片を混じる好中球が浸潤する．**亜急性期**：血管壁にフィブリンが沈着し，好中球以外に，リンパ球や組織球の浸潤を混じ，やがてそれらが主体となる．**陳旧期**：炎症細胞浸潤は乏しくなり，周囲に小血管が側副血行路として新生する．

●結節性多発動脈炎（PN）

鑑別診断　　　LEVEL ●●●○○

- **膠原病に伴う動脈炎**：関節リウマチ，SLEなどの膠原病に伴いやすい．真皮細小血管から皮下脂肪織の動・静脈炎まで，同一症例内でも多彩．
- **顕微鏡的多発動脈炎**：中小動脈を侵すことがあっても，主病変は細小血管である．MPO-ANCA陽性．
- **リベド血管症**：血管壁のフィブリノイド物質の沈着と血栓による血管の閉塞で，好中球浸潤や核破砕は乏しい．
- **Churg-Strauss症候群**：細小血管と筋性動脈を侵す．壊死性好酸球性血管炎に続き，肉芽腫性血管炎を示す．
- **（下腿浅在性）血栓性静脈炎**：侵された皮下脂肪織内の静脈壁は炎症細胞浸潤により同心円状を呈し，動脈に似る．
- **バザン硬結性紅斑**：類結核肉芽腫を形成する脂肪織炎に，多彩な細小〜中型の動・静脈炎．結節性血管炎では血管壁の壊死と好中球，リンパ球，組織球および形質細胞が浸潤．

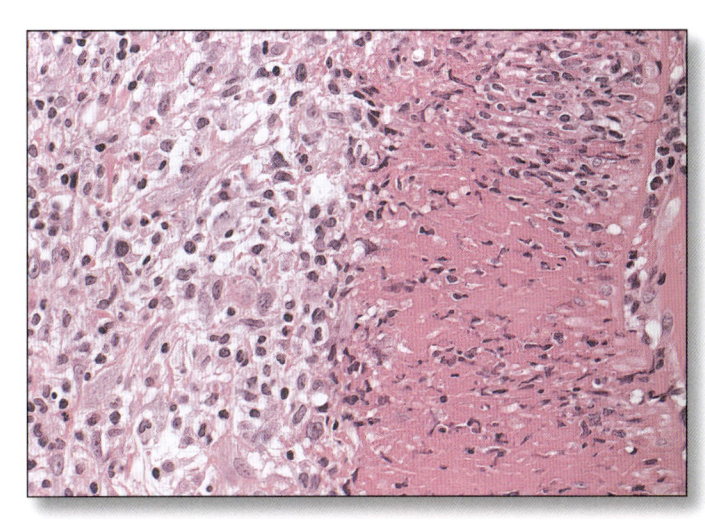

C

結節性多発動脈炎，動脈壁の強拡大

中膜は全周性にフィブリノイド壊死を来し，壁の既存の構造（層状の平滑筋層）は完全に消失している．壊死巣には核破砕を伴う好中球が浸潤する．外膜にはリンパ球や組織球に好酸球が混在している．

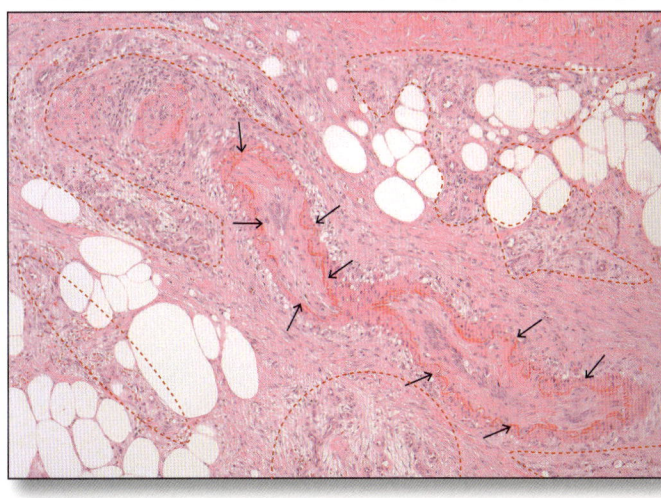

D

結節性多発動脈炎，陳旧期

動脈内腔は線維化によって閉塞し，壁内の炎症細胞はほとんど消失している．内弾性板は保たれている（矢印）．閉塞した血管に代わり，周囲には無数の小さな血管が側副血行路として新生している（赤線）．

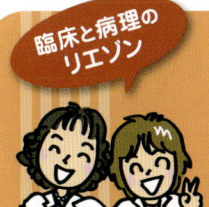

臨床と病理のリエゾン

- 皮膚症状はPNの25％以上にみられ，診断の契機になることが多い．
- 動脈炎が皮膚のみに限局する症例があり，皮膚型PN（polyarteritis nodosa cutanea，PNC）と呼称し，多くは予後良好である．
- PNCの中にはPNへ移行する例もあり，PNCはPNの部分症状である可能性もある．
- PNの病因は不明だが，PNCの中には溶連菌感染の関与が示唆される症例もある．
- PNCではステロイドの薬の全身投与の適応は限られる．

Chapter 6 血管の病変

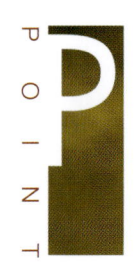

POINT 35 リベド血管症

真皮〜皮下脂肪織のどこでもみられる，細・小血管の血栓症で，炎症細胞が乏しいため血管炎ではなく"血管症"

― 血管壁のフィブリノイド変性と血栓の形成で，核破砕は乏しい ―

A リベド血管症，弱拡大

真皮浅層(赤丸)〜深層(赤四角)の細〜小血管は集簇性に，内腔に濃い好酸性の血栓を形成している．虚血のために，真皮浅層では被蓋上皮(黒四角)が，真皮深層では障害血管の周囲組織が，広範囲に凝固壊死に陥る．

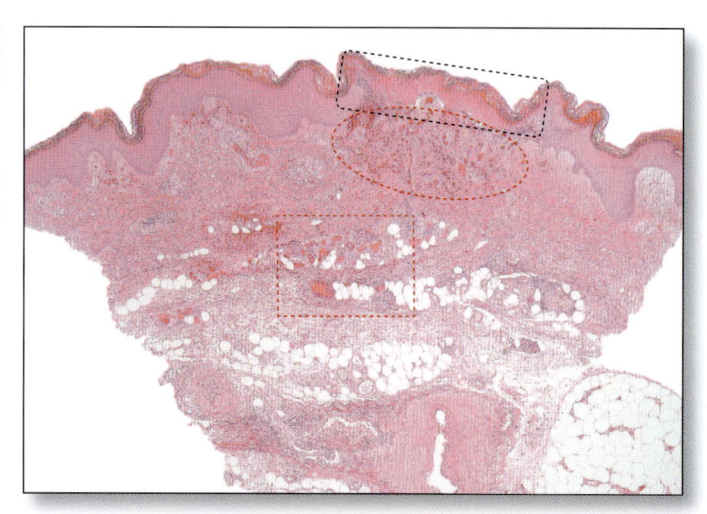

B リベド血管症，フィブリノイド変性と血栓

図Aの赤四角内．小血管の血管壁は，内皮細胞だけを残してドーナツ状に濃い好酸性の(ヒアリン化した)フィブリノイド変性を来す(赤線)．内腔にはモヤモヤした好酸性の血栓を入れる(矢印)．リベド血管症でも，黒線で囲んだ程度の核破砕物を伴う炎症細胞浸潤はありうる．

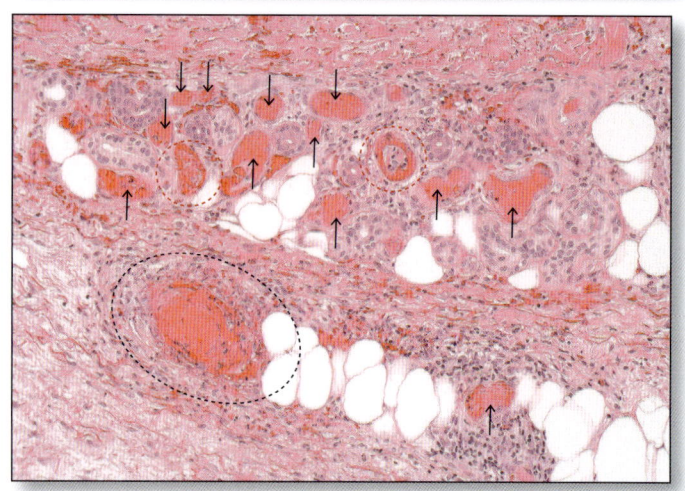

リベド livedo (網状皮斑)とは，主として深層血管叢付近における血流障害・血管障害によって，臨床的に網目状の紅斑を呈するもので，発疹名の1つであり，障害の原因はさまざまである．ここでは，白血球破砕を欠き，真皮血管の血栓症を病態とするリベド血管症(Livedo vasculopathy)について述べる(『臨床と病理のリエゾン』参照)．

病理組織学的な特徴は，真皮乳頭層から網状層深層にかけての血管の血栓形成，血管壁の肥厚とフィブリノイド物質の沈着である．血管周囲には赤血球の血管外漏出とリンパ球を主体とする細胞浸潤を伴うが，好中球の核破砕像は乏しい．表皮は萎縮，過角化，錯角化を呈し，進行すると変性壊死に至り，潰瘍化する．

●リベド血管症

鑑別診断

LEVEL ●●●○○

- **抗リン脂質抗体症候群**：組織学的には鑑別困難である．抗リン脂質抗体の検索を要する．
- **敗血症性血管炎**：細菌感染などにより，好中球を混じる敗血症性塞栓が形成され，血管周囲には好中球とリンパ球が浸潤する．敗血症性血栓を形成する，血管炎を欠く敗血症性血管症もある．
- **クリオグロブリン血症（Ⅰ型）**：無構造な好酸性物質が内腔及び血管壁に沈着し，小血管は閉塞する．沈着物はPAS染色でフィブリノイド物質に比べ，より強く鮮紅色に染まる．
- **コレステロール結晶塞栓症**：小動脈に塞栓像がみられ，コレステロール結晶が内部に紡錘形，針状の裂隙として確認される．
- **結節性多発動脈炎**：真皮と皮下脂肪織の境界部～皮下脂肪織内の小動脈の壊死性血管炎．
- **バザン硬結性紅斑（結節性血管炎）**：血管炎を呈することがあるが，静脈炎であることが多い．類結核性肉芽腫を伴う脂肪織炎を来す．障害されるのは静脈が多い．

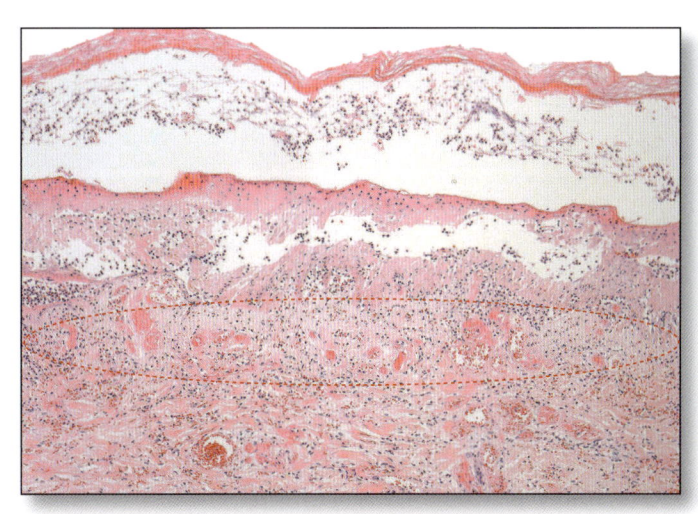

C
リベド血管症，表皮剥離

表皮直下の細血管に血管壁のフィブリノイド変性と血栓の形成が無数にみられる（赤線）．支配領域に一致する表皮は，虚血によりしばしば凝固壊死に陥り，剥離あるいは潰瘍を形成する．

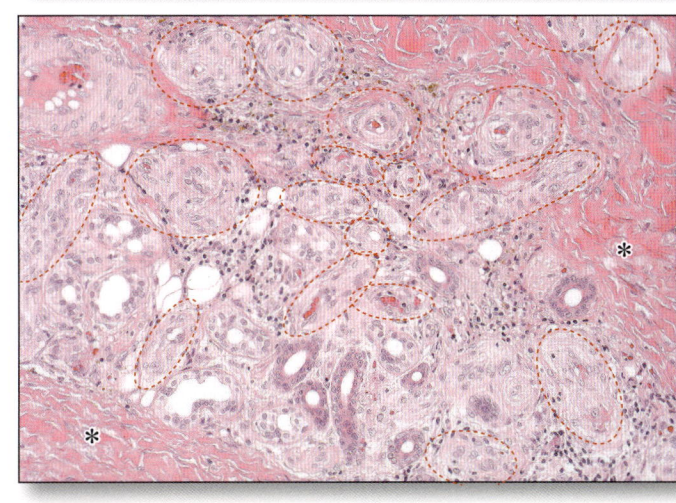

D
リベド血管症，陳旧期

陳旧化すると，血管内腔と血管壁は器質化（線維化）により同心円状に厚く肥厚し，小腔が再疎通している（赤線）．周囲の膠原線維は壊死後に厚い膠原線維に置換されている（＊）．
エクリン小葉内は，虚血に弱い汗腺は消失ないし変性し，intactな汗管が残存している．

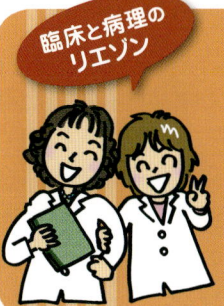

臨床と病理のリエゾン

- リベド血管症は，"リベド血管炎""livedo reticularis with summer ulceration""atrophie blanche"などと呼ばれてきた疾患の本態が血管炎ではなく，血栓症であることから，血管炎と区別して，リベド血管症の呼称が提唱された（Papi 1998）．
- リベド血管症以外にリベドを呈する疾患としては，抗リン脂質抗体症候群，クリオグロブリン血症，コレステロール結晶塞栓症，結節性多発動脈炎がある．
- リベドの原因となる血流障害が血管炎に起因する場合としては，結節性多発動脈炎とクリオグロブリン血症（Ⅱ型，Ⅲ型）がある．

Chapter 6 血管の病変

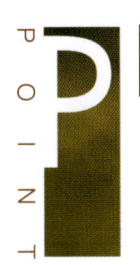

POINT 36 コレステロール結晶塞栓症
動脈内腔に太い針状の裂隙を入れ，血管腔を完全に閉塞する

― 見つからない場合は，必ず薄切を追加して探す ―

A コレステロール結晶塞栓症，弱拡大

コレステロール血症塞栓症を来した血管（赤線）の周囲では，表皮直下から真皮全層性に血管が拡張している．間質は真皮乳頭層を含め瘢痕を伴う線維化を来している．栄養する皮表部が潰瘍，壊死に陥ることも多い．

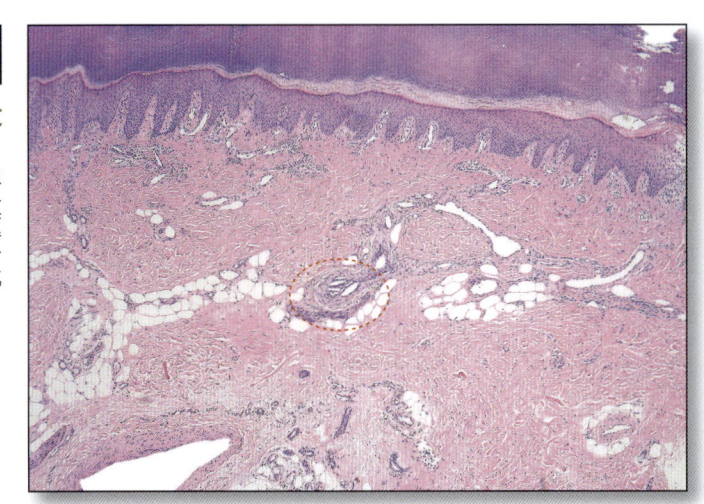

B コレステロール結晶塞栓症，強拡大

小動脈の内腔に，針状と形容される，ここではラグビーボール状を呈するコレステロール結晶（裂隙）がみられ，内腔は完全に閉塞している．コレステロール結晶は標本を作製する過程で溶出する．臨床診断がついた症例の 90％以上で組織学的にコレステロール結晶が見つかるため，もし標本上でなければ，serial cut（連続性に薄切）や deep cut（かなり間を飛ばして薄切）により再度検索すると，出現することが多い．

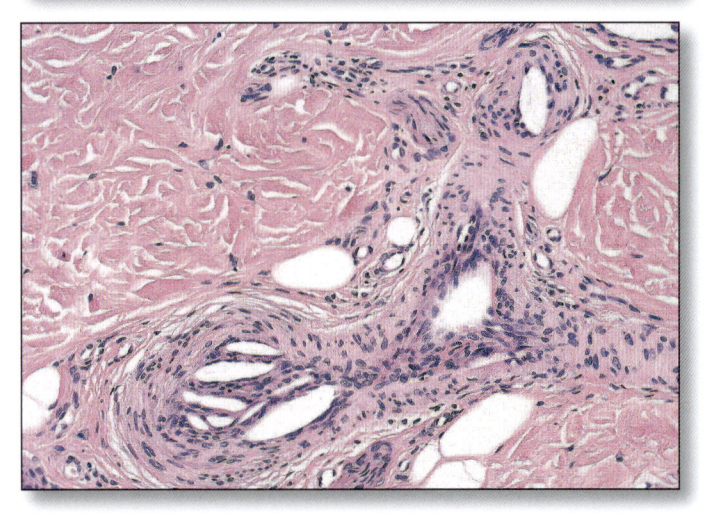

コレステロール結晶塞栓症 Cholesterol crystal embolization は，動脈硬化の粥状硬化巣からコレステロール結晶が剥離し，小動脈に塞栓することで生じる．皮膚では，網状皮斑にはじまり，紫斑，チアノーゼ，blue toe，潰瘍および壊死を来す．

病理組織学的には真皮から皮下脂肪織の小動脈に塞栓像がみられ，コレステロール結晶が内部に紡錘形ないし針状の裂隙として確認される．血管内のコレステロール結晶周囲には赤血球が凝集し，やがて，肉芽組織が形成される．周辺の血管は拡張する．その後，血管は硝子変性に至り，再疎通像や新生血管をみる．凍結標本の偏光顕微鏡検査でコレステロール結晶が観察される．

●コレステロール結晶塞栓症

鑑別診断   LEVEL

- **敗血症性血管炎**：無数の核破砕を伴わない好中球が浸潤．敗血症性塞栓の形成．
- **リベド血管症**：血管壁にフィブリノイド物質の沈着と好酸性の血栓による血管の閉塞．
- **膠原病に伴う血管炎**：真皮細小血管から皮下脂肪織の動・静脈まで多彩な壊死性血管炎をみる．

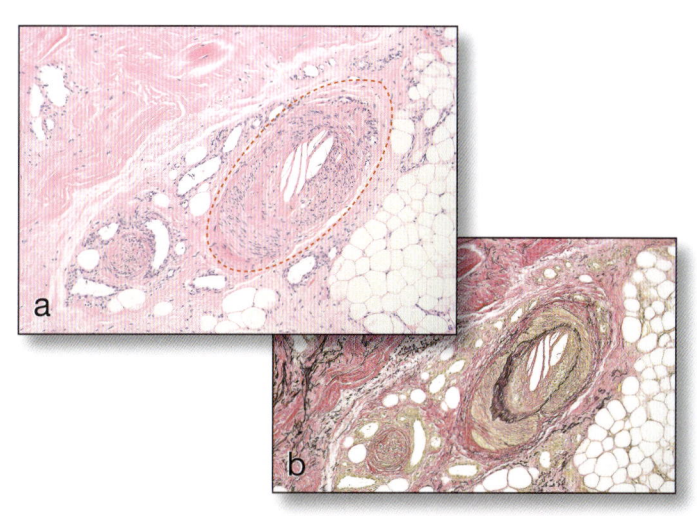

C
コレステロール結晶塞栓症，(a) H-E染色，(b) EVG染色

a. 比較的大きな中動脈に，コレステロール結晶が塞栓している（赤線）．線維化を伴い内腔を完全に閉塞している．血管の周辺には毛細血管の拡張が目立つ．
b. 内・外弾性板など，動脈の基本的な構築はよく保たれている．

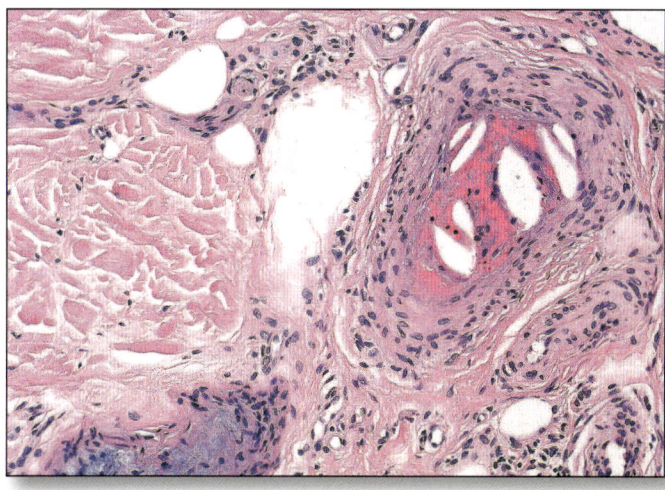

D
コレステロール結晶塞栓症，初期像

血管内腔のコレステロール結晶の周囲にはフィブリノイド物質や赤血球が凝集している．内皮細胞はすでに破壊，消失している．

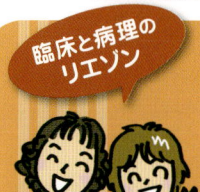

臨床と病理のリエゾン

■ 血管内カテーテル操作に続発することが多く，そのほか抗凝固療法により誘発されることがある．

■ 皮膚のほかには腎臓を侵すことがもっとも多く，予後に関わる．脾臓，膵臓，消化管，心筋，骨格筋にも生じやすい．

Chapter 6 血管の病変

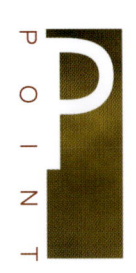

POINT 37 血栓性静脈炎，モンドール病

血栓性静脈炎は，皮下の静脈壁内に好中球が浸潤しタマネギ状を呈する

― モンドール病は，皮下の静脈壁のsegmentalで全周性の線維性肥厚 ―

A 血栓性静脈炎，弱拡大

真皮深層～皮下脂肪織内を横走する1本の筋性静脈が障害されている（赤線）．

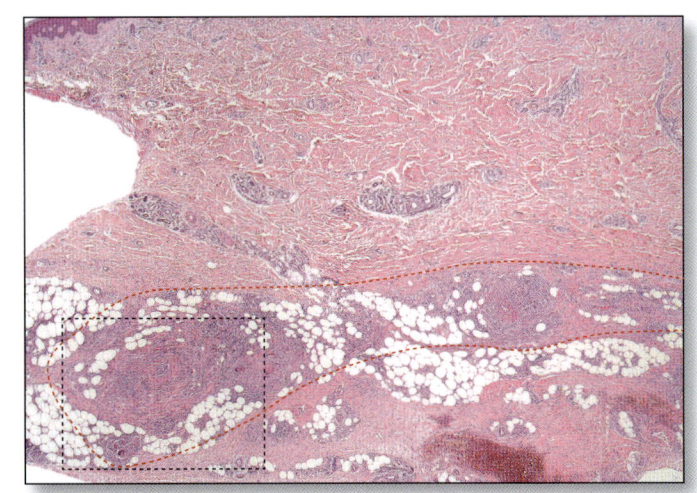

B 血栓性静脈炎，強拡大像

図Aの黒枠内．静脈の内腔はほぼ完全に閉塞している．正常で平滑筋が層状に緩く取り巻いている筋性静脈の平滑筋層間を分け入るように好中球が浸潤するため，壁はタマネギ状を呈する．出血や毛細血管の増生もみられる．陳旧化すると，稀ならず多核巨細胞（組織球）が浸潤する（赤線）．

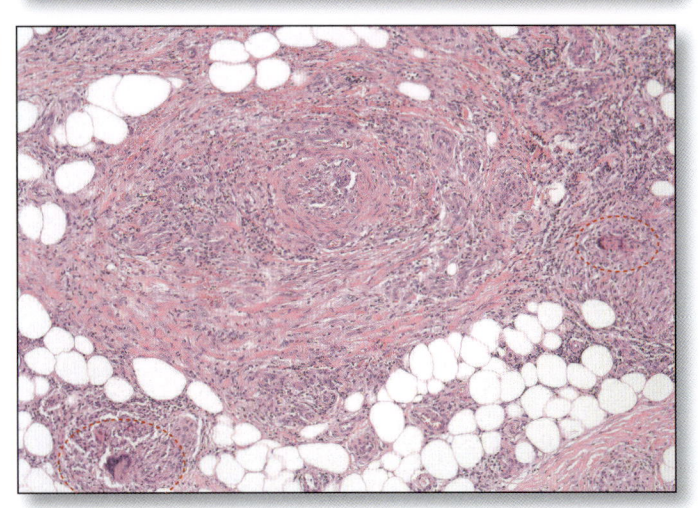

血栓性静脈炎 Thrombophlebitis は下腿に好発する有痛性の索状皮下硬結で，上肢や体幹に生じることもある．ベーチェット病に伴うものは，移動性の遊走性静脈炎である．

病理組織学的には真皮と皮下脂肪織の境界部～皮下脂肪織内の筋性静脈に血栓が形成され，静脈壁内とその周囲に好中球，リンパ球および組織球が浸潤する．静脈の中膜は同心円状の筋層が炎症に伴って離解しタマネギ状に肥厚してみえる．その後結合組織が増生し，異物型多核巨細胞を混じる肉芽腫性の炎症に推移する．やがて小血管が新生し，血管腔の再疎通がおこる．

モンドール病 Mondor's disease は胸部に好発し，外傷，手術などに続発することが多い．結合織の増殖による静脈内腔の閉塞と壁の全層にわたる肥厚がみられる．

●血栓性静脈炎，モンドール病

鑑別診断

LEVEL ●●●●●

- **結節性多発動脈炎**：筋性"動脈"の内膜にフィブリノイド物質が沈着する壊死性血管炎で，血栓の形成はない．
- **結節性紅斑**：脂肪隔壁を中心とする脂肪織炎で，真皮全層にわたる血管周囲性のリンパ球浸潤はあるが，筋性静脈の血管炎はない．
- **バザン硬結性紅斑（結節性血管炎）**：多彩な小，中動・静脈炎で，結核性肉芽腫性脂肪織炎に伴う．

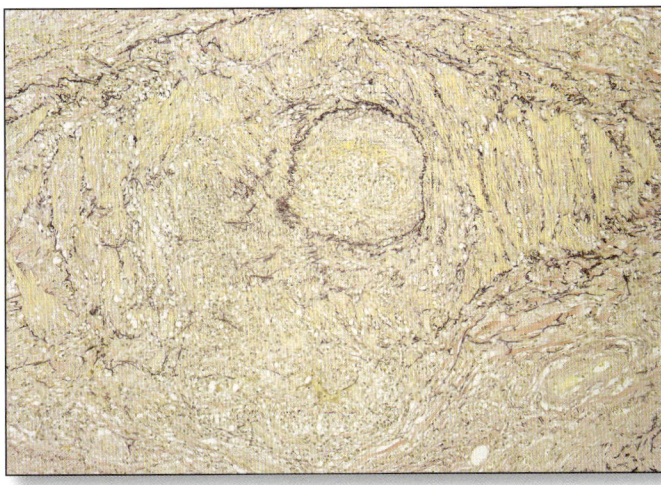

C 血栓性静脈炎，EVG染色

静脈の既存の構造はかろうじて保たれているものの，内腔はほぼ完全に閉塞し，層状に取り巻く弾性線維に沿うように好中球が同心円状に浸潤している．

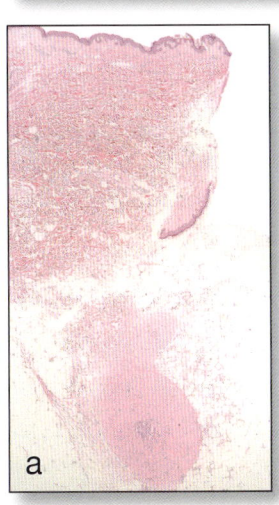

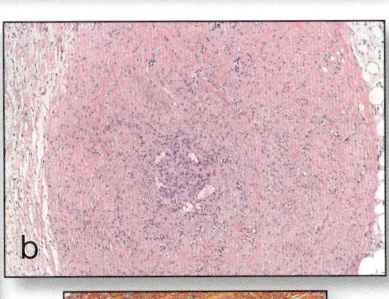

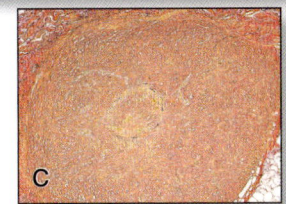

D モンドール病

a. 皮下脂肪織内に，輪切りに切れた静脈が球状を呈している．静脈は区域性 segmental に障害され，臨床的に索状の硬結として触れる．
b. 内腔は器質化を来してほぼ閉塞し，壁は硝子化を伴う線維化により円形（全周性）に肥厚している．静脈炎の範疇に入れられるが，炎症細胞浸潤はほとんどない．
c. EVG染色で静脈壁の既存の構造は，完全に失われていることがわかる．

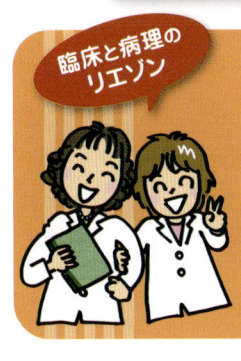

臨床と病理のリエゾン

- ベーチェット病の皮膚粘膜症状は血栓性静脈炎のほか，結節性紅斑，毛包炎様皮疹，口腔内アフタ，外陰部潰瘍（punched out ulcer）が特徴的である．
- モンドール病は血栓性静脈炎とみなされているが，静脈またはリンパ管の増殖性閉塞性炎症とする考えもある．
- 陰茎に生じたモンドール病は，硬化性リンパ管炎 sclerosing lymphangitis として知られる．

POINT 37

Self assessment　第6章　血管の病変

Q01 組織学的に動脈の最大の特徴は**(a. 組織)** が明瞭なため，3層構造がはっきりしていることである．

Q02 白血球破砕性血管炎のうち，細小血管の代表が**(a. 疾患名)** で，小中血管の代表が**(b. 疾患名)** である．

Q03 結節性多発動脈炎では，内膜や中膜が全周性に**(a. 壊死の名)** を来すが，**(b. 組織)** は保たれる．

Q04 リベド血管症の組織所見は，**(a. 所見)** や**(b. 所見)** である．

Q05 コレステロール結晶塞栓症で塞栓がみつからなければ，必ず**(a. 検査)** を追加する．

Q06 血栓性静脈炎で，中膜の平滑筋層を分け入るように炎症細胞が浸潤した状態を，**(a. 名詞)** 状と形容する．

Q07 モンドール病は，静脈が**(a. 所見)** する病態で，静脈壁の既存の構造は失われる．

解答

- **01** a. 内・外の弾性板
- **02** a. Henoch-Schönlein 紫斑病，b. 結節性多発動脈炎
- **03** a. フィブリノイド壊死，b. 内弾性板
- **04** a. 血管壁のドーナツ状のフィブリノイド変性，b. 濃い好酸性を示す血栓
- **05** a. Serial cut（連続切片）や deep cut（深切り）
- **06** a. たまねぎ
- **07** a. 線維化により全周性に肥厚

Chapter 7

肉芽腫

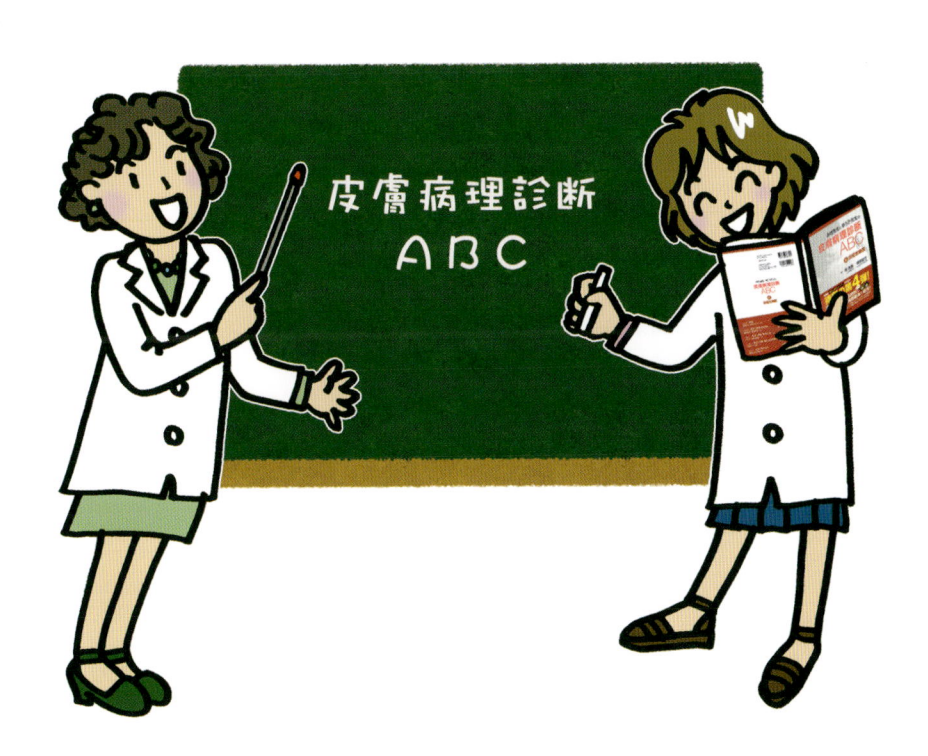

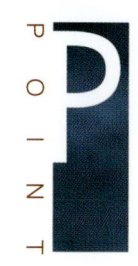

Chapter 7 肉芽腫　Ⓐ 類結核肉芽腫

POINT 38 結核
真性結核以外にアレルギー反応としてさまざまな臨床病型を呈する

― 病巣に結核菌が存在し，Ziehl-Neelsen 染色が陽性となるのは
　ほぼ皮膚腺病だけ ―

A　結核，皮膚腺病

結核の肉芽腫は症例によりさまざまな大きさを示すが，本例では表皮直下に大型の乾酪肉芽腫を形成している．乾酪壊死の大部分は排膿されている．壊死の周囲を組織球が取り巻き，さらに外側を無数のリンパ球が浸潤する．

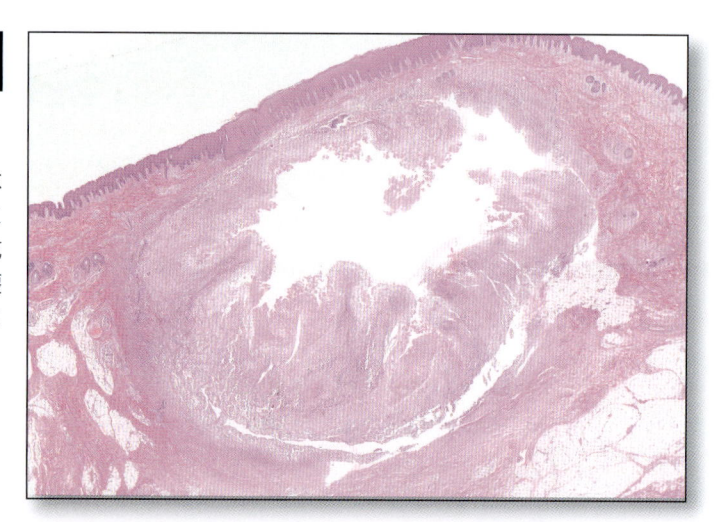

B　結核，類結核肉芽腫

乾酪壊死（＊）は融解壊死で，核破砕物などを混じる．外側には組織球が上皮細胞様に配列（赤線と青線間）し，一部で癒合しランゲルハンス型巨細胞となる（黄線）．さらに外側にリンパ球が浸潤する．Ziehl-Neelsen 染色で陽性になることは稀で，ほぼ皮膚腺病に限られる．結核菌は，乾酪壊死巣かラングハンス型巨細胞の細胞質内を探す．

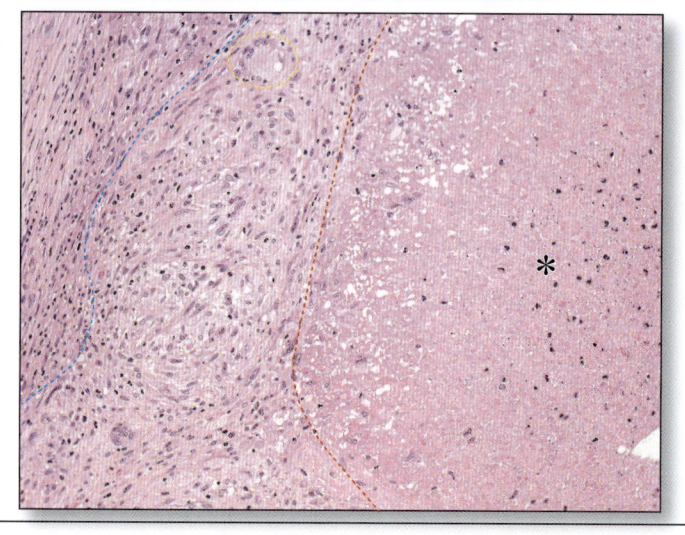

皮膚結核 Cutaneous tuberculosis には結核菌が分離可能な真性皮膚結核と，一種のアレルギー反応により生じる結核疹 tuberculid がある．真性皮膚結核のうちもっとも頻度が高いのが，皮膚腺病 scrofuloderma で，頸部リンパ節結核から連続性に皮膚に硬結を生じ（冷膿瘍），やがて瘻孔を形成して排膿する．

病理組織学的に瘻孔から連続する膿瘍は非特異的炎症反応で，結核菌が多数みられ，周辺に類結核肉芽腫 tuberculoid granuloma をみる．肉芽腫は中心の乾酪壊死を取り囲むようにラングハンス型巨細胞を混じる類上皮細胞が浸潤し，その周囲にリンパ球浸潤を伴う．結核菌は Ziehl-Neelsen 染色で鮮紅色の細長い棒状を呈する．

●結核

鑑別診断

LEVEL ●●●●○

- **非結核性抗酸菌症**：偽癌性表皮過形成を示す．肉芽腫は化膿性肉芽腫で，乾酪壊死は欠く．
- **深在性真菌症**：化膿性肉芽腫を形成し，表皮は偽癌性に増殖．スポロトリコーシスでは膿瘍中に星芒体（asteroid body）をみる．
- **ハンセン病**：類上皮細胞とリンパ球の浸潤は末梢神経に沿う．Fite 染色で菌を探す．
- **バザン硬結性紅斑**：類結核肉芽腫で多核巨細胞がしばしばみられるが，小葉性脂肪織炎と静脈炎が主体である．
- **異物肉芽腫**：異物を貪食する類上皮細胞と多数の巨細胞が浸潤する．類上皮細胞内に異物が認められる．

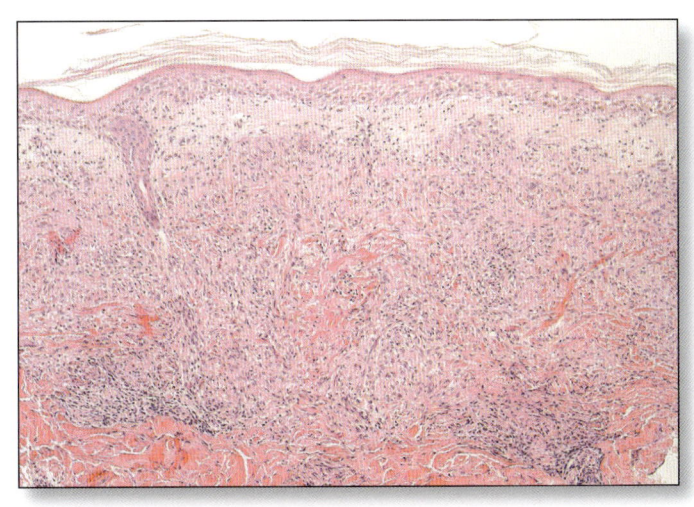

C 結核疹，壊疽性丘疹状結核疹

結核疹の臨床病型のうち，病変の主座が真皮に存在する病態である．四肢に粟粒大の丘疹が出現し，その後痂皮を付着する小丘疹となる．結核疹では類肉芽腫の大きさや乾酪壊死の程度はさまざまで，本例では乾酪壊死はみられない．なお，皮下脂肪織に主座を置く結核疹が，バザン硬結性紅斑である．

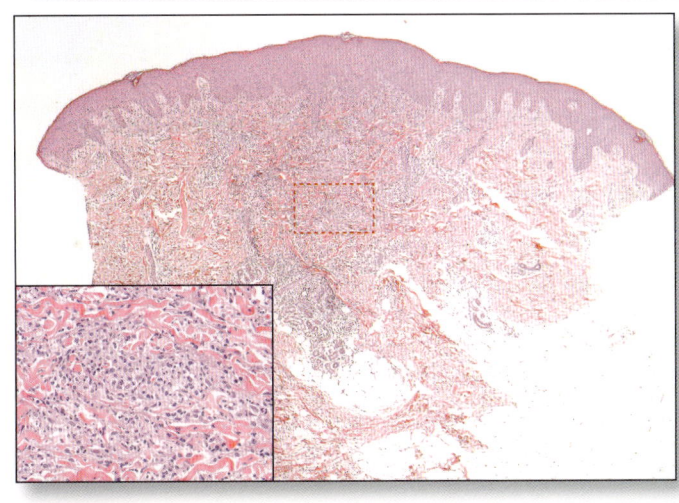

D 結核疹，BCG 接種後に生じた壊疽性丘疹状結核疹

定型的には，乳児が BCG 接種後1〜2カ月で，発熱とともに全身に粟粒大の丘疹を生じる．臨床所見が華々しいものの，自然消褪する病態として重要である．浸潤細胞は好中球が主体で，組織球は小集簇巣がみられるにすぎない（Inset）．乾酪壊死はない．

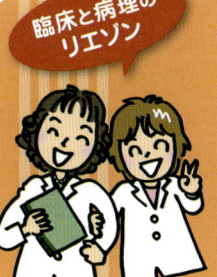

臨床と病理のリエゾン

- 結核疹でもっとも多いのはバザン硬結性紅斑で，他に壊疽性丘疹状結核疹や腺病性苔癬などがある．
- バザン硬結性紅斑のうち，非結核性で血管炎が明かな病態を結節性血管炎とする考えがある．
- 顔面播種状粟粒性狼瘡（LMDF）はかつて結核疹とみなされ，その後，毛包破壊産物に対する肉芽腫反応と考えられてきたが，近年結核との関連が再び注目されている．
- BCG 接種1〜2カ月後の乳児に，壊疽性丘疹状結核疹や腺病性苔癬などの結核疹を生じることがある．

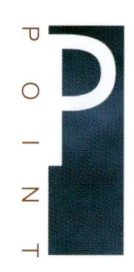

Chapter 7　肉芽腫　Ⓐ 類結核肉芽腫

POINT 39　顔面播種状粟粒性狼瘡（LMDF）

LMDF は真皮浅層の毛嚢周囲に多発する類結核肉芽腫巣

― 尋常性痤瘡や酒皶様皮膚炎では，肉芽腫はあっても乾酪壊死はない ―

Ⓐ 顔面播種状粟粒性狼瘡（LMDF），弱拡大像

2 カ所で毛包が拡張し，毛包に接するように肉芽腫が形成される（赤丸）．臨床的に小丘疹の集簇巣から生検されたことがわかる．原因として結核菌の関与はなく，毛包との関連性が重視されていることが毛包と近接した病変の分布からも理解できる．

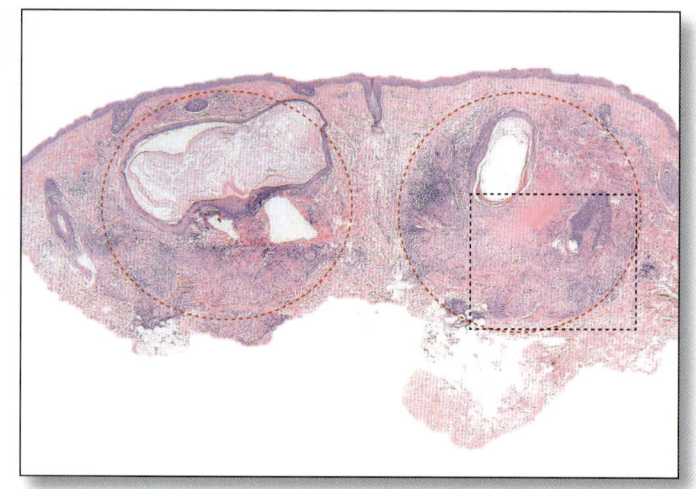

Ⓑ LMDF，強拡大像

図 A の黒枠：乾酪壊死を中央に有し，その周囲に類上皮細胞（組織球）が集簇し，最外層にはリンパ球が浸潤する類結核肉芽腫である．組織学的には結核疹と相同の所見だが，Ziehl-Neelsen 染色を施行しても結核菌は検出されない．

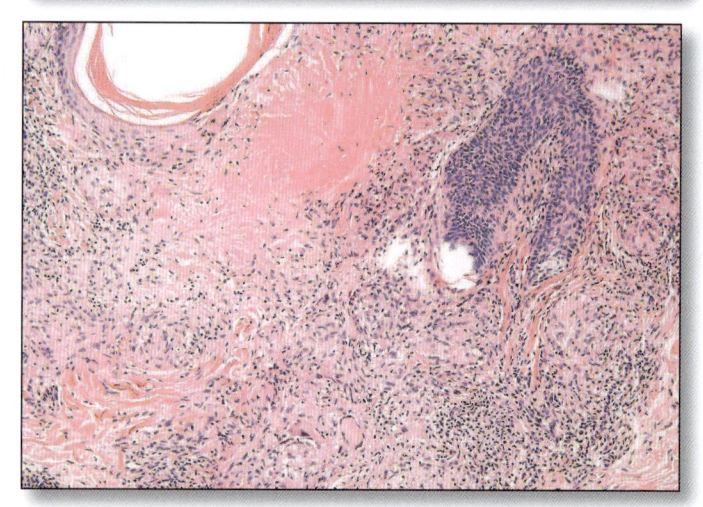

　顔面播種状粟粒性狼瘡 Lupus miliaris disseminatus faciei（LMDF）は 20 〜 30 歳代に多く，前額や下眼瞼に好発し，左右対称性に暗紅色丘疹が多発するもので，とくに下眼瞼では数個が横に並び，融合するのが特徴である．
　病理組織学的には真皮に比較的大型の類結核肉芽腫が形成される．中心に明瞭な乾酪壊死を伴うことが多いが，壊死のないこともある．
　LMDF はかつて結核疹とされていたが否定され，毛包内容や皮脂に対する肉芽腫反応と考えられている．酒皶性痤瘡 acne rosacea（第 2 度酒皶）の一種とする立場もある．

● 顔面播種状粟粒性狼瘡（LMDF）

鑑別診断

LEVEL ●●●○○

- 酒皶様皮膚炎，口囲皮膚炎：肉芽腫形成があっても乾酪壊死を欠く．
- 好酸球性膿疱性毛包炎（太藤病）：毛包や脂腺の上皮内に，粘液の沈着を伴い好酸球や好中球が侵入する．
- サルコイドーシス：乾酪壊死を欠き，リンパ球浸潤が乏しい類上皮細胞肉芽腫を形成する．
- 尋常性痤瘡：毛包が破壊されると異物肉芽腫を伴うことがある．乾酪壊死はない．

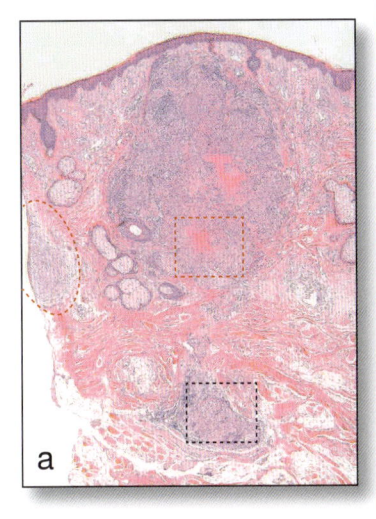

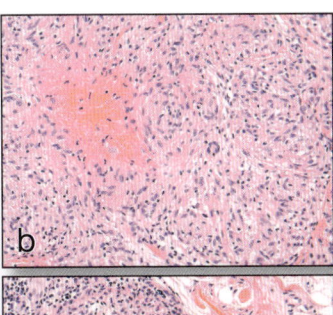

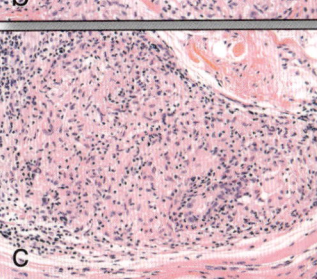

C LMDF，別の例

a. 中央部の真皮浅層に周囲との境界が比較的明瞭な肉芽腫が形成される．上下に乾酪壊死を有する2つの肉芽腫の融合巣である．左側（赤丸線）と深部（黒枠）にも小さい肉芽腫が形成されている．
b. aの赤枠：類結核肉芽腫で，ラングハンス型巨細胞も出現している．
c. aの黒枠：小型の肉芽腫では，乾酪壊死を伴わないサルコイド肉芽腫であることが多い．

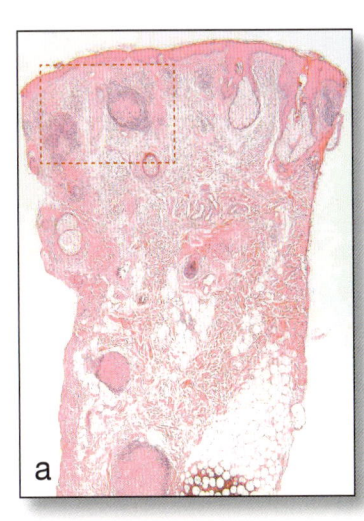

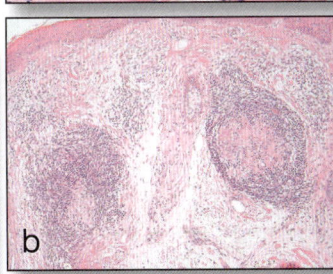

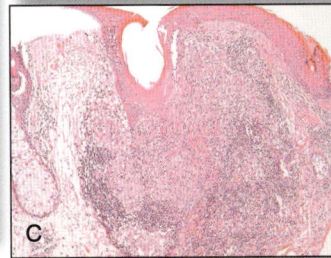

D 鑑別疾患：酒皶様皮膚炎

a. しばしば臨床的鑑別のために，酒皶様皮膚炎が生検される（尋常性痤瘡は生検の対象となることはほとんどない）．臨床的に観察される口囲や頰部に集簇する小丘疹は，真皮内の多数の比較的小さい肉芽腫に対応している．
b. aの赤枠：肉芽腫は，乾酪壊死のないサルコイド肉芽腫である．
c. 毛包に接して発生し，毛包を破壊することがある．

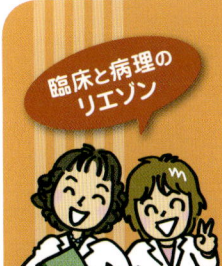

臨床と病理のリエゾン

- LMDFの丘疹は，硝子圧法（硝子圧で丘疹を圧迫）により黄白色調を呈する（apple jerry nodule）．
- 酒皶様皮膚炎や口囲皮膚炎は，しばしば長期のステロイド外用により誘発される．面皰はみられない．
- 尋常性痤瘡の初発疹である面皰は，組織学的に拡張した毛包漏斗部に層状の角質と皮脂が貯留する．面皰から，紅色丘疹や膿疱を形成する．生検の対象になることは非常に少ない．☞用語解説 4 (p.169)
- 酒皶は中年以降に生じ，顔面の毛血管拡張を主徴とする．第1度（紅斑性酒皶），第2度（酒皶性痤瘡），第3度（鼻瘤）に分けられる．

POINT 39

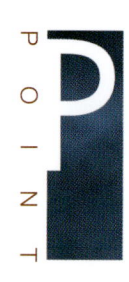

Chapter 7 肉芽腫 Ⓑサルコイド肉芽腫

POINT 40 サルコイドーシス
小型で均一な肉芽腫が，皮膚や皮下脂肪織のさまざまな部位に集簇する

— 真皮浅層性，全層性，皮下脂肪織，血管，瘢痕巣内と多彩 —

A サルコイドーシス，局面型

肉芽腫が真皮浅層に限局している．中央部に好中球を混じる壊死を有している（赤線，inset）．環状肉芽腫に一見類似するが，組織球の柵状配列，肉芽腫中央部の膠原線維束の変性腫大ないし粘液の沈着はない．皮膚結核との鑑別はしばしば困難で，乾酪壊死が明瞭であれば結核がより疑われるが，サルコイド肉芽腫（sarcoided granuloma，non-caseating granuloma）でも結核を否定することはできない．

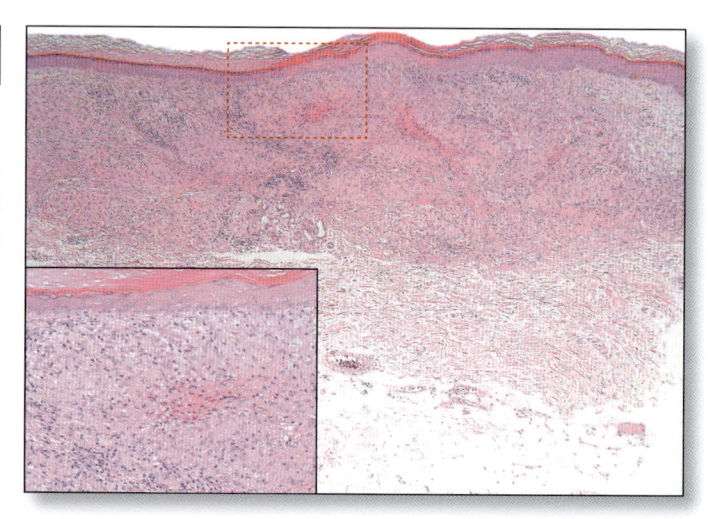

B サルコイドーシス，びまん浸潤型

真皮全層性に，小型で比較的均一な肉芽腫が集簇性に浸潤する．1個の肉芽腫は，組織球が（類上皮細胞というニックネームがあるように）上皮様に結合し大きさの揃った類円形を示す（赤線，inset）．定型的には naked granuloma だが，この図のようにある程度のリンパ球浸潤を伴うことは稀ではない．類結核肉芽腫とは異なり，乾酪壊死はない．

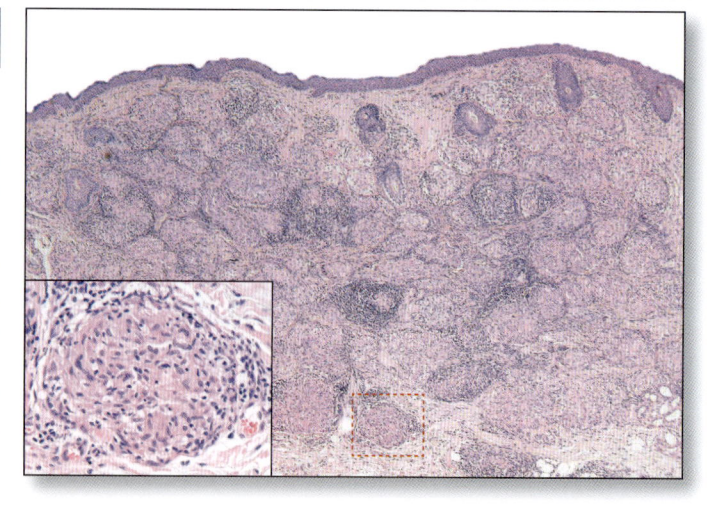

サルコイドーシス Sarcoidosis は，多臓器に肉芽腫を生じる原因不明の疾患で，肉芽腫は乾酪壊死を伴わない**サルコイド肉芽腫 sarcoidal granuloma，non-caseating granuloma** を特徴とする．

病理組織学的所見の特徴は，①主に真皮の病変で，②乾酪壊死を欠く類上皮細胞肉芽腫を形成，③ラングハンス型巨細胞を混じ，細胞内に**星芒体 asteroid body**（星型の好酸性封入体）や **Schaumann body**（好塩基性で層状の構造を呈し，石灰沈着を伴う）がみられる，④リンパ球浸潤は少なく，**naked granuloma** と表現される．⑤肉芽腫の中心にはときにフィブリノイド壊死を伴う．瘢痕浸潤の部位では異物としてシリカを含むことがあり，偏光顕微鏡で確認できる．

●サルコイドーシス

鑑別診断

- **環状肉芽腫**：柵状肉芽腫に小型のサルコイド肉芽腫を混じることがある．肉芽腫は真皮浅層に限局し，中央部で膠原線維束の肥厚や粘液の沈着がある．
- **皮膚結核**：中心に乾酪壊死を伴い，類上皮細胞，ラングハンス型巨細胞，リンパ球浸潤からなる類結核肉芽腫の形成が特徴的である．
- **ハンセン病**：類上皮細胞とリンパ球の浸潤が末梢神経に沿う．
- **バザン硬結性紅斑**：類結核肉芽腫でしばしば巨細胞が目立つが，主体は小葉性脂肪織炎と静脈炎である．
- **異物肉芽腫**：類上皮細胞内や肉芽腫内に異物を貪食する異物肉芽腫を形成する．

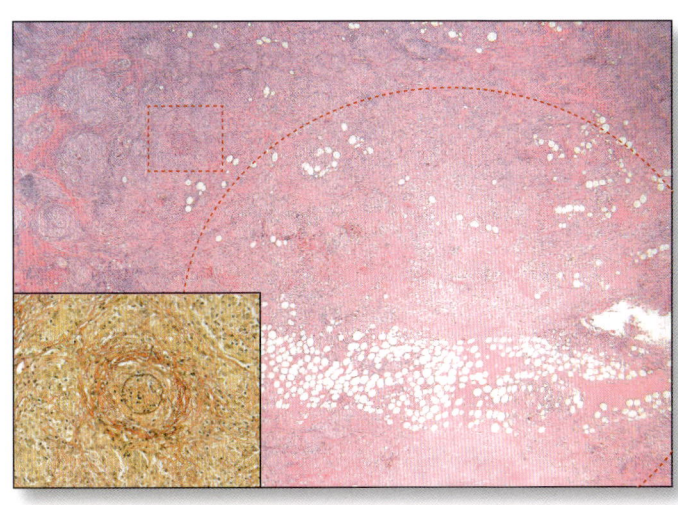

C サルコイドーシス，びまん浸潤型

病変は真皮〜皮下脂肪織をびまん性に巻き込んでいる．サルコイド肉芽腫が血管壁に形成されて内腔が閉塞し（赤四角），皮下脂肪織が広範に壊死に陥っている（赤丸）．
Inset（EVG染色）：肉芽腫が血管壁内及び血管壁を取り囲むように形成されていることがわかる．

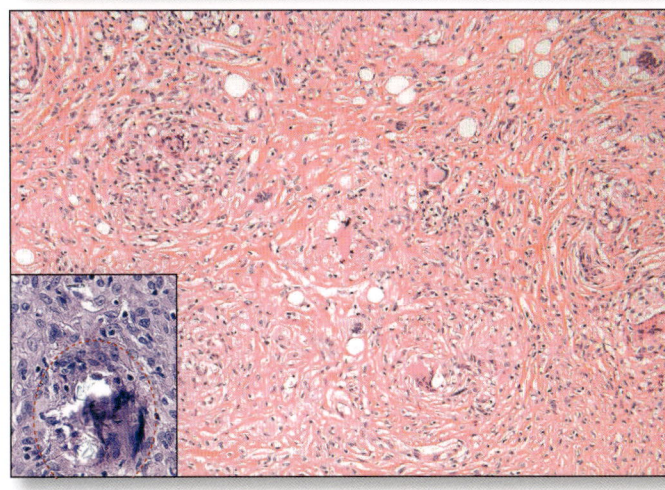

D サルコイドーシス，瘢痕浸潤

外傷による瘢痕巣の中にサルコイド肉芽腫が形成されている．肉芽腫は線維化巣に埋没し，わずかに巨細胞と同心円状の膠原線維がその名残を残す．サルコイド肉芽腫では異物（inset内の赤線，光輝性のシリカ）がみられることが稀ではなく，サルコイドーシスの本質が異物に関連していることが示唆される．

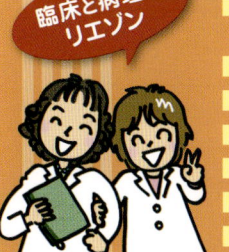

臨床と病理のリエゾン

- 皮膚病変にはサルコイド肉芽腫からなる皮膚サルコイドと瘢痕部に肉芽腫と異物を認める瘢痕浸潤がある．
- 皮膚サルコイドには結節型#，局面型*，びまん浸潤型★，皮下型，その他の病型がある．
- #（顔面，四肢近位側および体幹に生じる丘疹や結節）
- *（顔面に好発する，中心が萎縮性で辺縁が隆起する局面）
- ★（鼻，耳，指趾にみられる凍瘡様の皮疹である（凍瘡様狼瘡））
- 瘢痕浸潤は肘や膝などの外傷後の瘢痕部位にサルコイド肉芽腫を生じる．
- 臨床像が結節性紅斑に類似し，組織学的に真皮から皮下脂肪織にサルコイド肉芽腫を形成する病態を，結節性紅斑様皮疹と呼ぶ．

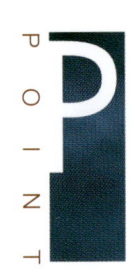

Chapter 7 肉芽腫 C 柵状肉芽腫

POINT 41 柵状肉芽腫：総論

柵状肉芽腫は，環状肉芽腫，リポイド類壊死症，リウマトイド結節の鑑別が鍵！

— 位置と特徴的な変性・壊死像の違いにより鑑別する —

A

柵状肉芽腫，リウマトイド結節

組織球が，壊死巣に対して垂直にあたかも上皮のごとく（類上皮細胞と呼ばれるゆえん）接着して配列している．細胞が一列に並ぶさまは，牧場などにある柵を連想させ，"柵状肉芽腫"と呼ばれる．柵のイラストで，横木を留める鋲が組織球の核に対応する．

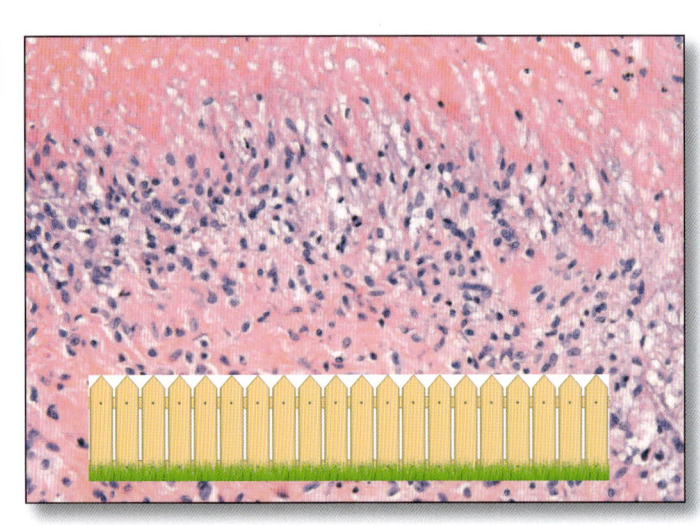

B

表B　皮下型の環状肉芽腫とリウマトイド結節の鑑別

	皮下型の環状肉芽腫	リウマトイド結節
真皮内病変	あり	ないことが多い
深部脂肪織	浸潤なし	しばしば浸潤
既存の脂肪織の構造	保ったまま肉芽腫を形成	破壊して広範囲に広がる
組織球の出現方式	柵状肉芽腫と interstitial type	柵状肉芽腫のみ
肉芽腫の形態	小型，周囲との境界明瞭	ヒトデ状，大型
壊死	−	フィブリノイド壊死〜好塩基性で汚穢な壊死
組織球の柵状配列	不明瞭	明瞭
組織球の核分裂像	ときにあり	なし
粘液変性	+++	+〜あるとしても膠原線維の変性・壊死が主体
リンパ球浸潤	少数	肉芽腫の最外層で高度に浸潤
血管炎	−	+
血管の増生	−	+
肉芽腫周囲の線維化	なし	必発

　組織球が核の柵状配列を呈する肉芽腫形成性の疾患には，環状肉芽腫，リポイド類壊死症，リウマトイド結節および痛風などがあり，とくに前3者の鑑別が重要である．病変が皮下脂肪織を主座としている場合には，環状肉芽腫の皮下型とリウマトイド結節とが鑑別疾患に挙がる．

●柵状肉芽腫：総論

LEVEL ●●●●●

表C　環状肉芽腫，リポイド類壊死症，リウマトイド結節の鑑別

	環状肉芽腫	リポイド類壊死症	リウマトイド結節
肉芽腫の発生部位	真皮網状層の浅層に限局	真皮全層（～皮下脂肪織）にびまん性病変を形成し，健常組織の残存はない．	皮下脂肪織が多いが真皮にも発生する
表皮の穿破	穿孔型のみ，稀	なし	あり
肉芽腫の形態	周囲との境界の明瞭な小結節状ないし，数個が数珠状，帯状に連なる	血管周囲に島状に形成	大型のヒトデ状
肉芽腫の中央／周囲の変性・壊死	粘液の沈着を伴う膠原線維束は好酸性で太く変性	アリの巣状／地図状の好酸性で均一な類壊死巣．細胞成分は乏しい	フィブリノイド壊死～核破砕性の好中球を含む好塩基性の壊死．既存の構造を完全に破壊
柵状配列	明瞭	不明瞭	非常に明瞭
粘液の沈着	++～+++	−	+～−
多核巨細胞の数	−～++	+++～+	−～+
炎症細胞	肉芽腫の周囲にリンパ球が軽度に浸潤する．稀に好酸球を混じる	血管周囲に炎症細胞が島状に高度に浸潤．リンパ球に形質細胞を混じる	3層構造の最外層は毛細血管の増生が目立つ高度の肉芽組織を形成
血管炎	−	−～+	+～−

- 真皮浅層の，斑状～帯状の肉芽腫
- 中央部は粘液が沈着
- 軽度の炎症細胞浸潤

- 真皮全層性の病変
- アリの巣状に広がる均一で好酸性の変性巣
- 島状の炎症細胞浸潤巣

- 皮下脂肪織内の病変
- 不規則融合状（ヒトデの手足状）の肉芽腫
- 高度の組織壊死とフィブリノイド物質の析出
- 高度の炎症細胞浸潤と線維化巣

膠原線維の変性巣
組織球（類上皮細胞）
炎症細胞浸潤巣

表の上半分は Farmer ER, Hood AF: Pathology of the Skin 2nd ed., McGraw-Hill, New York, p.382, 2000 を参考に作成

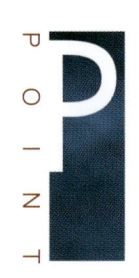

Chapter 7 肉芽腫 ❸ 柵状肉芽腫

POINT 42 環状肉芽腫
真皮浅層で，粘液が沈着する変性膠原線維束を組織球が柵状に取り囲む

— 臨床的（上から見ても），組織学的（横から見ても）にも環状の形 —

A

環状肉芽腫，ルーペ像

真皮乳頭層は常に保たれる．網状層の浅い位置に，横に長い帯状ないし数珠状に結節性病変が形成されている（赤線）．複数の肉芽腫は真皮内で同じ高さに存在し，病変の下床は線を引いたように深さが揃う．臨床的に上から見ても環状だが，組織学的に断面（横）で見ても一つ一つの肉芽腫が環状に見える．つまり，チューブのような環状構造なのであろうか？（inset）．

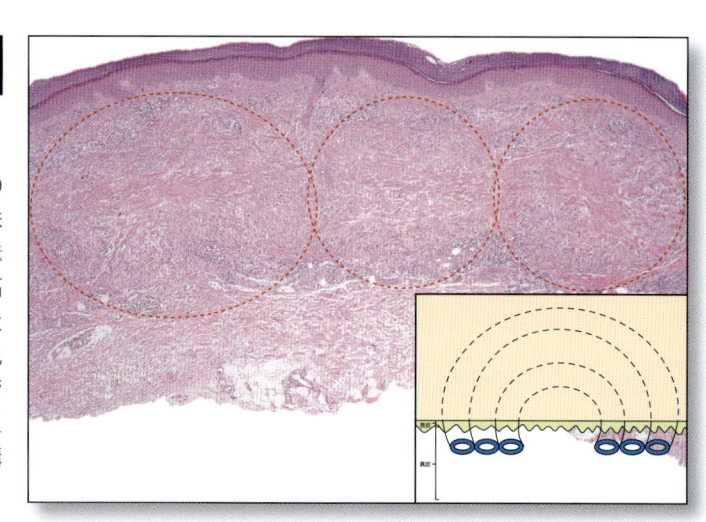

B

環状肉芽腫，肉芽腫

1個の肉芽腫の中央部は膠原線維の変性巣で，濃い好酸性で肥厚した膠原線維束と，青みがかった粘液の沈着とがコントラストをなす．その辺縁を組織球が取り囲む．
Inset：変性巣の辺縁を紡錘形の組織球があたかも上皮のように（類上皮細胞）接着し，柵状に一列に配列する．破骨細胞型の多核巨細胞は，症例による多寡が著しい．

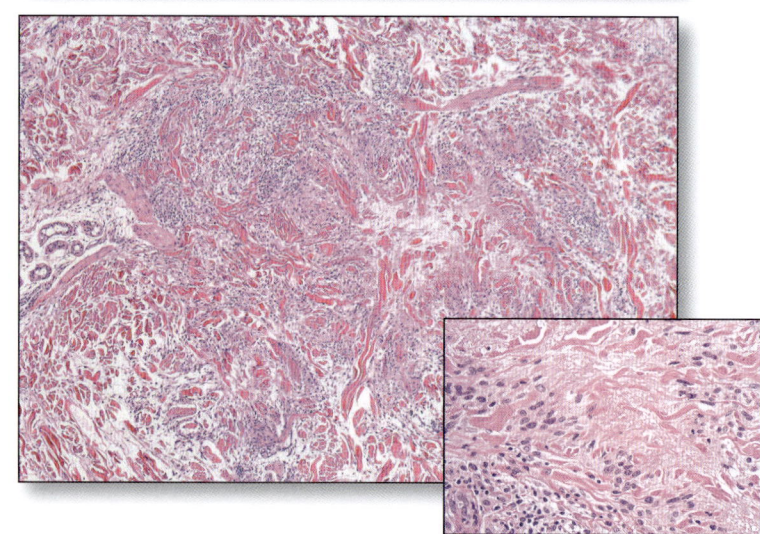

　環状肉芽腫 Granuloma annulare は，幼小児および中高年に多く，手背や足背に好発する紅褐色局面で，辺縁は環状に隆起あるいは丘疹が配列する．
　病理組織学的には真皮浅層の柵状肉芽腫で，中央部は変性した膠原線維とムチンが沈着し，それを取り囲むように組織球が柵状に配列する．リンパ球浸潤を伴う．Interstitial type では肉芽腫の形成が不明瞭で，膠原線維束間を分け入るように組織球が浸潤する．
　本症の亜型である環状弾性線維融解性巨細胞肉芽腫（annular elastolytic giant cell granuloma，AEGCG）の病理組織学的所見は，環状皮疹の中央部で弾性線維が消失あるいは減少し，周囲の堤防状隆起に相当する部分では，組織球が集簇し，巨細胞により弾性線維が貪食される．

●環状肉芽腫

鑑別診断

LEVEL ●●●●○

- **(Interstitial) granulomatous dermatitis**：関節リウマチ患者にみられる．膠原線維間に組織球が浸潤するが，好中球と核破片が混在する．
- **リウマトイド丘疹**：柵状肉芽腫に加え血管炎がある．
- **リウマトイド結節**：好塩基性のフイブリノイド壊死層を中心に，柵状に取り囲む組織球と外層の肉芽組織からなる3層構造を示す．皮下型の環状肉芽腫とは区別しがたいことがある．

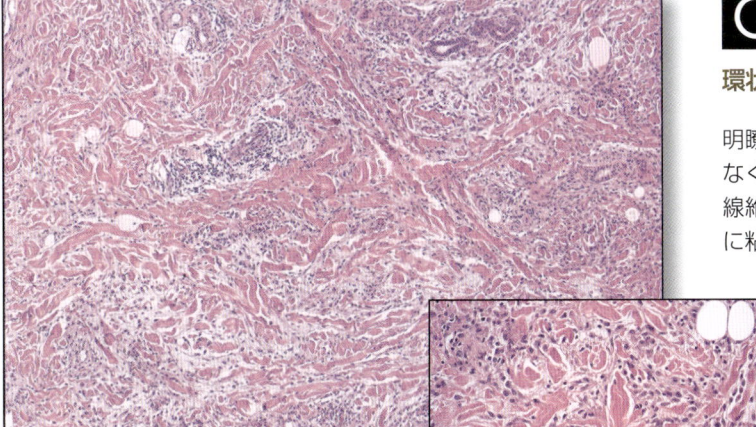

C 環状肉芽腫，Interstitial type

明瞭な結節状の肉芽腫を形成することなく，組織球一つ一つが変性した膠原線維間に分け入るように浸潤し，周囲に粘液の沈着を伴う．

Inset：組織球の浸潤，膠原線維の変性および粘液の沈着という構成要素は定型例と同じである．ただし，組織球が明瞭な柵状配列を示さないことや粘液が少量であることから，しばしば肉芽腫性疾患であることに気づかれない．

D 環状弾性線維融解性巨細胞肉芽腫

日光変性を来した弾力線維束を，多数の多核巨細胞が貪食する疾患である（inset，EVG染色，黒色の線維束が弾性線維）．この貪食像は環状肉芽腫でもみることがある．実際に組織球の細胞質内に弾性線維束が確認されることは稀で，膠原線維であることもある．巨細胞の数は，症例により多寡が著しい．以上の理由から，独立した疾患というより，環状肉芽腫の亜型と考えられる．

臨床と病理のリエゾン

- 広範囲に多発する汎発性（播種状）環状肉芽腫は全体の15%を占め，糖尿病との関連が指摘されている．
- 小児では四肢に多く，軽微な外傷が誘因となる．
- 稀な病型として，皮下結節（深在）型，穿孔型，局面型および巨大型などがある．
- 環状弾性線維融解性巨細胞肉芽腫（AEGCG）は露光部に好発し，紫外線による弾性線維の変性に対する肉芽腫反応と考えられている．

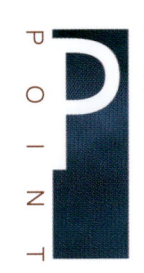

Chapter 7 肉芽腫 ⓒ 柵状肉芽腫

POINT 43 リポイド類壊死症
真皮全層性に膠原線維の類壊死巣が蟻の巣状に広がる

― 多核巨細胞が目立つ炎症細胞巣が島状に存在する ―

A リポイド類壊死症，ルーペ像

病変は必ず真皮全層性で，しばしば皮下脂肪組織に及ぶ．好酸性で無構造を示す膠原線維の類壊死巣が，アリの巣の穴のように不規則に広がり(inset)，その間(inset の土の部位に相当)に炎症細胞の集簇巣が好塩基性の胞巣として島状に存在している．病変部に健常な皮膚組織は残存しない．この特徴的な弱拡大像から，リポイド類壊死症と診断される．

B リポイド類壊死症，類壊死巣

膠原線維の変性(類壊死巣)は，太い好酸性の洞状領域を形成する．リウマトイド結節のように完全に組織を溶解・破壊させる壊死ではなく，あくまで類壊死 necrobiosis (死にかけ)として，既存の構造をかろうじて残す(*)．急激で高度に組織が破壊される部位では，膠原線維は濃く好酸性に変性し，既存組織の凝固壊死，出血および核破砕を伴う炎症細胞(赤線)が浸潤する．病変内には程度の差こそあれ新旧の病変が混在する．黒線は陳旧性の線維化を示す．

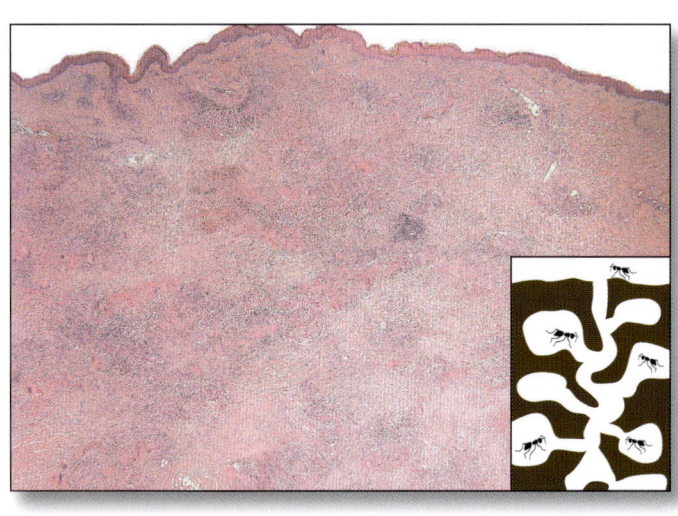

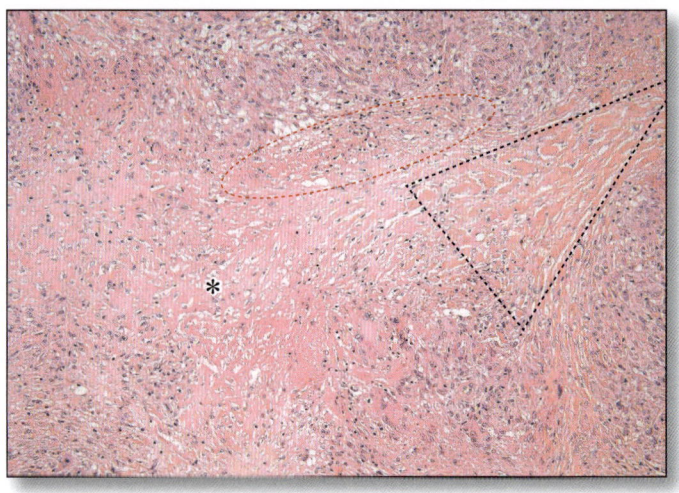

リポイド類壊死症 Necrobiosis lipoidica は，下腿前面に両側性にみられる比較的境界鮮明な黄褐色斑を形成する．
　病理組織学的には表皮は萎縮性で，潰瘍を来すこともある．真皮全層に境界が不明瞭な大型の類壊死巣が2～3層の帯状ないしアリの巣状に形成され，類壊死巣をラングハンス型または異物型巨細胞を混じる組織球が取り囲む柵状肉芽腫を呈する．類壊死巣には膠原線維，弾力線維の変性に加え，脂質あるいはコレステロール裂隙がみられる場合もあるが，ムチンの沈着は乏しい．真皮の血管は全層にわたって拡張および増生し，壁の肥厚と内皮細胞の増殖をみる．血管壁には PAS 陽性，ジアスターゼ消化性物質の沈着を認める．血管周囲性にリンパ球や形質細胞が浸潤し，好酸球を混じることもある．

● リポイド類壊死症

鑑別診断

LEVEL ●●●●●

- **環状肉芽腫**：より小型の肉芽腫を真皮浅層に形成し，変性巣にムチンが沈着する．形質細胞浸潤を欠く．
- **リウマトイド結節**：中心に好酸性のフィブリノイド壊死層または好塩基性の汚い壊死層を，柵状に取り囲む組織球および外層の肉芽組織からなる3層構造を示す．
- **類壊死性黄色肉芽腫（Necrobiotic xanthogranuloma）**：より大型の変性巣周囲に，多数のTouton型巨細胞や泡沫状組織球が浸潤する．

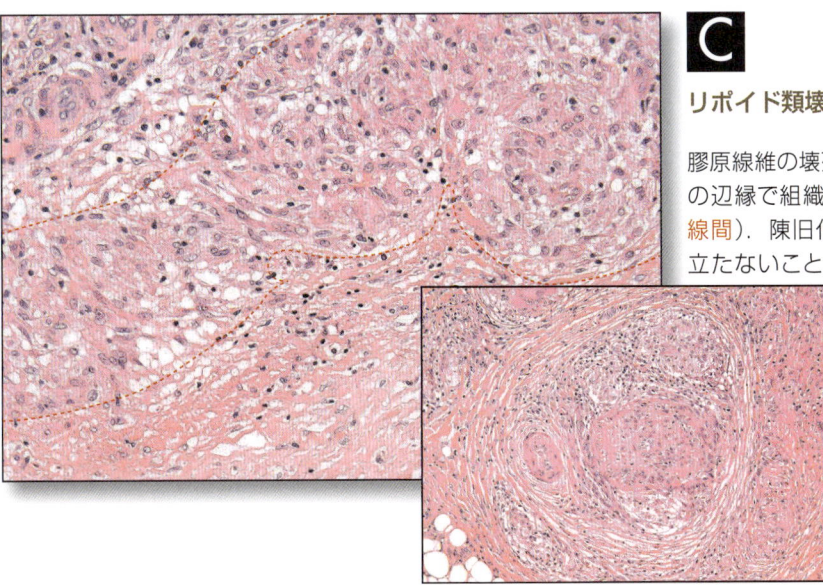

C リポイド類壊死症，柵状肉芽腫

膠原線維の壊死が早期であれば壊死巣の辺縁で組織球が柵状に配列する（赤線間）．陳旧化すると，柵状配列が目立たないことが多い．陳旧化巣では，膠原線維と炎症細胞巣との境界が明瞭になる（inset）．さらに陳旧化するに従い，炎症細胞は減少していく．

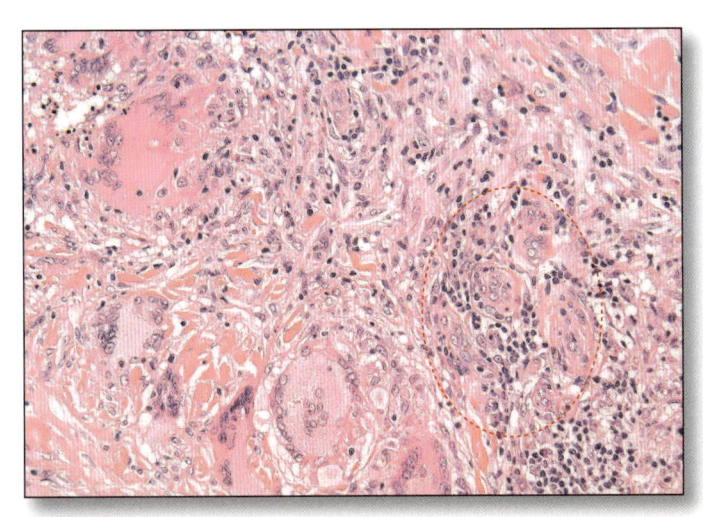

D リポイド類壊死症，炎症細胞巣

血管が豊富な部位（赤線）は，（類）壊死から免れ，島状の炎症細胞巣として認識される．血管から遠い部位は壊死に陥り，アリの巣状の壊死巣（図A）を形成する．炎症細胞巣ではしばしば組織球が多核化する．陳旧化すると壊死巣との境界が明瞭となり，サルコイド肉芽腫に類似することもある．しばしば好酸球や形質細胞が混在する（赤線の内外）．

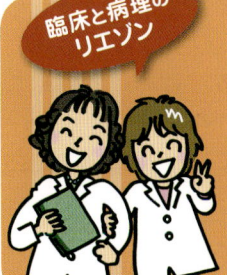

臨床と病理のリエゾン

- 糖尿病に本症を合併する頻度は0.3%だが，本症患者の75%に糖尿病ないし糖代謝異常が認められる．
- 病因として，微小循環障害のほか，下肢静脈のうっ滞や脂質異常の関与が指摘されている．
- 糖尿病以外にはサルコイドーシス，関節リウマチ，甲状腺の自己免疫疾患，炎症性腸疾患，単クローン性γグロブリン血症などに伴う例が報告されている．

POINT 43

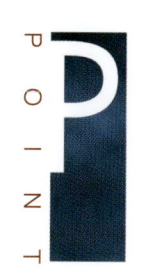

Chapter 7 肉芽腫 ❻柵状肉芽腫

POINT 44 リウマトイド結節
ヒトデ状の大型肉芽腫で，組織球が綺麗に柵状に配列する

— フィブリノイド壊死ないし好塩基性で汚い壊死巣を，
柵状肉芽腫と肉芽組織が取り巻く3層構造 —

A

リウマトイド結節，弱拡大

真皮〜皮下脂肪織のどこにも生じうる．肉芽腫は大型になることが多く，あたかもヒトデが手足を伸ばしたような形態を示す．肉芽腫の中央部は，モヤモヤした好酸性のフィブリノイド物質(赤線)か，好塩基性で汚穢な壊死である．壊死巣を組織球が取り囲み，さらに外側は肉芽組織が形成される．多くの例では，さらに外側に線維化巣を有する．

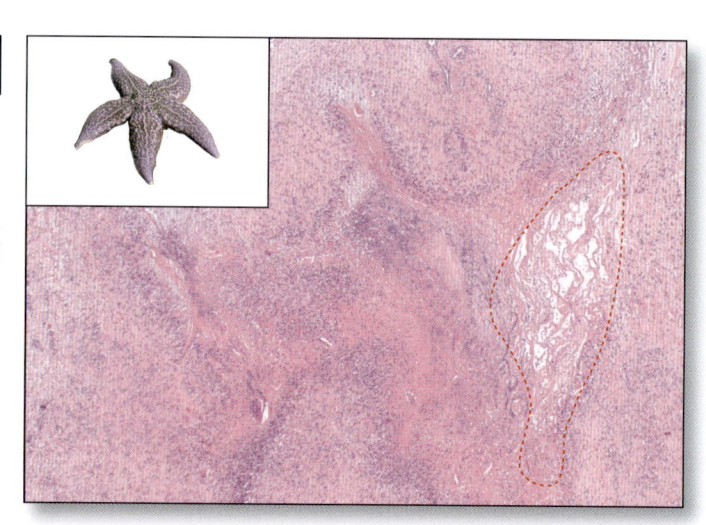

B

リウマトイド結節，フィブリノイド壊死

フィブリノイド壊死は，好酸性の結晶状〜図のようなモヤモヤした網状を呈する．完全に既存の組織が溶解するこの高度のフィブリノイド壊死は，リウマトイド結節において特異性が高い．壊死物質が完全に吸収されると，嚢胞状に抜けた空洞を形成する．

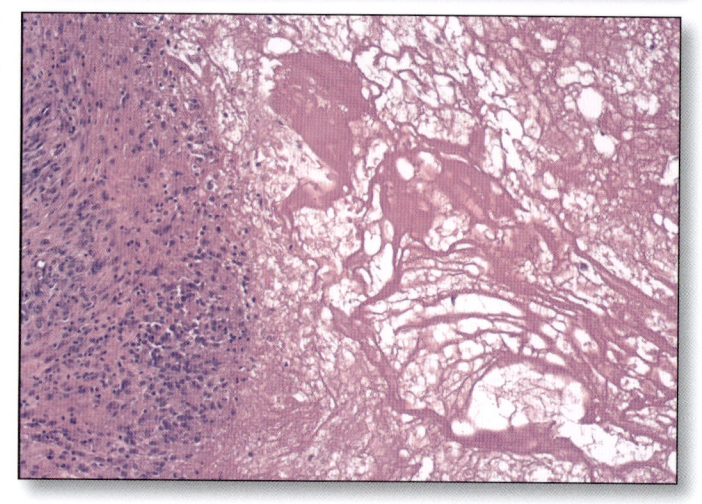

リウマトイド結節 Rheumatoid nodule は，ドーム状に隆起する固い皮下結節で，前腕伸側のほか，後頭部，臀部，膝など圧迫部位に生じる．関節リウマチの診断にも有用な関節外症状である．

病理組織学的所見は，3層構造を示す大型で不規則(ヒトデ状)な柵状肉芽腫で，中心の好酸性を示すフィブリノイド壊死層または好塩基性の汚い壊死層を組織球が柵状に取り囲み，さらに外層に血管の豊富な肉芽組織が形成される．

リウマトイド丘疹は手指に出没する小型の皮内結節で，組織学的には真皮内に柵状肉芽腫と血管炎を形成し，環状肉芽腫に類似する．皮内型のリウマトイド結節とも捉えられる．

●リウマトイド結節

鑑別診断　LEVEL ●●●●●

- **環状肉芽腫**：真皮浅層の小型の柵状肉芽腫で，変性巣にムチンが沈着する．皮内型リウマトイド結節とは区別しがたい．好塩基性の壊死はない．
- **環状肉芽腫（皮下型）**：フィブリノイド壊死巣が小さいと組織学的な鑑別は困難である．
- **痛風結節**：細線維状構造を呈する好塩基性物質の沈着巣の周囲に，組織球や異物型多核巨細胞が浸潤する．
- **腫瘍状石灰沈着症（Tumoral calcinosis）**：臀部に好発する無痛性の腫瘤．H-E染色で好塩基性の石灰巣周囲を異物肉芽腫が取り囲む．

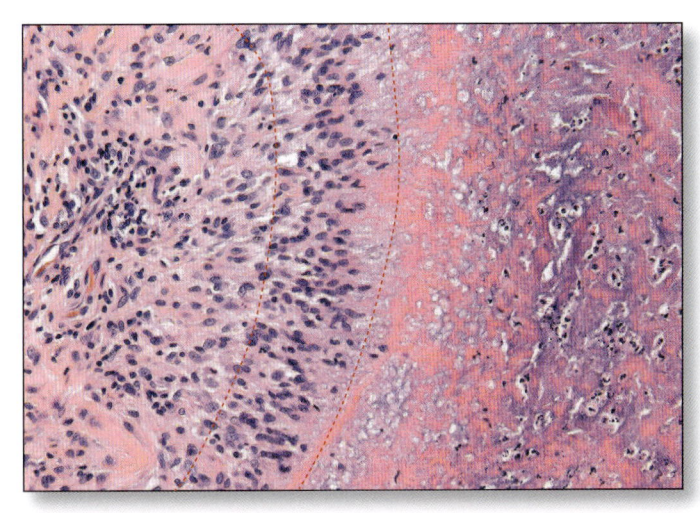

C　リウマトイド結節，柵状肉芽腫（3層構造）

組織球は壊死巣に対し垂直に配列し，核が同じ高さに綺麗に並ぶさまは，柵状肉芽腫の定型像といえる（赤線間）．リポイド類壊死症と異なり，巨細胞の出現はない．核破砕の目立つ好中球が浸潤する好塩基性で汚らしい壊死（右側）は，リウマトイド結節に特徴的で診断的価値が高い．組織球の外側には血管の増生が目立つ肉芽組織を形成する．

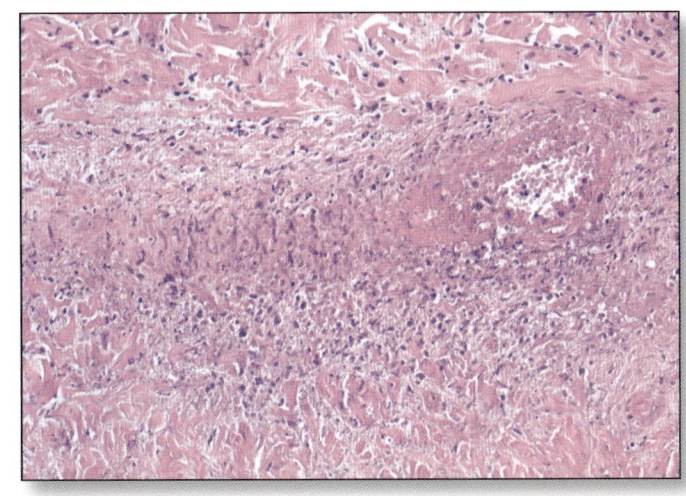

D　リウマトイド結節，血管炎

肉芽腫病変の一部に，細動脈の壁がフィブリノイド変性を来した壊死性血管炎がみられることがある．リウマトイド結節の本質の少なくとも一部は，血管炎に伴う壊死であることが示唆される．
☞ One Point Lesson ⑩ (p.165)
リンパ管炎を来すこともある．

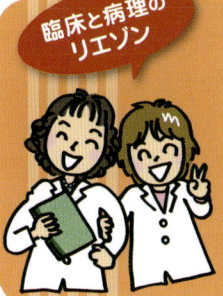

臨床と病理のリエゾン

- リウマトイド結節は関節リウマチの20％に認められる．
- リウマトイド因子陽性の重症例やリウマトイド血管炎でしばしば認められる．
- メトトレキサートなどの薬剤により誘発されることがある（therapy-induced accelerated rheumatoid nodulosis）．
- 関節リウマチに伴う肉芽腫性の皮膚病変には，このほかinterstitial granulomatous dermatitis や palisaded neutrophilic granulomatous dermatitis がある．☞ One Point Lesson ⑩ (p.165)

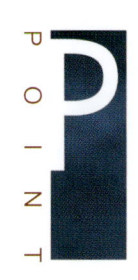

Chapter 7 肉芽腫 ❺柵状肉芽腫

POINT 45 痛風結節
羽毛状の尿酸結晶を，多核巨細胞が取り囲んで貪食する

― 陳旧化するとコレステリンクレフト様で，
泡沫状組織球の浸潤や線維化を来す ―

A 痛風結節，弱拡大像

大小の結晶の沈着巣を形成している．柵状肉芽腫に分類されるものの，組織球が綺麗な柵状配列を示すことはむしろ稀である．無数の異物型多核巨細胞が取り囲む異物肉芽腫〜ほとんど反応のない部位まで，存外に多彩な像を呈する．真皮（皮表に穿破することがある），皮下脂肪織，靱帯，腱，滑液包，関節（軟骨，骨）など，どこにでも沈着しうる．

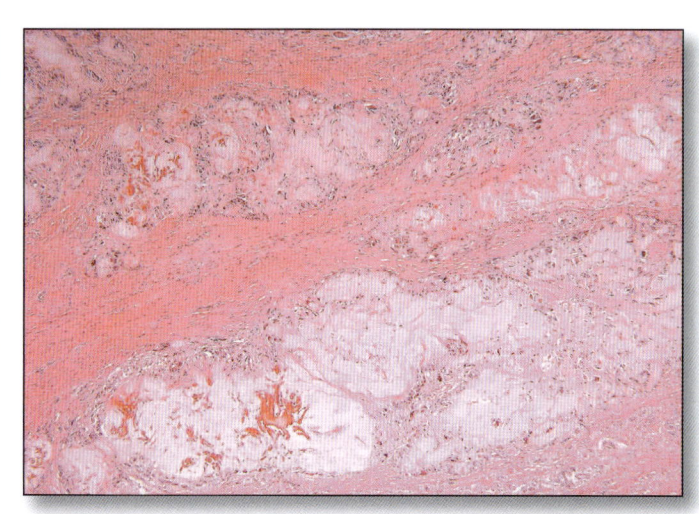

B 痛風結節，強拡大像

ホルマリン固定された尿酸結晶は水溶性であるため溶出し，特徴的な"羽毛状"あるいは"刷毛で掃いたような"繊細な模様を示す．
アルコール固定で標本を作成すれば，複屈折性を示す長い針状の結晶が確認できる．

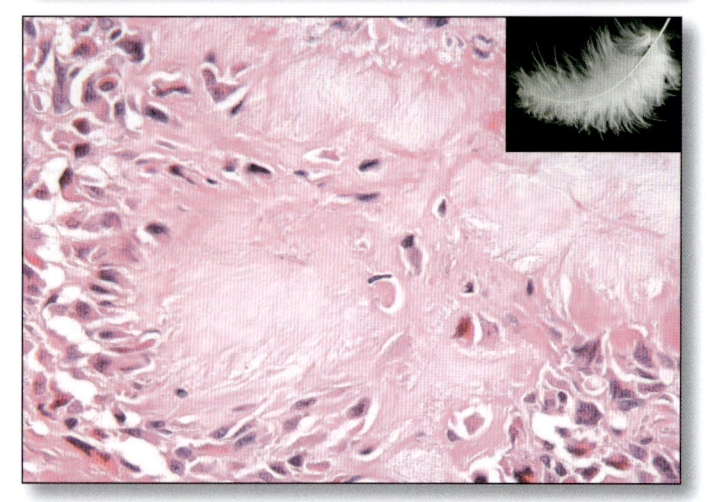

痛風 Gout は中高年の男性に多く，高尿酸血症を来す．尿酸が尿酸（ナトリウム）結晶 monosodium urate crystal となって析出し沈着して，皮下脂肪織に肉芽腫を形成した病態が**痛風結節 gouty tophus**である．関節の周囲や耳介など，機械的刺激や寒冷に曝露されやすいところに好発する．

病理組織学的特徴は，真皮から皮下脂肪織にかけて好塩基性に染色される沈着巣がみられ，周囲を組織球，リンパ球および異物型巨細胞が取り囲む柵状肉芽腫を呈する．好塩基性物質は**羽毛状**と表現される細線維状構造を呈する．アルコール固定後の H-E 標本では尿酸の針状結晶が確認できるが，ホルマリン固定後の H-E 標本では尿酸塩結晶が溶出し，針状結晶は確認できない．

●痛風結節

鑑別診断　LEVEL ●●○○○

- **環状肉芽腫（皮下型）**：変性巣は膠原線維が変性し，ムチンが沈着する．
- **リウマトイド結節**：フィブリノイド壊死巣（好塩基性で汚穢な壊死），柵状に取り囲む組織球および外層の肉芽組織からなる3層構造を示す．痛風結節が関節腔に穿破したり皮膚に潰瘍を来して感染をおこすと，フィブリノイド物質や汚穢な壊死が出現するので，部分的には鑑別が難しい．
- **腫瘍状石灰沈着症**：臀部に好発する無痛性の腫瘤．好塩基性の石灰巣周囲を異物肉芽腫が取り囲む．
- **異物肉芽腫**：尿酸塩結晶以外の異物として，美容形成注入物，縫合糸，角質，金属などがある．
- **ホスホグリセリド結晶沈着症**：中高齢者の臀部や上腕で，注射や手術痕に発生することが多い．青～淡紅色で類円形の無構造～細線維状結晶で，異物型巨細胞が取り囲む．

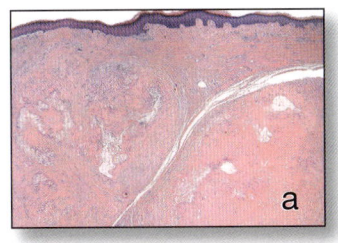

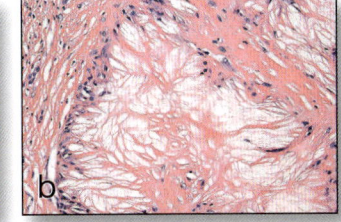

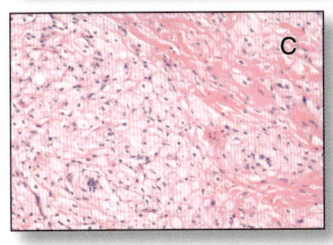

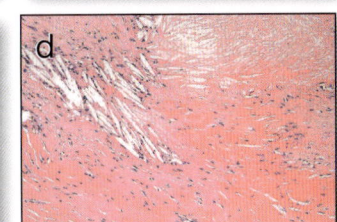

C 痛風結節，陳旧像

数年間放置すると（a），尿酸結晶はコレステリンクレフト状に抜ける（b）．無数の泡沫状組織球が浸潤することもある（c）．さらに陳旧化すると，尿酸結晶も組織球も吸収され，硝子化した膠原線維に被包化された線維化巣となる（d）．

D 鑑別疾患：(a) ホスホグリセリド結晶沈着症 Phosphoglyceride crystal deposition disease，(b) 腫瘍状石灰沈着症 Tumoral calcinosis

(a) より均一で青みがかった結晶で，偏光をかけると複屈折性を示す．
(b) 淡好塩基性のモヤモヤした沈着物を組織球が取り囲み，さまざまな程度で石灰化を来す．複屈折性はない．

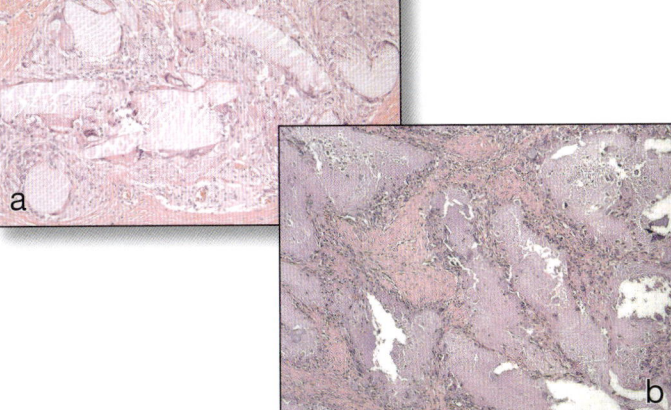

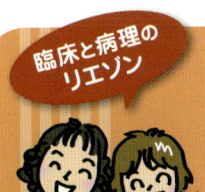

臨床と病理のリエゾン

- 痛風結節があれば痛風の診断的価値が高いが，わが国では頻度が低く，患者の1％程度といわれる．
- 結節を穿刺すると白色チョーク状物質が採取される．偏光顕微鏡で観察すると，尿酸結晶が確認できる．
- 皮内に存在する痛風結節は時に自潰してチョーク状物質を排出し，潰瘍化することがある．

POINT 45

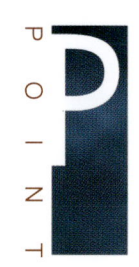

Chapter 7　肉芽腫　D 化膿性肉芽腫

POINT 46　化膿性肉芽腫

偽癌性表皮過形成，膿瘍，化膿性肉芽腫の 3 所見があれば真菌症や非結核性抗酸菌症を疑う

— PAS 染色，Grocott 染色，Ziehl-Neelsen 染色を施行し菌体を探す —

A　スポロトリコーシス，ルーペ像

表皮突起が不規則に延長し表皮があたかも癌の浸潤のように増殖している．偽癌性表皮過形成とよばれるゆえんである．真皮には炎症細胞が著しく浸潤している．
Inset：角化細胞は異型性がなく，非腫瘍性（反応性）の増殖であることがわかる．

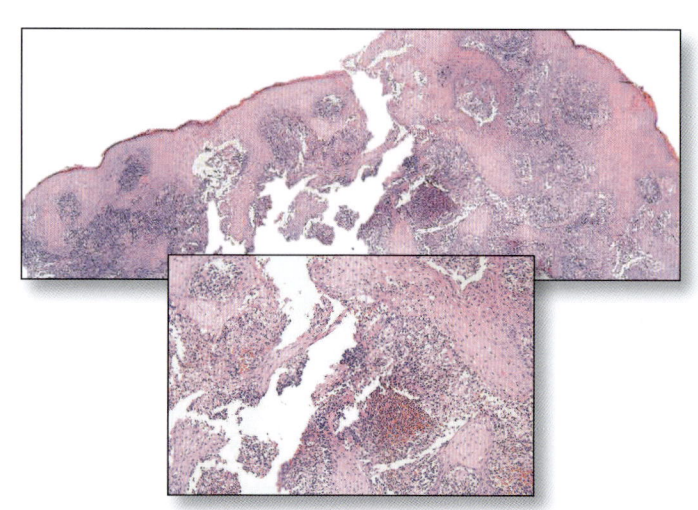

B　スポロトリコーシス，膿瘍

好中球が集簇性に浸潤（膿瘍）している．核破砕やそれらを貪食する組織球（bean-bag cells：麻袋の中に豆を詰め込んだ形態）がみられる．核破砕の目立つ汚い膿瘍をみた場合は，まず感染症の可能性を考える．

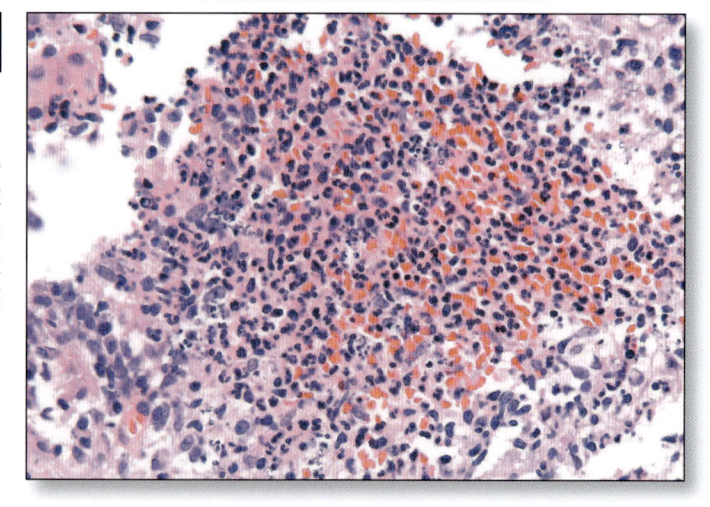

化膿性肉芽腫 Suppurative granuloma は病理組織学的に肉芽腫に好中球の膿瘍を形成するもので，深在性真菌症や非結核性抗酸菌症などの感染症をまず考える．表皮には反応性に偽癌性表皮過形成 pseudocarcinomatous hyperplasia を来す．
スポロトリコーシス Sporotrichosis では真皮から皮下脂肪織に肉芽腫が存在し，好中球の膿瘍を中心に類上皮細胞（組織球）が浸潤し，さらに周囲にリンパ球や形質細胞浸潤を伴う像が定型的ではあるが，この 3 層構造を示さないことも多い．巨細胞や組織球内に PAS 染色陽性で円形の胞子や本症に特徴的な**星芒体 asteroid body**（胞子を中心に放射状に広がる好酸性の構造物）を確認できることもある．病原菌は *Sporothrix schenckii*．

●化膿性肉芽腫

鑑別診断　　　LEVEL ●●●●●

- **水槽肉芽腫（プール肉芽腫）**：非結核性抗酸菌（*Mycobacterium marinum* が多い）による．肉芽腫は真皮の浅層に位置する．熱帯魚飼育の病歴が参考になる．
- **放線菌症**：線維化を伴う化膿性肉芽腫で，菌塊（顆粒 granule，ドルーゼ Druse）を含む微小膿瘍で，菌体の辺縁に棍棒状突起をみる．
- **クロモミコーシス**：肉芽腫は真皮の浅層に位置し，大型球形で暗褐色，厚い細胞壁を有する硬壁細胞（硬膜胞子）sclerotic cell がみられる．
- **皮膚結核**：乾酪壊死を伴う類結核肉芽腫が形成される．
- **異物肉芽腫**：炎症性粉瘤ではしばしば化膿性肉芽腫を呈する．ケラチン物質や嚢胞壁を確認する．

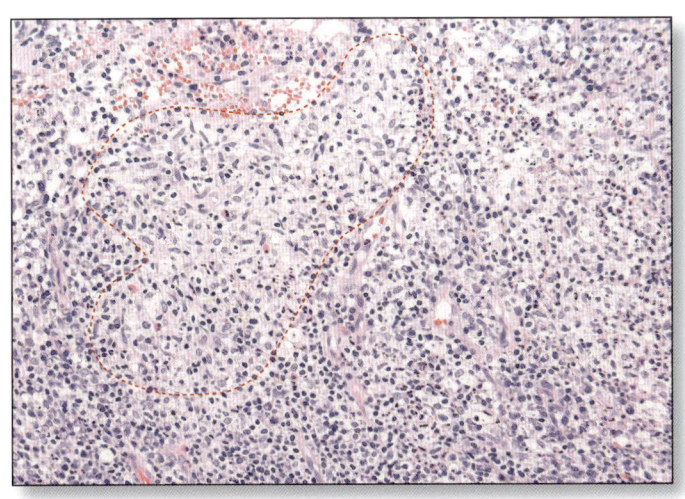

C スポロトリコーシス，肉芽腫

肉芽腫（組織球の集簇巣）が形成され（赤線），周囲に好中球，リンパ球，形質細胞，好酸球など多彩な細胞が浸潤する．肉芽腫は好中球浸潤を伴う化膿性肉芽腫とみなすことができる．偽癌性表皮過形成，膿瘍，化膿性肉芽腫の3所見があれば，真菌感染症や非結核性抗酸菌症を疑い，必ず特殊染色を施行して菌体を探す必要がある．

D スポロトリコーシス，PAS 染色

a. 円形で好酸性に染まる，*Sporothrix schenckii* の胞子が2カ所に確認できる（赤線）．菌体は膿瘍内を探すとみつかりやすい．
b. 星芒体 asteroid body がみられる（赤線）．太陽ないし向日葵のような形態を示す，胞子の周辺に放射状に広がる好酸性物質である．みつかれば診断的価値が高いが，実際に検出できることは稀である．

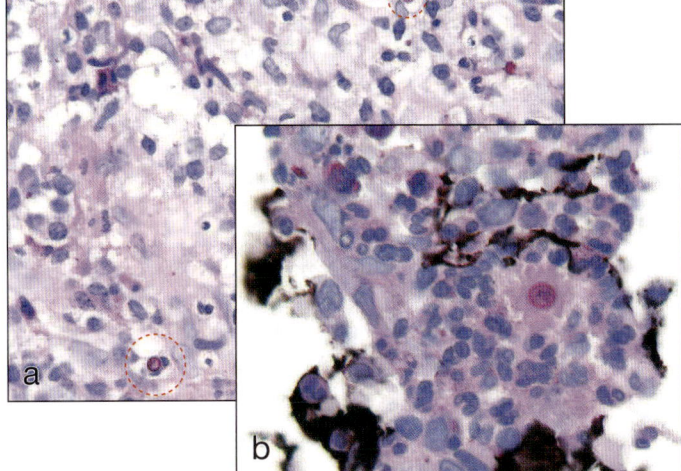

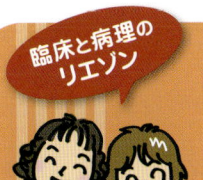

臨床と病理のリエゾン

- 肉芽腫はその誘因によって細菌や真菌による感染性と，変性自己成分や異物などによる非感染性に大別される．
- 化膿性肉芽腫では病理組織所見の検討に加えて，組織培養検査などの菌学的検討が必須である．
- 化膿性肉芽腫の代表的な原因微生物は，細菌性：抗酸菌，真菌性：スポロトリコーシス，クロモミコーシス，皮膚クリプトコッカス症，寄生虫性：マンソン住血吸虫，毛包虫である．
- 化膿性肉芽腫の場合，菌要素の確認のため特殊染色を行う．

☞ One Point Lesson ⑪ (p.165)

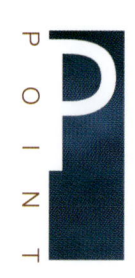

Chapter 7 肉芽腫　E 異物肉芽腫

POINT 47　異物肉芽腫
トゲ，糸，注入物，刺青などいかなる非自己も異物反応を惹起する

― それぞれの異物に特有な形態を知ろう ―

異物，a. トゲ，b. 縫合糸　A

a. 棘（トゲ，木片）が皮膚に突き刺さっている．周囲の組織は壊死に陥り，好酸球の目立つ炎症細胞が著しく浸潤する．植物の細胞壁が明瞭にみられる．

b. ナイロン糸は非吸収糸で，均一なピンク色を呈する．絹糸と異なりモノフィラメントであることがわかる．糸周囲には軽度ながら組織球の浸潤や線維化がみられる．ナイロン糸は薄切の過程で抜け落ち，標本上では丸い穴としてみえることも多い．

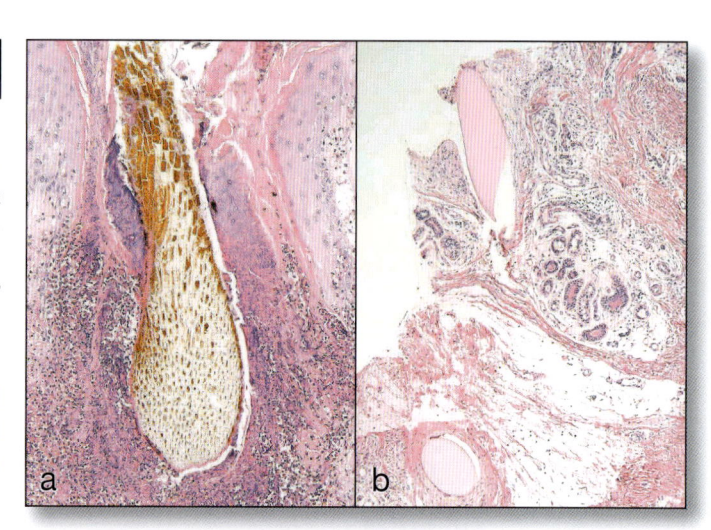

異物，a. シリコン，b. ワセリン　B

a. シリコン（リンパ節）：豊胸術などで使用されるシリコンは所属リンパ節に流れやすい．皮脂腺に似た比較的小型で均一な空胞で，一部は組織球の細胞質内に貪食されている．

b. ワセリン（陰茎）：脂肪細胞に似た大小の空胞としてみえる．異物反応は比較的乏しいものの，周囲結合織の壊死が目立つ．

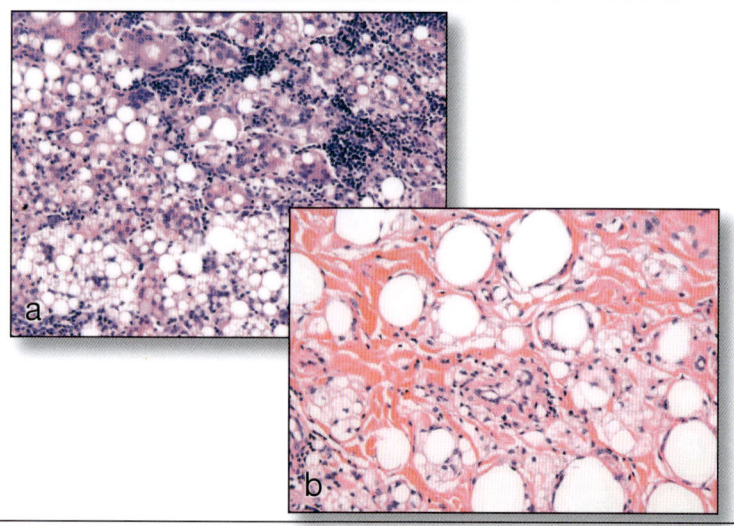

異物肉芽腫 Foreign body granuloma は，組織内の非吸収性異物に対する肉芽腫反応で，組織球（類上皮細胞）および異物型多核巨細胞が浸潤し，好中球，リンパ球，形質細胞，線維芽細胞などとともに肉芽腫を形成する．異物により病理組織像にある程度の特徴がみられる．

縫合糸（ナイロン糸，絹糸）：縫合糸の断面像を取り囲む肉芽腫が形成され，周囲には瘢痕組織がみられる．**トゲ（木片，サボテン）**：真皮内に刺入されたトゲの周囲は変性し，好酸球を混じる高度のリンパ球浸潤を伴う．**シリコン・鉱物油（パラフィン，ワセリン）**：大小多数の円形の空胞がみられ，線維性結合織とマクロファージ，リンパ球が取り囲む（Swiss cheese appearance）．**外傷性刺青**：黒褐色の微細な粒子が膠原線維間に散在し，一部は貪食されて，マクロファージ内に観察される．

●異物肉芽腫

鑑別診断（異物による病理組織像の差異） LEVEL ●●○○○

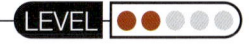

- **ケラチンに対する異物肉芽腫**：毛包や表皮嚢胞の壁が破綻した際にみられ，好中球やリンパ球，異物型多核巨細胞が多数浸潤する．
- **縫合糸肉芽腫**：縫合糸（ナイロン糸，絹糸）を取り囲む肉芽腫が形成され，周囲に瘢痕組織がみられる．
- **外傷性刺青**：黒褐色の粒子が膠原線維間に散在し，一部はマクロファージ内に観察される．
- **シリコン肉芽腫**：美容目的で注入されたシリコンによる．類円形の空胞が無数に認められ，著しい異物反応を呈する（Swiss cheese appearance）．
- **パラフィン肉芽腫（硬化性脂肪肉芽腫）**：鉱物油の注入に続発する．多数の円形の空隙を線維性結合織とマクロファージ，リンパ球が取り囲む（Swiss cheese appearance）．

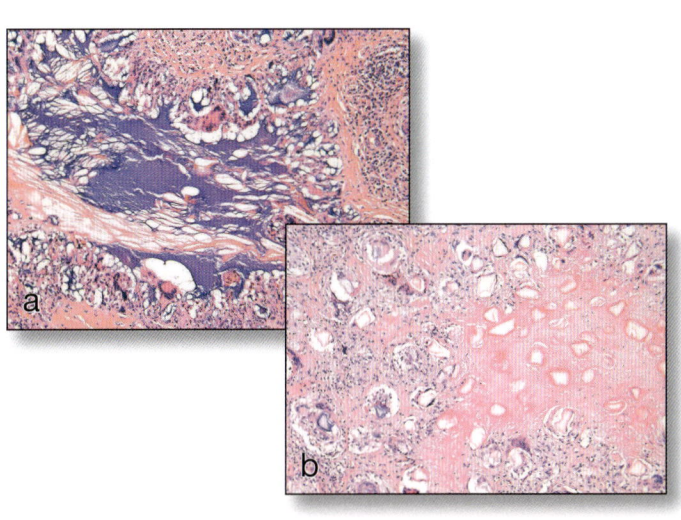

C 異物，a. ポリアクリルアミド，b. ヒアルロン酸

a. ポリアクリルアミド：ポリアクリルアミド（アクアミド®）は非吸収性の異物であり，高度の異物反応をひきおこす．好塩基性で均一ないし，溶解しケラチン様の裂隙としてみえる．
b. ヒアルロン酸：ヒアルロン酸は吸収性の異物で，組織球に貪食後，間質とともに壊死に陥り吸収されていく．

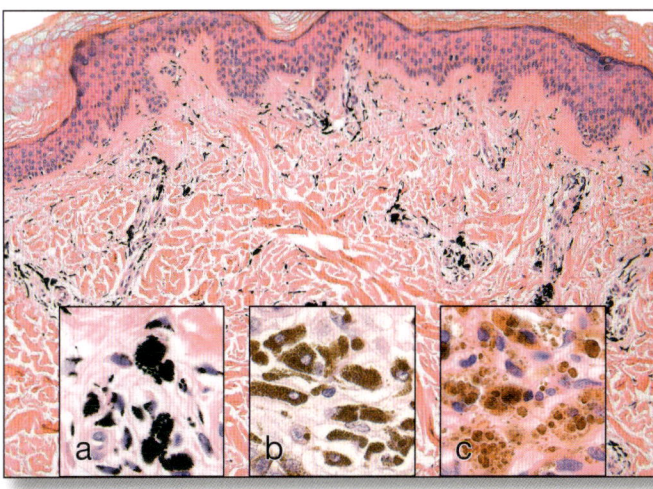

D 異物，刺青

a. 刺青（イレズミ，tatoo）は，浅層血管叢〜毛細血管に沿う黒色（真っ黒）で微細な粒子である．生体組織の異物反応はほとんど惹起されない．
b. 比較のために示したメラニンは，褐色でマクロファージのライソゾーム内に大量に貪食されるため，メラノサイトの細胞質内（メラノソーム）でみられる産生された微小粒子に比較し大粒である．
c. ヘモジデリン（陳旧性の出血）は，さらに大型の粒子で，大小不同が目立つ．黄色味を帯びて光輝性（ギラギラ）を示す．

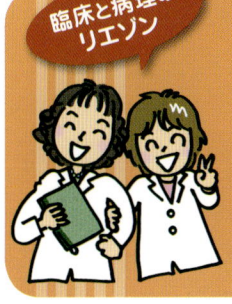

臨床と病理のリエゾン

■ 外来性の異物には毛髪，縫合糸，木片・サボテン（トゲ），鉱物油，シリカ，シリコン，針，金属片，魚骨などがある．

■ ナイロン糸，木片，タルク，ウニの棘などは偏光顕微鏡で複屈折性を示す．

■ 美容目的などで注入されるポリアクリルアミド，鉱物油（パラフィン，ワセリン），シリコンなどは非吸収性で高度の異物肉芽腫を惹起しうる．

Self assessment 第7章 肉芽腫

Q01 肉芽腫とは，**(a. 細胞名)**の集簇巣と定義され，種類には**(b.～f. 肉芽腫の名前)**がある．

Q02 類結核肉芽腫を呈する疾患は多いが，結核菌が検出できるのは**(a. 疾患名)**だけである．

Q03 顔面播種状粟粒性狼瘡は，**(a. 部位)**に近接して**(b. 肉芽腫の種類)**を形成する．

Q04 サルコイドーシスは，皮膚のどこにでも発生し，瘢痕に生じると**(a. 名詞)**が発見できることが多い．

Q05 壊死巣などに対して組織球が垂直に並ぶ肉芽腫を**(a. 肉芽腫の名前)**といい，組織像から疾患名を限定することができる．

Q06 柵状肉芽腫を呈する疾患には，**(a. 疾患名)**，**(b. 疾患名)**および**(c. 疾患名)**などがある．

Q07 環状肉芽腫は，真皮の**(a. 部位)**に位置し，中央部に**(b. 所見)**と**(c. 所見)**を来した柵状肉芽腫を形成する．

Q08 リポイド類壊死症は，真皮の**(a. 部位)**を侵し，膠原線維が蟻の巣状に**(b. 所見)**に陥る．

Q09 リウマトイド結節は，**(a. 部位)**を侵し，完全に組織が溶解する**(b. 所見)**と，明瞭な柵状配列を示す肉芽腫を形成する．

Q10 痛風結節は，**(a. 名詞)**状あるいは**(b. 形容語句)**と形容される尿酸結晶（の抜け）を無数の組織球が取り囲む．

Q11 表皮の偽癌性過形成，膿瘍および化膿性肉芽腫の形成をみたら，**(a. 疾患名)**や**(b. 疾患名)**を疑い特殊染色を施行する．

解答

01 a. 組織球，b. 類結核肉芽腫（乾酪肉芽腫），c. サルコイド肉芽腫，d. 柵状肉芽腫，e. 化膿性肉芽腫，f. 異物肉芽腫など
02 a. 皮膚腺病（真性皮膚結核）
03 a. 毛包，b. 類結核肉芽腫
04 a. 光輝性の異物（シリカ）
05 a. 柵状肉芽腫
06 a. 環状肉芽腫，b. リポイド類壊死症，c. リウマトイド結節
07 a. 網状層の浅層，b. 粘液の沈着，c. 膠原線維の変性
08 a. 全層，b. 類壊死
09 a. 皮下脂肪織，b. フィブリノイド壊死
10 a. 羽毛，b. 刷毛で掃いたような
11 a. 真菌症，b. 非結核性抗酸菌症

Chapter 8

毛包・脂腺の病変

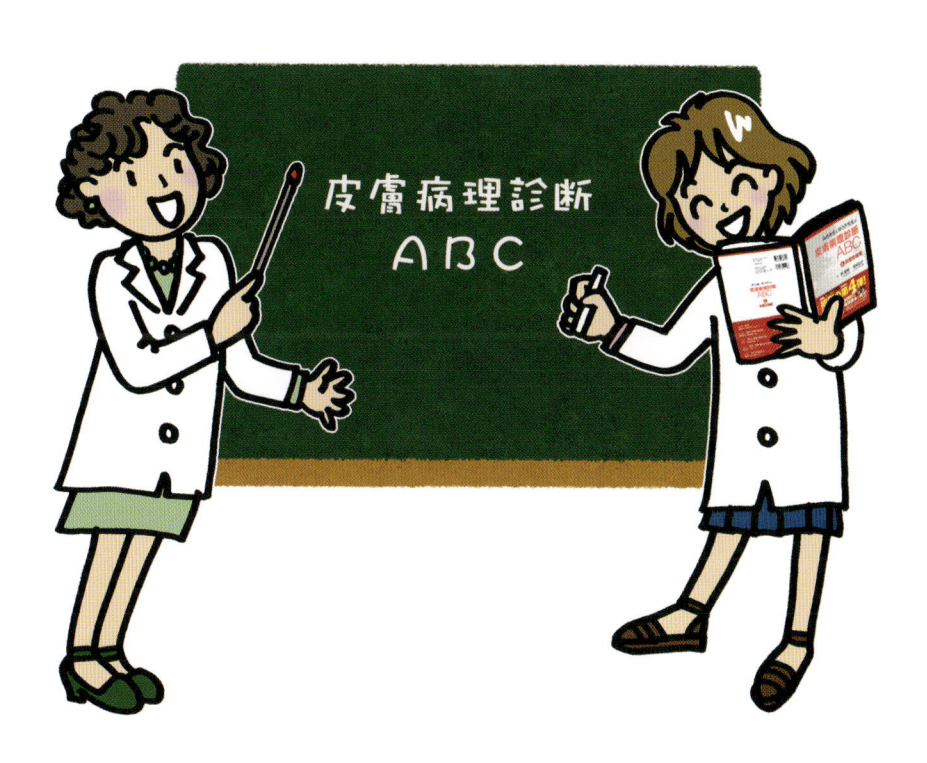

Chapter 8 毛包・脂腺の病変

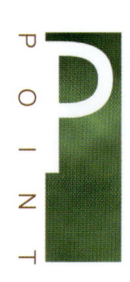

POINT 48 好酸球性膿疱性毛包炎（太藤病）
毛包と皮脂腺および周囲の結合織が病変の主座

— さまざまな程度に粘液の沈着を伴い好酸球が浸潤する —

A 好酸球性膿疱性毛包炎

被覆表皮には著変を認めない．炎症細胞浸潤は真皮内に限局し，汗腺や血管の周囲にも広がるが，毛包内に膿瘍が形成され粘液が沈着することから病変の主座は毛包（赤線）と判断される．
inset（黒枠）：毛包と皮脂腺との移行部（脂腺管）を主体に粘液が高度に沈着し，リンパ球と好酸球を主体とした炎症細胞浸潤が結合織性外毛根鞘まで浸潤している．

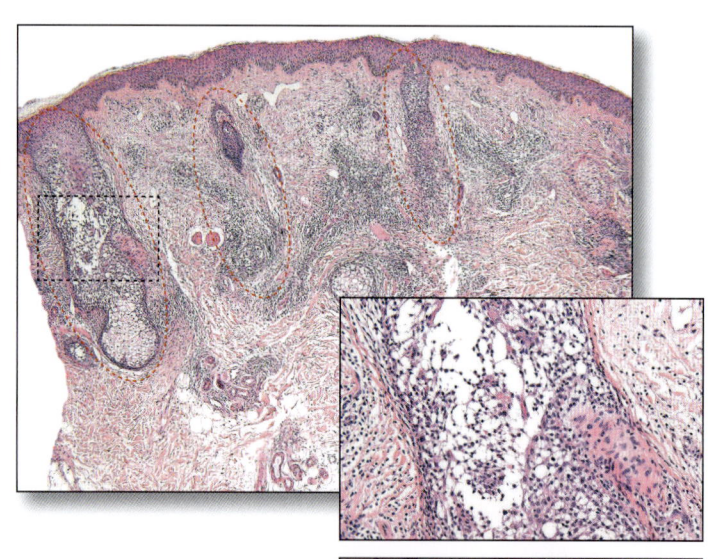

B 好酸球性膿疱性毛包炎

丘疹1個をパンチ生検した標本．毛包内の膿瘍の形成（赤枠）と粘液の沈着（黒線）が丘疹の本態である．
Inset（赤枠内）：毛包内に核破砕を伴う好中球の目立つ膿瘍が形成される．好酸球も混在するが脱顆粒すると存在が不明瞭であるため，膿瘍辺縁や毛包周囲の結合織内で脱顆粒していない好酸球を探すとよい．

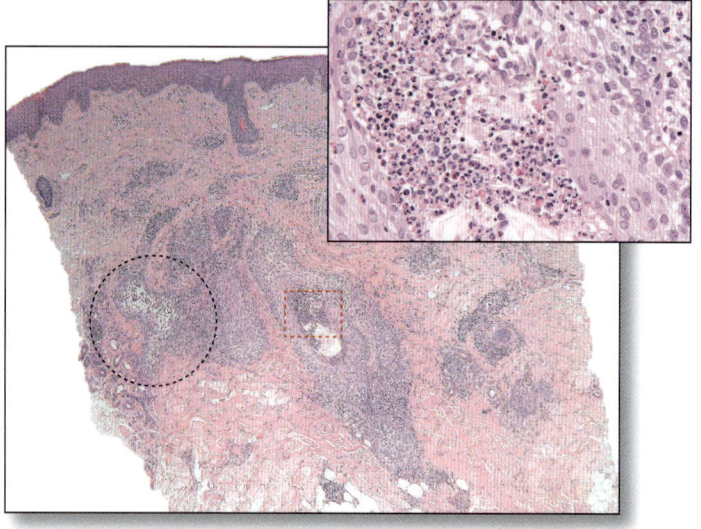

好酸球性膿疱性毛包炎 Eosinophilic pustular folliculitis（太藤病 Ofuji's disease）は，若い男性の顔面のほか上肢，体幹に好発し，痒みのある丘疹や膿疱が局面を形成して拡大する．紅斑局面のみで，臨床的には膿疱が不明瞭なこともある．
病理組織学的特徴は，毛包および脂腺内，さらに毛包表層の被覆表皮に海綿状態を伴い，好酸球や好中球が浸潤する．やがて好酸球は毛包内や被覆表皮に微小膿瘍を形成する．真皮の血管周囲および膠原線維間にも好酸球が浸潤する．掌蹠では掌蹠膿疱症に似た角質層下に好酸球を入れる膿瘍を形成する．

● 好酸球性膿疱性毛包炎（太藤病）

鑑別診断

LEVEL ●●●●○

- **細菌性毛包炎**：浸潤細胞は好中球が主体である．
- **掌蹠膿疱症**：Kogoj 海綿状膿疱を呈し，好中球を入れる．
- **尋常性痤瘡**：毛包漏斗部の角栓形成，好中球性の膿疱，時に異物肉芽腫を生じる．
- **深在性白癬**：化膿性の毛包周囲炎で，好中球浸潤をみる．
- **毛包性ムチン沈着症**：毛包に粘液が沈着した組織模様の総称で，原因はさまざまである．複数の毛包を同時に侵し，点ではなく面として障害される．浸潤細胞はリンパ球で好酸球はほとんどない．
- **菌状息肉症**：表皮内に異型リンパ球が浸潤し，ポートリエ微小膿瘍を形成する．

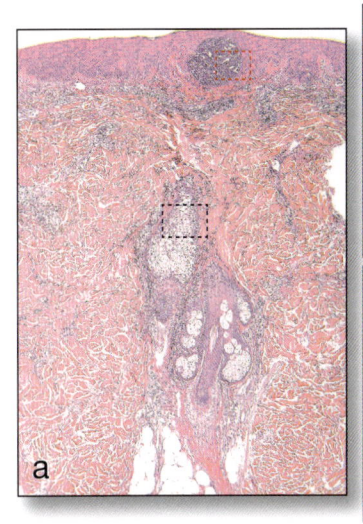

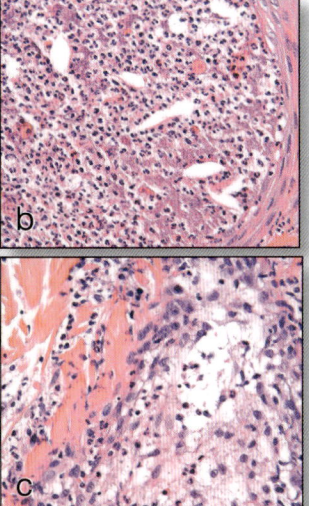

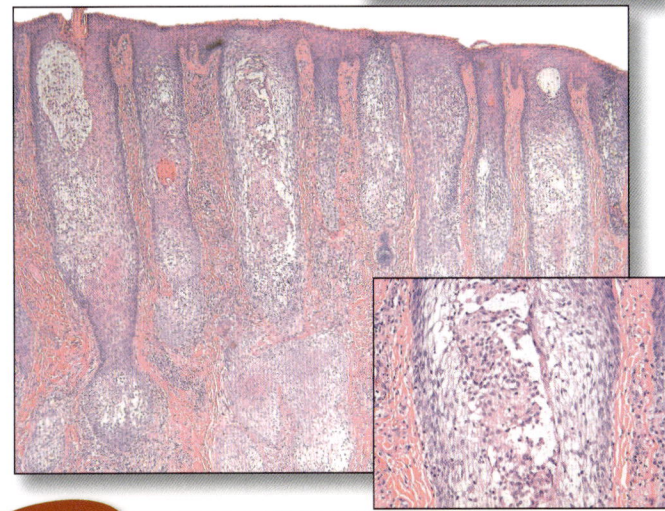

C 好酸球性膿疱性毛包炎

a. 1つの毛包病変を採取した標本．表皮内の膿瘍は，毛包の炎症の表皮への波及である．
b. a の赤枠：表皮の膿瘍内には好中球と好酸球が集簇する．表皮は軽度に肥厚する以外には著変はない．
c. a の黒枠：毛包だけでなくしばしば皮脂腺に病変の主座がある．粘液の沈着により上皮細胞間は離開し，周囲の結合織まで好酸球，リンパ球および好中球が浸潤する．

D 鑑別疾患：毛包性ムチン沈着症

好酸球性膿疱性毛包炎と同じように，毛包漏斗部～皮脂腺を主体に粘液が沈着している．ただし，毛包一致性だが，孤立性の丘疹ではなく，複数の毛包が同時に侵されるため，局面として障害される．

Inset：炎症細胞はリンパ球が主体で，好酸球や好中球はほとんどない．毛包は中心部分が比較的良く保たれ，辺縁部に粘液沈着が目立つ傾向がある．粘液の沈着が高度になると嚢胞を形成する．

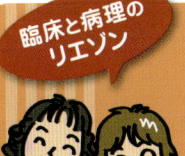

臨床と病理のリエゾン

■ 検査所見として末梢血の好酸球増多がみられる．

■ HIV 感染患者に同様の皮疹を発症することがあり，HIV-associated eosinophilic folliculitis と呼ばれる．

■ 好酸球性膿疱性毛包炎にはインドメタシンが奏効する．

Self assessment 第8章 毛包・脂腺の病変

Q 01 好酸球性膿疱性毛包炎は，太藤氏が報告した疾患で，組織学的に毛包〜皮脂腺の **(a. 所見)** と **(b. 所見)** を特徴とする．

解答
01 a. 粘液の沈着，b. 好酸球の浸潤

Chapter 9

真皮の変化

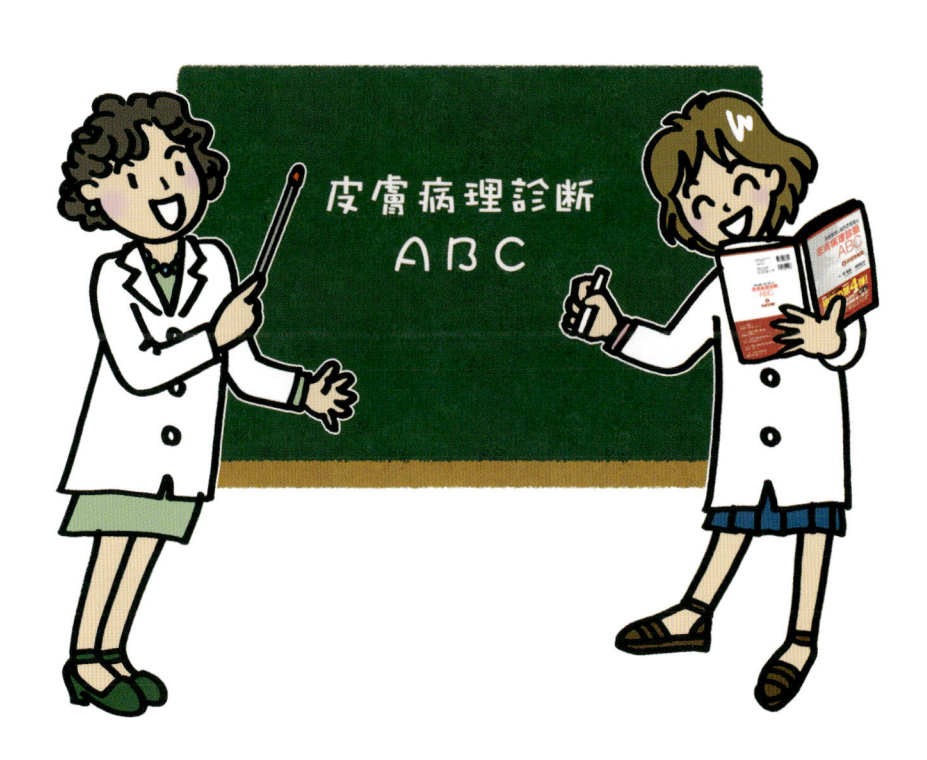

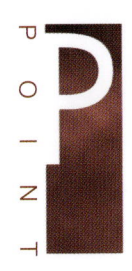

Chapter 9 真皮の変化 Ⓐ真皮浅層

POINT 49 蕁麻疹
浅層血管叢周囲と間質に軽度の好中球と好酸球が軽度に浸潤

― 蕁麻疹様血管炎はごく軽度の核破砕や出血で判断 ―

A 蕁麻疹，弱拡大

表皮に著変はない．真皮乳頭層は高度の浮腫を来し，臨床的に膨隆する皮疹に対応する．浮腫は真皮網状層にも波及し，膠原線維間が離開している．炎症細胞浸潤は浅層血管叢の血管周囲および間質にも及んでいる．真皮深層まで及ぶこともある．

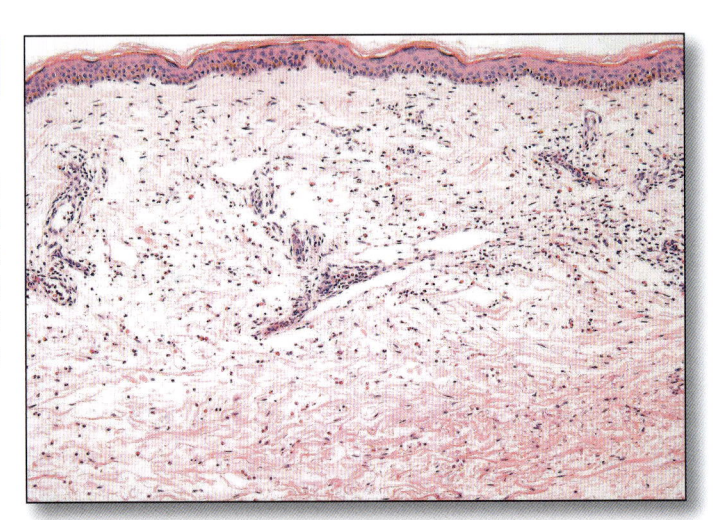

B 蕁麻疹，中拡大像

大量の浮腫（細胞間液）を吸収するため，リンパ管が著しく拡張している（矢印）．

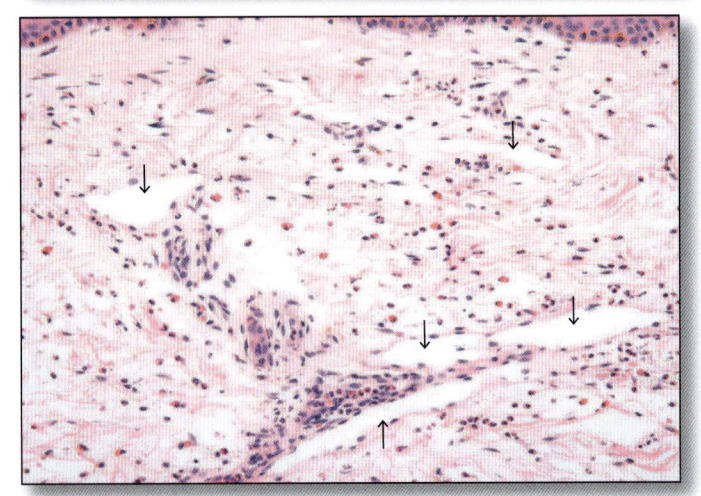

蕁麻疹 Urticaria の臨床的な特徴は紅斑と膨疹を一過性に生じることであり，個疹は通常数時間以内に，長くても 24 時間以内に跡形なく消褪する．膨疹は真皮乳頭層の限局性の浮腫に由来する．

病理組織学的な特徴としては，表皮には変化がなく，真皮浅層の血管周囲にリンパ球が浸潤する．膠原線維間には好中球と好酸球がパラパラと散在性にみられる．細胞浸潤の程度はさまざまで，稠密な炎症細胞浸潤を来すこともある．また時に浸潤細胞は真皮深層にも及ぶ．真皮の浮腫のため，膠原線維は離解したようにみえる．

蕁麻疹の一種で，細胞浸潤と浮腫がより深部の皮下脂肪織にまでおよぶ病態は，血管性浮腫（クインケ浮腫）angioedema，Quincke's edema と呼ばれる．

●蕁麻疹

鑑別診断

LEVEL ●●●●○

- 蕁麻疹様血管炎：真皮の細・小血管の白血球破砕性血管炎で，血管壁の壊死性変化は比較的軽い．
- 多形紅斑：表皮真皮境界部の空胞変性と表皮内の個細胞壊死（Civatte 小体）が特徴．
- 虫刺症：真皮の浸潤細胞は楔状に分布する．炎症細胞は好中球が乏しく，リンパ球と好酸球が浸潤する．表皮に海綿状態や水疱形成を伴うことがある．
- 水疱性類天疱瘡：紅斑部の生検で表皮下水疱がない場合でも，空胞変性と好酸球の表皮内浸潤をみる．

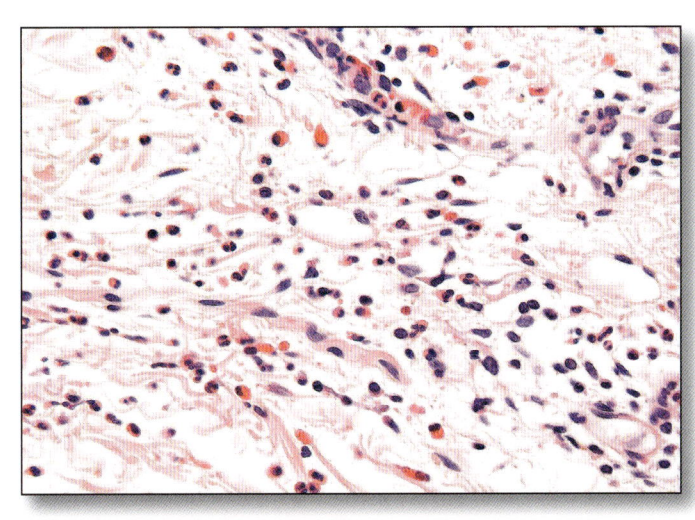

C 蕁麻疹，強拡大像

炎症細胞浸潤は，リンパ球が主として血管周囲に，好酸球と好中球が間質まで遊走して浸潤する．炎症細胞がほとんど好中球であることもある（neutrophilic urticaria）．一般的に細胞浸潤は，鑑別疾患（多形紅斑，虫刺症，水疱性類天疱瘡など）と比較すると軽度である．

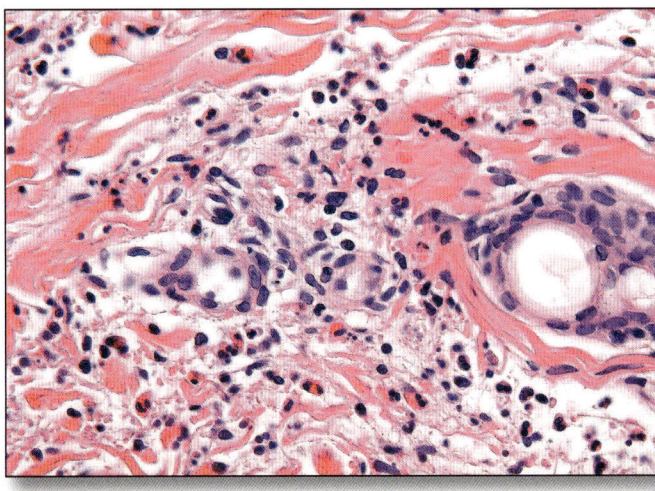

D 鑑別疾患：蕁麻疹様血管炎

"蕁麻疹のような血管炎"ではなく，背景に蕁麻疹が存在し血管炎を併発している病態を指す．血管炎は血管内皮細胞が腫大し，周囲に核破砕を来した好中球の浸潤や出血を伴う"壊死性血管炎"である．フィブリンの析出やヘモジデリンの沈着を伴うこともある．蕁麻疹様血管炎は一般的に，この程度の比較的軽度であることが多い．組織学的検索に供与される蕁麻疹は典型例ではなく，長期間にわたり消褪がないために生検されることから，血管炎を伴う頻度が思いのほか高い．

臨床と病理のリエゾン

- 蕁麻疹は臨床経過から急性と慢性に分類される．ほぼ毎日1カ月以上，皮疹が出没する病態を慢性としている． ☞用語解説 5 (p.169)
- 蕁麻疹の原因は食物，薬剤（蕁麻疹型薬疹），物理的刺激などがあるが原因が特定できない特発性がもっとも多い．
- 血管性浮腫は眼瞼や口唇などの皮膚粘膜に限局性に生じる深部の浮腫で，数日で消褪する．

POINT 49

Chapter 9 真皮の変化 Ⓑ真皮全層性

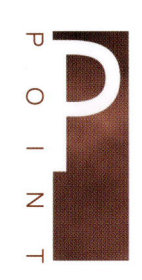

POINT 50 Sweet 病
真皮乳頭層の浮腫と網状層の核破砕が目立つ高度の好中球浸潤と出血

― 原則として血管炎はないはずだが，実際にはしばしば組織学的血管炎の像が見出される ―

Sweet 病，軽症例

表皮は著変を認めないが，限局的に錯角化を伴う過角化がある．真皮乳頭層は炎症細胞浸潤は免れているが浮腫を来す．真皮網状層の上層〜中層に結節性に好中球が浸潤している．
Inset（赤線）；炎症細胞の主体は好中球で核破砕がみられ，出血を伴う．リンパ球，形質細胞および核破砕物を貪食する組織球なども混在する．

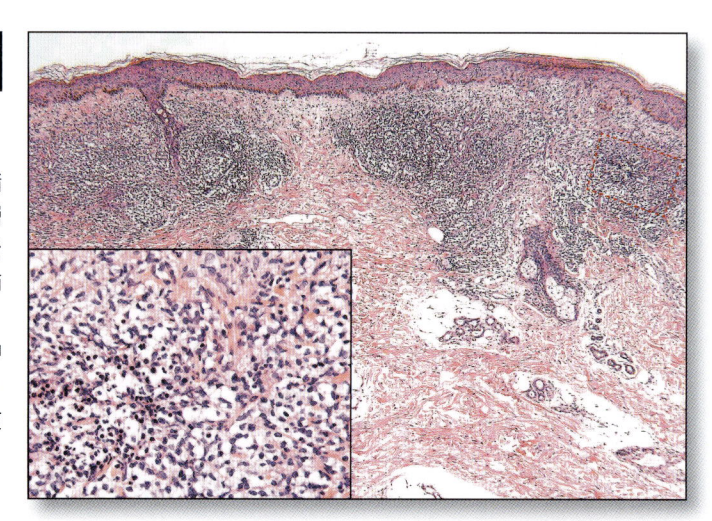

Sweet 病，表皮下水疱例

皮膚全体が，真皮乳頭層の著しい浮腫のために隆起する．表皮自体に障害はないため潰瘍やびらんの形成はなく，皮膚表面はかろうじて保たれる．炎症細胞浸潤は真皮全層性に，結節状あるいはびまん性に生じ，出血を伴う．
Inset（赤枠）：浅層血管叢（細動静脈）〜後毛細管細静脈の血管を中心に，炎症細胞が花火のように広がっている．

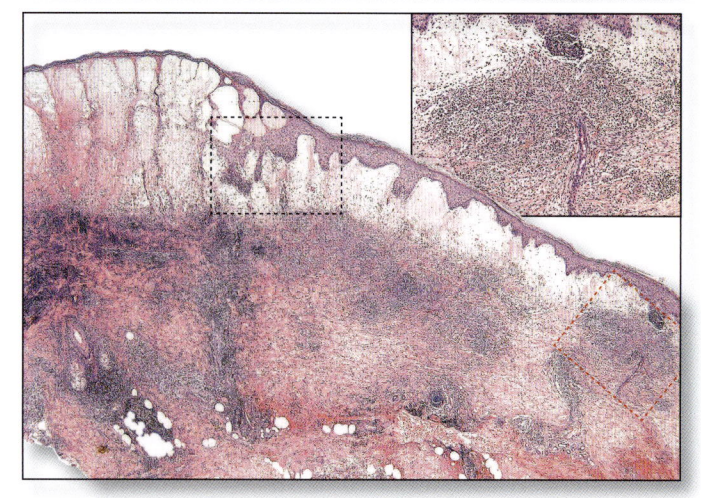

Sweet 病 Sweet syndrome（Acute febrile neutrophilic dermatosis）は原因不明の急性炎症性疾患で，発熱，末梢血好中球増多，有痛性隆起性紅斑および組織学的に真皮に成熟好中球が稠密に浸潤する，などを特徴とする．膠原病や血液の悪性腫瘍に合併することが多い．

病理組織学的には皮疹の急性期を捉えることが重要である．主な変化は真皮で，表皮直下に浮腫と血管周囲性，真皮網状層に結節状あるいはびまん性に好中球優位の炎症細胞が浸潤し，リンパ球を混じる．急性期を過ぎるとリンパ球優位となる．また核塵や赤血球の血管外漏出をみる．表皮には変化がないが，真皮の浸潤細胞が著しい場合には表皮内にも好中球やリンパ球が浸潤する．血管の変化については議論があり，血管炎は稀とするものから，白血球破砕性血管炎に合致する所見を 20〜70% に認めたとの報告まである．

● Sweet 病

鑑別診断

LEVEL ●●●●●

- **多形紅斑**：細胞浸潤はリンパ球主体で，表皮には個細胞壊死（Civatte 小体）が目立つ．
- **白血球破砕性血管炎**：血管周囲に限局した好中球浸潤に核破砕を伴う．
- **壊疽性膿皮症**：深い潰瘍を形成し，潰瘍底の真皮全層に稠密な好中球浸潤をみる．
- **丹毒**：真皮の浮腫やびまん性の好中球浸潤があるが，真皮浅層の赤血球の血管外漏出が顕著である．
- **結節性紅斑**：脂肪隔壁を中心とした脂肪織炎を呈する．
- **ベーチェット病（結節性紅斑様皮疹）**：通常の結節性紅斑の所見に，好中球浸潤と赤血球の血管外漏出が目立つ．

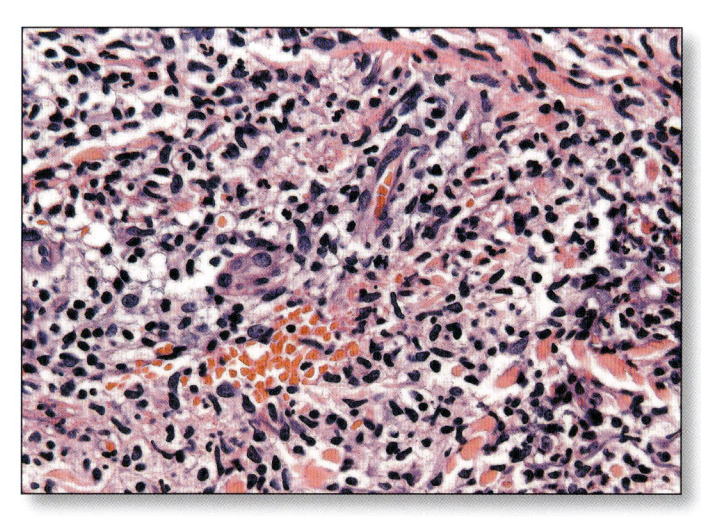

C

Sweet 病，図 B の赤枠の強拡大

核破砕の目立つ好中球やリンパ球が浸潤し，出血を伴う．フィブリンの析出こそないが，壊死性血管炎が疑われる組織像である．Sweet 病は狭義には「血管炎は欠く」と定義されるが，実際には過半数の症例でこのような組織像を呈する．

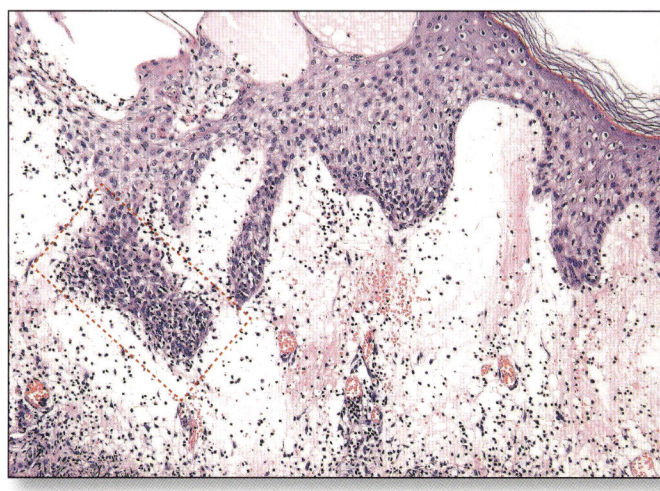

D

Sweet 病，図 B の黒枠

真皮の障害が高度であると表皮内まで炎症細胞が波及したり（赤線），多少の変性壊死を来すが，基本的には表皮自体に障害はない．Sweet 病の特異的臨床像である浮腫性紅斑の"浮腫"は，この真皮乳頭層の著しい浮腫によりもたらされる．フィブリンの析出，出血および血管の拡張とうっ血もみられる．

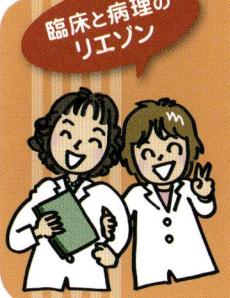

臨床と病理のリエゾン

- 本症の典型疹は顔面，頸部，四肢に好発し，周囲から隆起する境界鮮明な浮腫性紅斑で圧痛を伴う．
- 下肢に生じた皮疹は，結節性紅斑に似る．組織学的にも真皮深層から皮下脂肪織の変化が主体である．
- 合併症としては潰瘍性大腸炎，関節リウマチ，白血病，骨髄異形成症候群などが知られている．
- 壊疽性膿皮症とともに好中球性皮膚症 neutrophilic dermatosis の概念に含まれる．

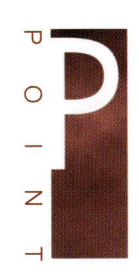

Chapter 9 真皮の変化 Ⓑ真皮全層性

POINT 51 壊疽性膿皮症

境界明瞭な高度の潰瘍形成と，潰瘍底で膿瘍を伴う著しい好中球浸潤

— 潰瘍底に偽血管炎がみられるが，潰瘍の原因ではない —

A 壊疽性膿皮症，弱拡大

皮下脂肪織まで達する深い潰瘍が形成されている．潰瘍底には好中球がおびただしく浸潤している．潰瘍は周囲との境界が比較的明瞭で，標本の左側はほぼ健常な皮膚である．真菌感染症でみられる周辺表皮の偽癌性表皮過形成もない．

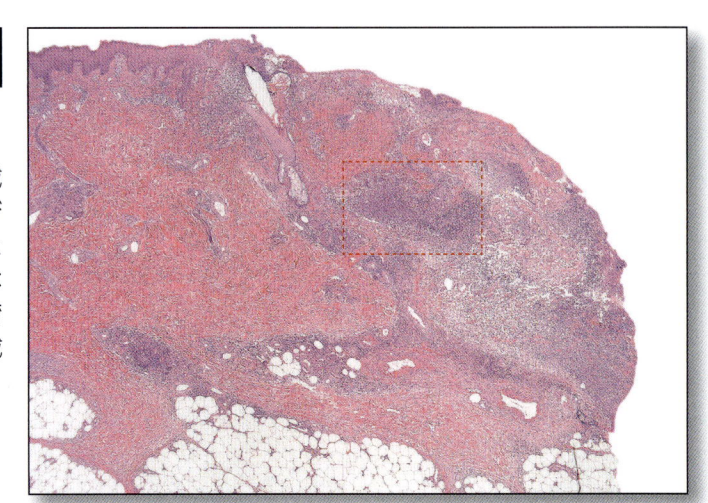

B 壊疽性膿皮症，図Aの赤枠

好中球が集簇性に浸潤する，膿瘍を形成している．真菌感染症で見られる肉芽腫の形成はない．好塩基性に染色される細菌の出現もない．潰瘍に加え，無菌性の膿瘍を見た場合には，壊疽性膿皮症が疑われる．

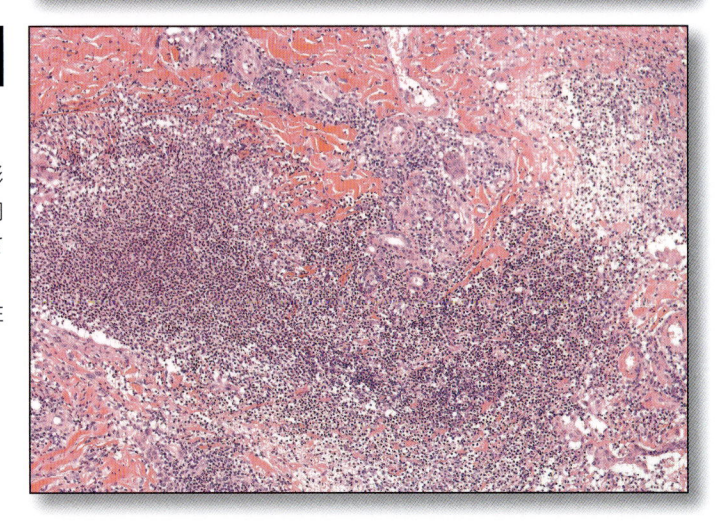

壊疽性膿皮症 Pyoderma gangrenosum は成人女性に好発する難治性の穿掘性皮膚潰瘍で，慢性再発性の経過をたどる．代表的な潰瘍型の他，水疱型，膿疱型，増殖型の4亜型に分類される（Powell 1996）．

病理組織学的所見は病期によって異なるが，非特異的である．初期には付属器周囲，その後は真皮全層に好中球が稠密に浸潤する．血管の障害は種々の程度にみられ，血管炎類似の組織所見を呈することもある（フィブリノイド壊死）が，二次的な変化（偽血管炎）と考えられる．潰瘍周囲の表皮は不規則に肥厚することもある．血管と結合組織の増生の目立つ肉芽組織にリンパ球や組織球が浸潤する肉芽腫性変化を伴い，やがて線維化する．

●壊疽性膿皮症

鑑別診断

LEVEL ●●●●○

- **Sweet 病**：真皮全層の好中球浸潤は共通だが潰瘍は形成しない．
- **深在性真菌症，非結核性抗酸菌症**：化膿性肉芽腫を形成することもあるが，組織学的鑑別は困難であることが多い．細菌，真菌培養などの菌学的検査が必要．
- **人工皮膚炎（自傷による潰瘍）**：奇異な形状や分布，病歴を参考にする．
- **リポイド類壊死症**：真皮に大型のアリの巣状の類壊死巣が形成され，組織球が取り囲む柵状肉芽腫を呈する．
- **結節性多発動脈炎**：浸潤細胞は真皮と皮下脂肪織境界部〜皮下脂肪織内の中型動脈が中心で，内〜中膜に全周性の壊死性血管炎をみる．

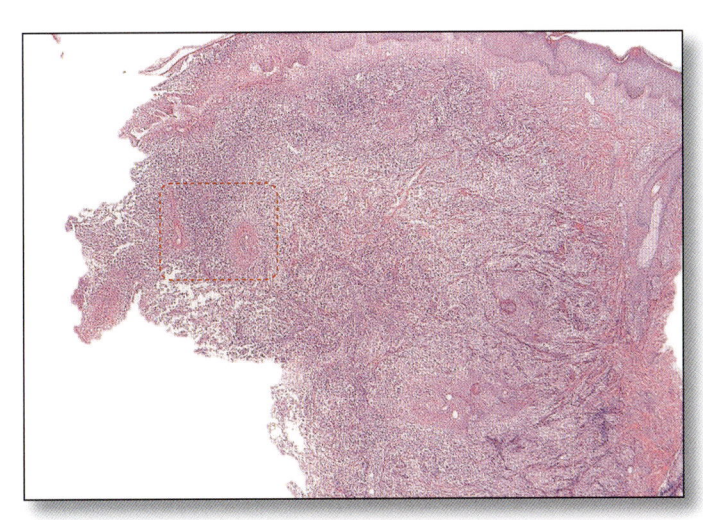

C 壊疽性膿皮症，弱拡大像

皮下脂肪織までがえぐられる，穿掘性の深い潰瘍が形成されている．潰瘍周囲には巨大な膿瘍を形成している．潰瘍は打ち抜き状で周囲の表皮は比較的良く保たれる．

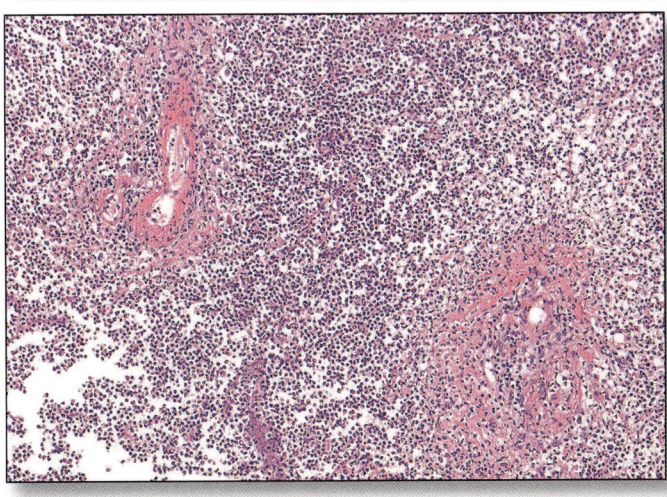

D 壊疽性膿皮症，偽血管炎

図Cの赤枠：潰瘍底にはしばしば潰瘍による2次性の血管炎（偽血管炎）を生じる．フィブリンが析出し，血管壁内に炎症細胞が浸潤するため血管炎とみなしがちだが，潰瘍底部に限局していること，血管炎と異なり特異的な大きさの血管をターゲットとしていないことなどから，真の血管炎ではないと判断できる．

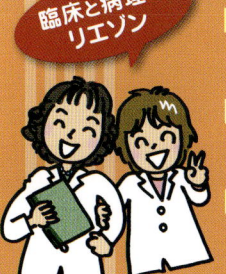

臨床と病理のリエゾン

■ 潰瘍型，水疱型，膿疱型は，関節リウマチ，大動脈炎症候群，炎症性腸疾患，骨髄増殖性疾患などの基礎疾患を有する．

■ 増殖型は毛包の閉塞や破壊に伴う好中球浸潤と肉芽腫反応で，基礎疾患を欠く．慢性膿皮症に類似する．

■ 臨床経過は水疱，膿疱，丘疹を生じ（第1期），これらが融合して潰瘍を形成し辺縁が堤防状，穿掘性となる（第2期）．肉芽組織を生じて網目状に上皮化が進行し（第3期），瘢痕治癒に至る（第4期）．

POINT 51

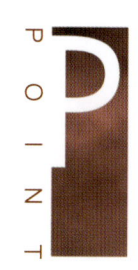

Chapter 9 真皮の変化 Ⓑ真皮全層性

POINT 52 強皮症
真皮深層の膠原線維束が肥厚し，ついには無構造となる

― 線維化は汗腺小葉内や皮下脂肪織の小葉隔壁におよび，形質細胞が浸潤する ―

強皮症（汎発性強皮症），浮腫期

a. 表皮はやや萎縮する以外には著変を認めない．膠原病の一つだが表皮真皮境界部の空胞変性ははっきりしない．真皮浅層は浮腫が目立つ．下層は中層に比較して膠原線維束が密でより好酸性にみえる．
b. aの赤線：浮腫がある証拠に通常では閉じているリンパ管の内腔が拡張している（赤矢印）．血管の拡張もみられる（黒矢印）．
c. aの黒線：真皮深層，とくに脂肪織と接する部位の膠原線維が密に増生している．強皮症では特徴的に真皮の深層ほど膠原線維束が太く，線維化が高度となる．汎発性強皮症は限局性に比し，一般的に炎症細胞浸潤は軽度である．

強皮症（汎発性強皮症），硬化期

真皮は乳頭層の疎で軟らかい結合織が消失し，網状層全層性に濃い好酸性を示す膠原線維が増生している．真皮網状層は黒線より左側では，膠原線維間に青色の粘液の沈着がまだみられる．右側では，膠原線維束は左側に比して明らかに太い．中央部（黒線間）では，膠原線維が束状でなく癒合し均質化している．真皮深層は膠原線維の増生により皮下脂肪織との境界が特徴的な直線状を呈する．中央部では，血管中心性にリンパ球や形質細胞が集簇性に浸潤している．

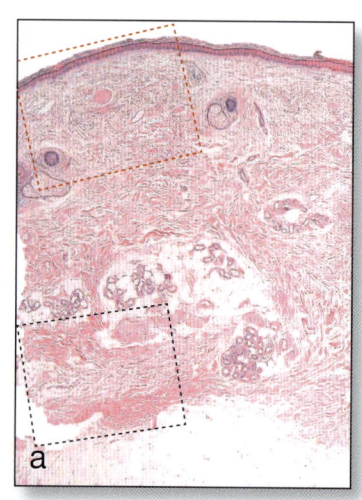

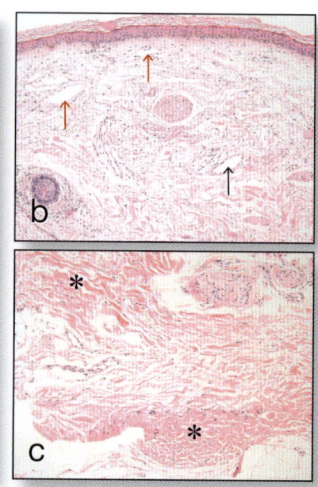

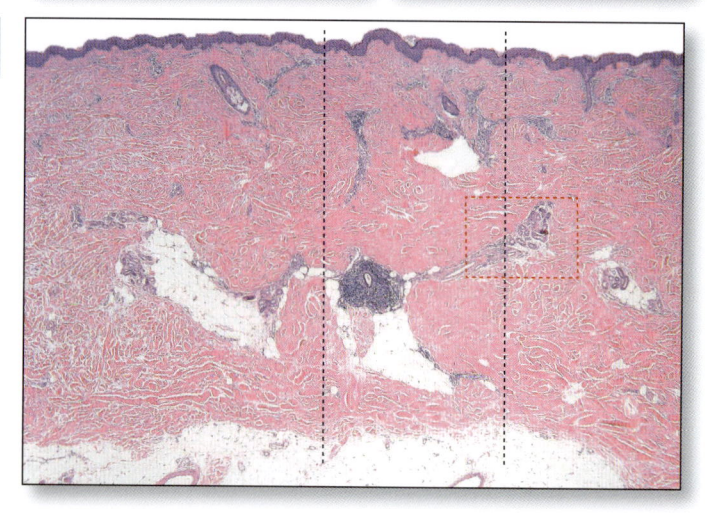

強皮症 Scleroderma は皮膚に硬化を生じる疾患で，レイノー現象と末梢皮膚を含む皮膚硬化に内臓病変を伴う汎発性強皮症 systemic sclerosis，進行性全身性硬化症 progressive systemic sclerosis と，体幹などに好発する限局性強皮症 localized scleroderma に大別される．病変部の皮膚は経時的に浮腫，硬化，萎縮の経過をたどる．

病理組織学的な特徴はほぼ共通で，初期には真皮網状層から皮下脂肪織の小葉隔壁に浮腫がみられ，リンパ球主体で形質細胞を混じる炎症細胞が浸潤する．膠原線維束は膨化する．進行すると膠原線維束の肥厚は真皮乳頭層に及び，膨化・均質化して好酸性を増し，皮面に並行に密に走行するようになる．エクリン汗腺は萎縮し，脂肪小葉が消失し，膠原線維に直接取り囲まれる（bound-down appearance）．

●強皮症

鑑別診断　　LEVEL ●●●●○

- **硬化性萎縮性苔癬（Lichen sclerosus et atrophicus）**：膠原線維の膨化や均質化は顕著でない．表皮真皮境界部の空胞変性を伴う．上皮下は浮腫／線維化およびリンパ球の浸潤が3つの層をなす．
- **深在性エリテマトーデス**：表皮と真皮はDLEと同様の変化を示す．皮下脂肪織の凝固壊死が特徴的．
- **好酸球性筋膜炎**：病変の主座は筋膜にあり，膠原線維の増生に加え好酸球が浸潤する．
- **浮腫性硬化症（Scleredema）**：膠原線維間は離解し，ムチンが沈着する．リンパ球浸潤を欠く．膠原線維束の肥厚はない．
- **肥厚性瘢痕，ケロイド**：膠原線維が結節状・渦巻き状に増生する．硝子化した太い膠原線維（keloid collagen）が出現する．

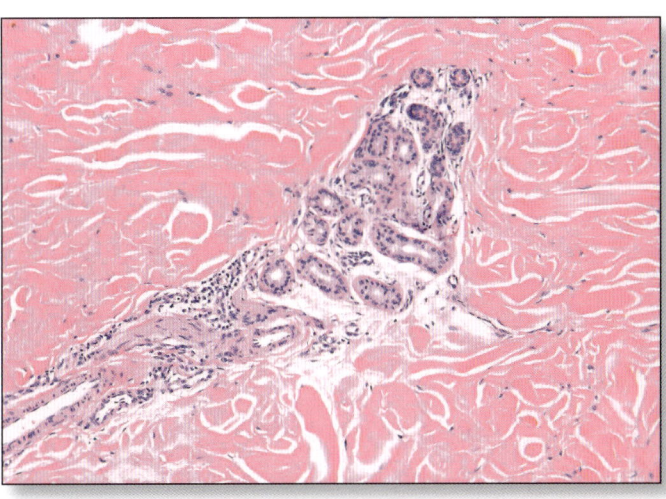

C　強皮症，汗腺小葉

図Bの赤枠：膠原線維束は1本1本が厚く肥厚し，おおむね皮表と平行に走行する．線維芽細胞は減少している．エクリン腺は通常脂肪織に囲まれているが，ここでは小葉内脂肪織が膠原線維により置換され膠原線維が直接小葉と接する，"bound-down appearance"がみられる．強皮症で特異性の高い所見である．

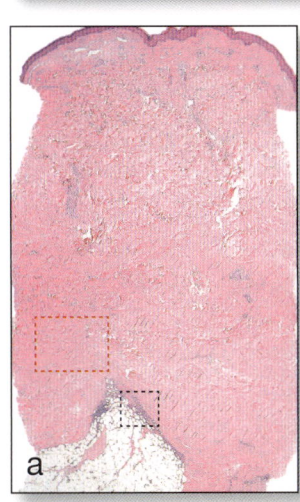

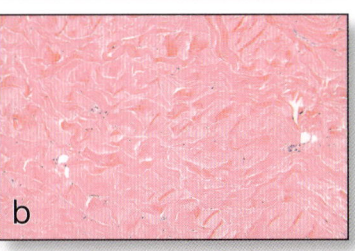

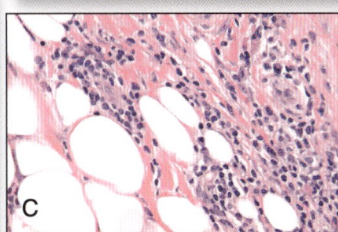

D　強皮症，硬化期

a. 表皮は萎縮し，真皮全層および脂肪隔壁に進展する高度の線維化がみられる．皮下脂肪織の浅層は線維化によってすでにかなり置換されたと推測される．真皮の付属器はほとんど消失している．末期には動脈も硬化により閉塞し，皮膚は虚血性壊死に陥る．
b. aの赤枠：膠原線維は束状でなく隙間なく増加し，無構造にみえる．とくに深部ではヒアリン化（均質で好酸性）する．通常の炎症の終焉像としての瘢痕ではみられない所見である．
c. aの黒枠：増生する膠原線維と皮下脂肪織との境界（膠原線維による侵蝕の先進部）にはしばしば炎症細胞が浸潤する．膠原病では，強皮症と深在性エリテマトーデスで皮下脂肪織内に形質細胞が浸潤する．

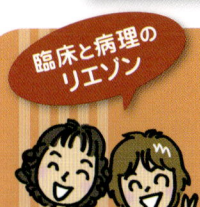

臨床と病理のリエゾン

- 汎発性強皮症で抗トポイソメラーゼⅠ抗体（Scl-70抗体）陽性例では硬化の範囲が広く，肺線維症などの内臓病変を高頻度に伴う．
- 汎発性強皮症の場合，皮膚生検は前腕の遠位1/3の部位から行うのが原則である．
- 限局性強皮症は臨床像から，斑状強皮症，線状強皮症（剣創状強皮症sclérodermie en coup de sabreなど），汎発型斑状強皮症などの病型がある．
- 顔面の線状強皮症では片側の筋肉萎縮を伴うことがある．
- 線状強皮症はBlaschko線（☞One Point Lesson ⑤（p.053））に沿うことから，外胚葉系の異常に起因する可能性が示唆される．

Chapter 9 真皮の変化 ⓒ真皮浅層と全層性

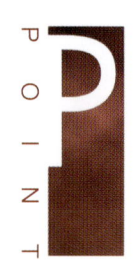

POINT 53 アミロイドーシス

皮膚のアミロイドーシスは，アミロイド苔癬，斑状，限局性結節性，続発性限局性および全身性の5種類

— アミロイド苔癬と斑状アミロイドーシスは表皮直下，限局性結節性アミロイドーシスは真皮〜皮下脂肪織にびまん性，全身性は血管と付属器に沈着 —

A アミロイド苔癬

アミロイドが表皮直下で真皮乳頭層を押し上げ，表皮突起が襟のように取り囲んで（epidermal collarette）沈着し（赤線），全体として一つの小丘疹を形成する（黒線）．臨床的に「おろし金状」にみえる病変の，粒の1つに相当する．

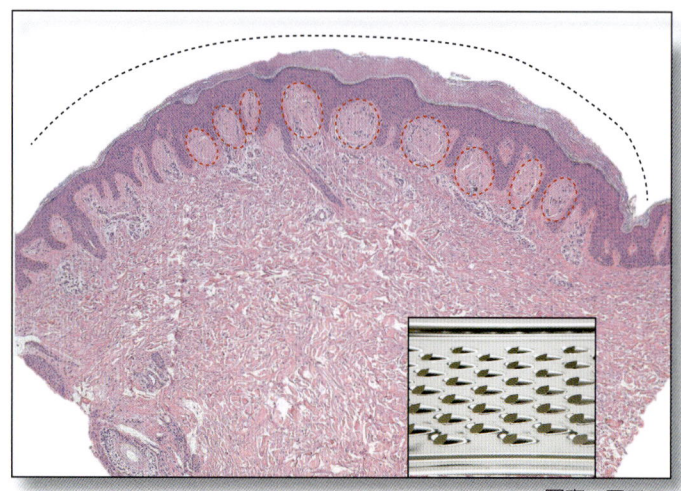

写真：アフロ

B アミロイド苔癬

H-E染色：アミロイドは両染性〜好酸性を示す．ひびが割れ，割れ目にメラノファージ（滴落したメラニンを貪食したマクロファージ）が入り込むようにみえる．
Inset（ダイロン染色）：アミロイド苔癬と斑状アミロイドーシスのような角化細胞に由来するアミロイドの染色には，コンゴ赤染色よりもダイロン染色のほうが染まりやすい．

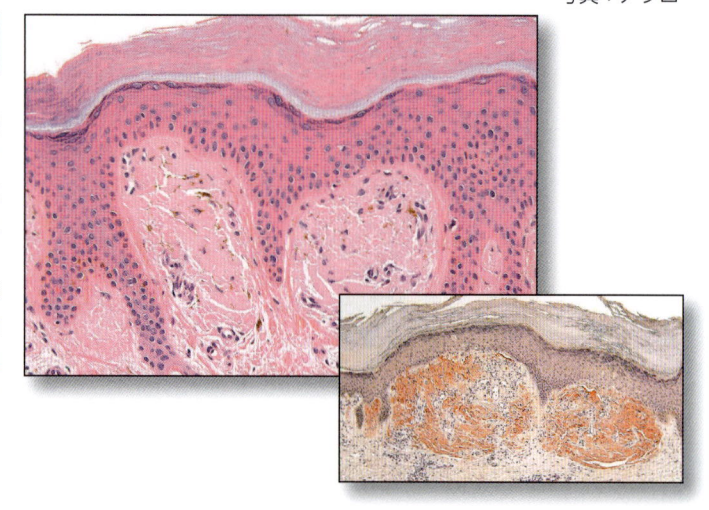

---

1) 皮膚アミロイドーシス Cutaneous amyloidosis は，炎症や摩擦により表皮角化細胞が障害され，真皮にアミロイドとなって滴落したものと考えられている．①アミロイド苔癬 lichen amyloidosus は，真皮乳頭層に好酸性の無構造物質（アミロイド）が塊状に沈着し，メラノファージを伴う．表皮は過角化，顆粒層の肥厚とともに，アミロイド塊を包むように表皮襟が延長し，しばしば角化細胞の個細胞壊死が観察される．②斑状アミロイドーシス macular amyloidosis では，表皮直下に点状ないし線状に沈着する．表皮の変化は目立たない．①②は角化細胞由来であり，全身性と異なり血管壁への沈着はない．

2) 限局性結節性アミロイドーシス localized

●アミロイドーシス

鑑別診断　LEVEL ●●●●○

皮膚アミロイドーシスでは，以下の疾患との鑑別を要する場合がある．
- **炎症後色素沈着**：真皮浅層にメラノファージがみられるが，アミロイド塊はない．
- **膠様稗粒腫（成人型）（colloid milium）**：表皮直下にH-E染色で淡紫色に染色されるコロイド物質が沈着する．

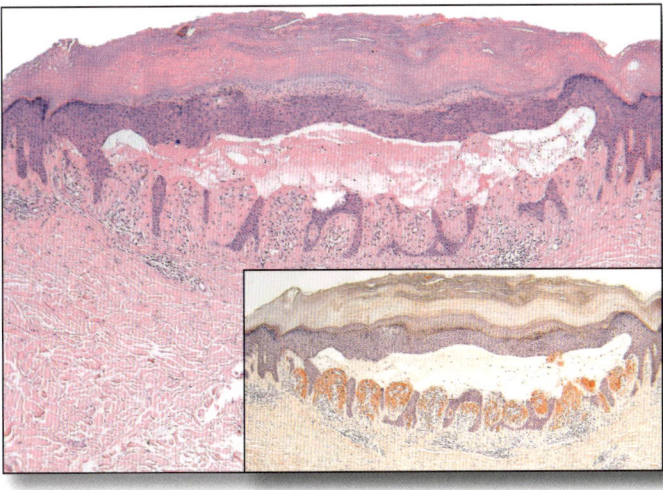

C アミロイド苔癬，裂隙形成

H-E染色：アミロイド苔癬では表皮下に組織学的な裂隙（水疱）を形成することが稀ではない．強い瘙痒のために表層に過角化，錯角化，角質細胞の変性および真皮乳頭層の毛細血管の増生などを伴う．
Inset（ダイロン染色）：アミロイドの沈着が真皮乳頭層で確認される．

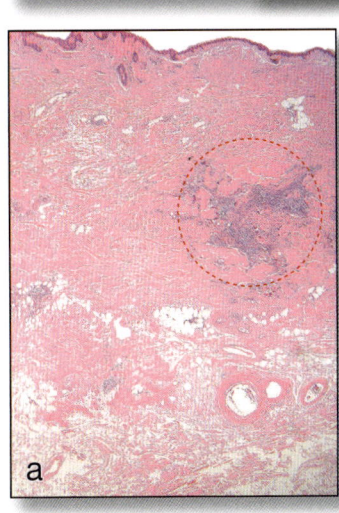

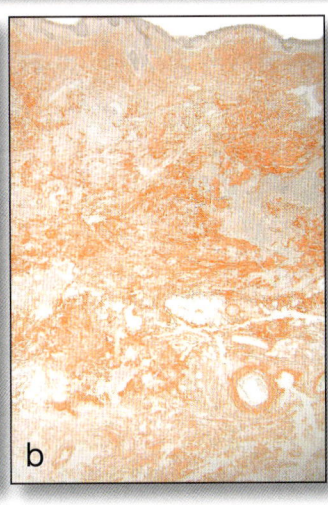

D （萎縮性）結節性アミロイドーシス

a. H-E染色：真皮乳頭層～皮下脂肪織までびまん性にアミロイドが沈着している．血管壁にも沈着している．本例のごとく被覆表皮が萎縮する例は，とくに萎縮性結節性アミロイドーシスと呼ばれる．形質細胞が浸潤し（赤線），単クローン性免疫グロブリン軽鎖（L鎖）を過剰に産生するためで（AL），抗免疫グロブリン軽鎖（κかλ鎖）染色により陽性となる．
b. ダイロン染色：アミロイドがダイロン染色で橙赤色に染まる．コンゴ赤やダイロン染色された標本を偏光顕微鏡下で観察すると，緑色の偏光（apple green）を発する．

nodular amyloidosisは，免疫グロブリンL鎖（AL）由来で，皮膚では表皮直下から皮下脂肪織にかけてびまん性にアミロイドが沈着する．アミロイドはダイロン染色で橙赤色に染色される．

3）**全身性アミロイドーシス systemic amyloidosis**では，免疫細胞性（AL），反応性（AA），透析（Aβ2M）の各アミロイドーシスで皮膚病変をみる．免疫細胞性はアミロイド（AL）が皮膚，心，肝，腎，消化管などに沈着するもので，病理組織学的には真皮の血管や付属器周囲，皮下脂肪織では脂肪細胞を取り巻くように沈着し（amyloid rings），コンゴ赤 congo red 染色やダイロン dylon （DFS：Direct fast scarlet）染色で橙赤色に染色される．

53 アミロイドーシス

全身性アミロイドーシス

原発性の全身性アミロイドーシスである．毛細血管を除くすべてのレベルの血管壁はアミロイドが沈着し好酸性で均一化している（沈着の見られる血管壁と付属器を赤線で示す）．
Inset（ダイロン染色）：アミロイドは血管のみでなく，汗腺の基底膜にも沈着する．

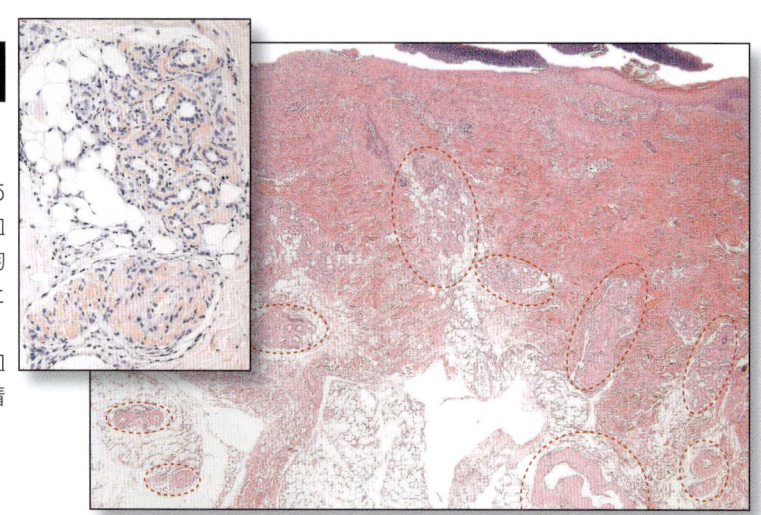

続発性限局性皮膚アミロイドーシス，BCC

H-E染色：アミロイド苔癬，斑状アミロイドーシスおよびこのタイプの皮膚アミロイドの本質は，壊死に陥り変性した角化細胞である．ここでは基底細胞上皮腫（癌，BCC）におけるアミロイド沈着を示す．癌細胞が壊死に陥り，アミロイドとして間質に沈着している．
Inset：免疫組織学的に抗ケラチン染色（ここでは高分子ケラチンの34βE12）を施行すると，角化細胞に由来することがわかる．

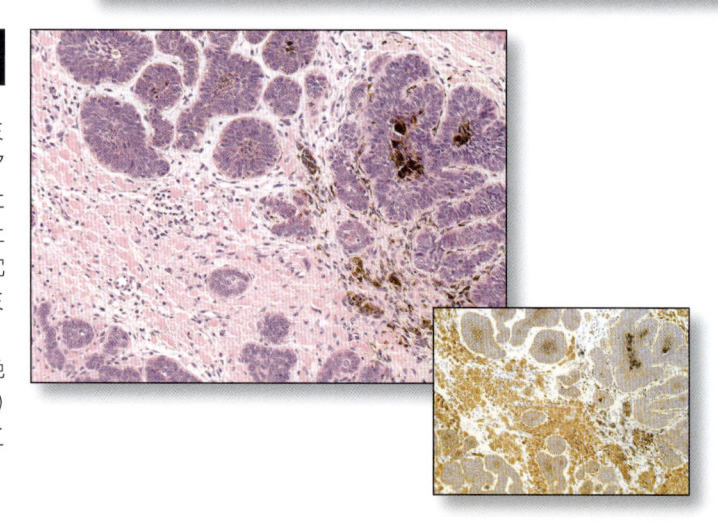

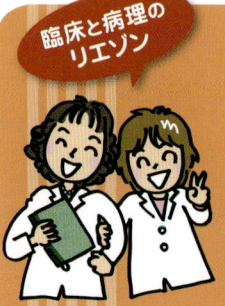

臨床と病理のリエゾン

- アミロイドーシスについては，厚生労働省特定疾患調査研究班新分類がある．
- 免疫細胞性アミロイドーシスには多発性骨髄腫に伴うものと，これを伴わない原発性がある．
- 原発性アミロイドーシスの30%に皮疹を認め，眼瞼の紫斑（amyloid purpura）が特徴的である．
- 反応性（AA）アミロイドーシス（血清アミロイドA由来）は，関節リウマチ，悪性腫瘍などに，透析アミロイドーシス（β2ミクログロブリン由来）は長期の透析に合併する．
- アミロイド苔癬は下腿前面に好発し，瘙痒の強い硬い丘疹が多発し「おろし金状」になる．
- 皮膚アミロイドーシスには，このほか肛門仙骨部皮膚アミロイドーシスや多形皮膚萎縮症様皮膚アミロイドーシスなどがある．
- 続発性限局性皮膚アミロイドーシスは，DLE，慢性単純性苔癬，色素性母斑，汗腺系腫瘍，毛包系腫瘍，日光黒子，脂漏性角化症，Bowen病，基底細胞上皮腫（癌）などで壊死した腫瘍細胞に由来する．
- 限局性結節性アミロイドーシスは，皮膚では腹部，大腿に好発する萎縮性と，顔面に好発する結節性に細分類される．

● One Point Lesson ⑨

One Point Lesson ⑨　Point 33 "白血球破砕性血管炎；Henoch-Schönlein 紫斑病" p.109 より

白血球破砕性血管炎を呈する疾患の臨床所見のまとめ

病理組織学的に白血球破砕性血管炎を示す疾患はいくつかあるが，病理組織所見がほとんど共通のため，鑑別のためには皮膚所見やその他の臨床所見を参考にする．

疾患	臨床所見	皮膚所見	病理組織所見
Henoch-Schönlein 紫斑病	経過は急性．上気道感染に続発．関節痛，腹痛，腎炎の合併あり．IgA 抗体高値，IgA 免疫複合体検出．	下腿の紫斑 palpable purpura，丘疹，小水疱	
蕁麻疹様血管炎	特発性または膠原病などに合併．低補体血症を伴う場合，SLE を精査する．	紅斑，膨疹，紫斑，疼痛．	フィブリノイド沈着はみられないこともある．
クリオグロブリン血症	Ⅱ型：単クローン性および多クローン性免疫グロブリン，Ⅲ型：多クローン性免疫グロブリンと補体が関与．ウイルス性肝炎などに合併．多発神経炎，腎障害，関節痛．	下腿の紫斑，血疱，潰瘍．	Ⅰ型（単クローン性免疫グロブリン）では血管炎を欠き，好酸性物質により小血管が閉塞する．
持久性隆起性紅斑	慢性の経過．関節リウマチ，肺線維症，骨髄腫の合併あり．	関節周囲に両側性に生じる紫紅褐色，扁平隆起性紅斑，潰瘍化あり．瘢痕治癒．線維化により結節を形成．	真皮全層にわたる白血球破砕性血管炎を生じ，晩期には高度の線維化を来す．
顕微鏡的多発動脈炎	急速進行性糸球体腎炎，間質性肺炎・肺出血．MPO-ANCA 陽性．	紫斑，紅斑，丘疹，水疱，血疱，網状皮斑．	真皮全層性にさまざまなレベルの血管が侵される．
膠原病に伴う血管炎	関節リウマチ，SLE，シェーグレン症候群，ベーチェット病などに多い．	紫斑，紅斑，丘疹，水疱，血疱，網状皮斑．	真皮細小血管から皮下脂肪織の筋性動静脈まで侵す．好酸球性，リンパ球性血管炎もあり．

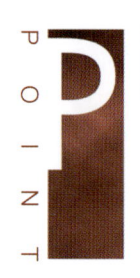

Chapter 9 真皮の変化　D 表皮の潰瘍

POINT 54　穿孔性皮膚症（反応性穿孔性膠原症）

膠原線維束が経表皮性排泄により表皮を垂直に上行し壊死に陥る

― 壊死巣は無数の好中球と好塩基性に変性・壊死した膠原線維束からなる ―

穿孔性皮膚症（反応性穿孔性膠原症），弱拡大像　A

皮表にびらんや潰瘍はあるものの，むしろ表皮は陥凹し，陥凹部を好塩基性を示す膠原線維や好中球の壊死物質が埋める．真皮の膠原線維束が表皮に向かって立ち上がり，表皮に突き刺さり，表皮内を垂直に貫通し（経表皮性排泄 transepidermal elimination），皮表で壊死に陥る．壊死巣内には無数の好中球と好塩基性の壊死に陥った膠原線維束が密在する．同部位の真皮にも，さまざまな程度で好中球が浸潤する．

穿孔性皮膚症（反応性穿孔性膠原症），経表皮性排泄　B

a. H-E 染色：膠原線維束は，表皮内を周囲に組織反応をほとんど惹起することなく貫通している．宿主側の合目的反応である，経表皮性排泄とみなされる所以である．
b. Masson-Trichrome 染色：青色に染色された膠原線維束が表皮内を貫く様子が，明瞭にみてとれる．表皮表層に達すると急激に壊死に陥り染色性を失い赤色に変わる．

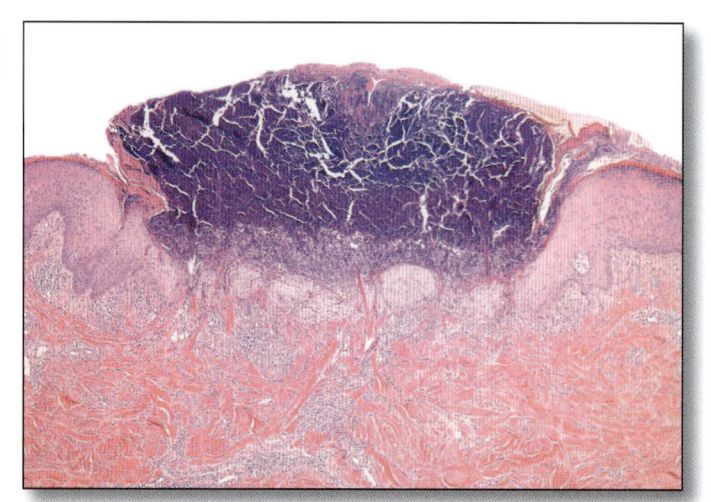

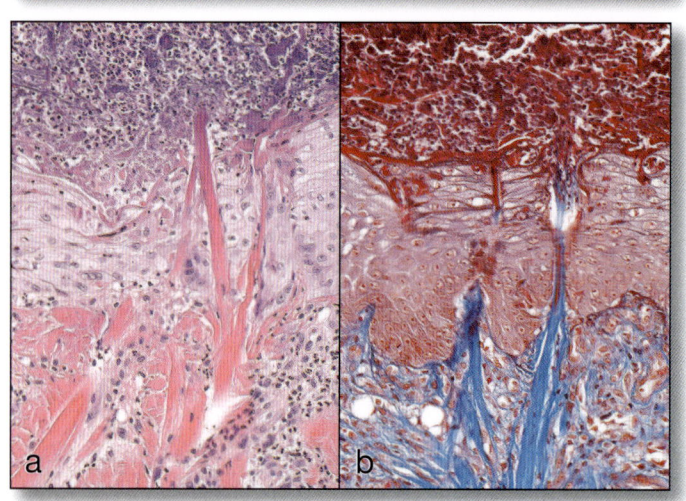

穿孔性皮膚症 Perforating dermatosis は臨床的には角化を伴う丘疹を生じ，組織学的には表皮の穿孔による経表皮性排泄 transepidermal elimination を特徴とする疾患群で，最近では後天的に糖尿病や血液透析患者に生じる反応性穿孔性膠原症 reactive perforating collagenosis が多い．この場合の病理組織像の特徴は，初期の病変では真皮の膠原線維が好塩基性に変性し，被覆表皮が膠原線維の変性巣を取り囲むように肥厚する．より大型の丘疹では中心部が陥凹し，変性膠原線維と炎症細胞を混じた壊死物質を入れる．その下方では真皮の変性膠原線維が表皮を貫き排泄される像がみられる．

●穿孔性皮膚症（反応性穿孔性膠原症）

鑑別診断

LEVEL ●●●●○

- **キルレ病**：表皮の陥凹に肥厚した角質が陥頓，角栓の一部が表皮を穿通する．真皮に異物肉芽腫反応を伴う．
- **穿孔性毛包炎**：開大した毛孔内の角質塊と毛包壁の破壊，膠原線維と弾性線維の排泄像を見る．
- **蛇行性穿孔性弾性線維症**：真皮に弾性線維の小塊が形成され，被覆表皮が包み込むように増生する．異物肉芽腫が観察される．
- **結節性痒疹**：表皮の肥厚はあるが，経表皮性排泄像はみられない．
- **穿孔性環状肉芽腫**：ムチン沈着を伴う変性巣周囲に柵状肉芽腫が形成され，経表皮性排泄像がみられる．

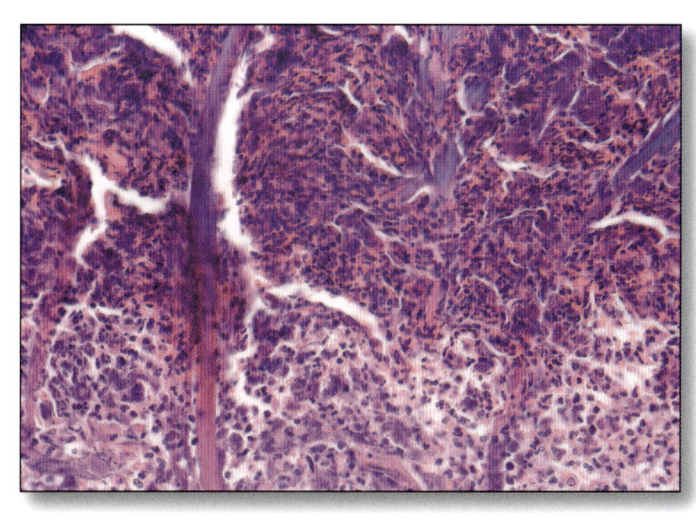

C 穿孔性皮膚症（反応性穿孔性膠原症），壊死巣

炎症細胞浸潤の主体は好中球で，深層では細胞形がまだ判明できるが，表層では変性・壊死に陥り細胞質は濃い好酸性を示して融合し，核は溶出して好塩基性が増す．膠原線維の色は深部では好酸性だが壊死により好塩基性となるため，壊死巣は全体として好塩基性にみえる．

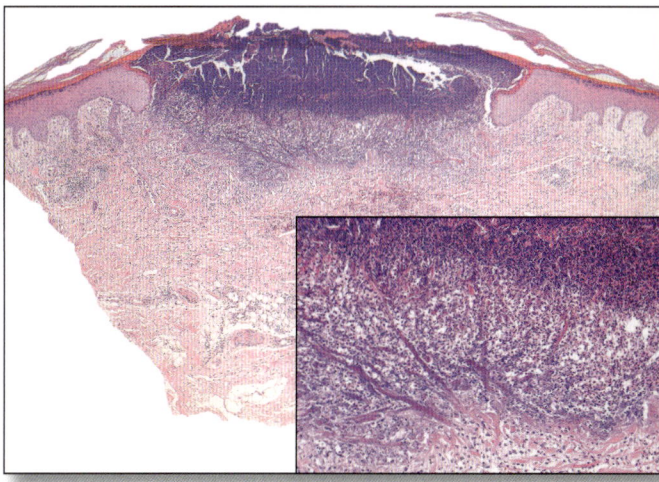

D 穿孔性皮膚症（反応性穿孔性膠原症），潰瘍例

潰瘍により潰瘍底の表皮が完全に消失した症例では，膠原線維がさまざまな角度で立ち上がり，壊死巣に突入する．壊死巣は深層がほぼ完全に壊死に陥り，断片化してモヤモヤとした好塩基性の膠原線維で構成され，中層が比較的形状が保たれている好中球の浸潤巣，表層に近い部位ではすべての細胞がべっとりと凝集し，核の内容物が流出して濃い好塩基性を示す．類似の変化は，搔破による痒疹でも生じるため，臨床的な鑑別が必要となる．

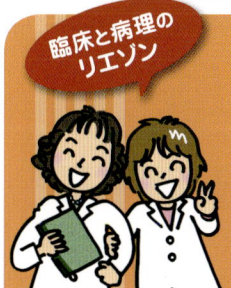

臨床と病理のリエゾン

- 穿孔性皮膚症は古典的にはいくつかの疾患が含まれ，臨床像や表皮を穿孔する成分が異なる．
- キルレ病はケラチン線維，穿孔性毛包炎は弾性線維や膠原線維，反応性穿孔性膠原症は膠原線維が穿通し，糖尿病や血液透析患者にみられることが多い．
- 蛇行性穿孔性弾性線維症は Ehlers-Danlos 症候群，弾性線維性仮性黄色腫，ペニシラミン投与に伴い生じることがあり，弾性線維が穿通する．

POINT 54

Self assessment 第 9 章　真皮の変化

Q 01 蕁麻疹での膨疹は，組織学的な **(a. 所見)** に相当し，炎症細胞のうち **(b. 細胞)** が間質に散在性に浸潤する．

Q 02 真皮網状層で好中球が結節状に浸潤する疾患は，ほぼ **(a. 疾患名)** に限られる．

Q 03 真皮に好中球が高度に浸潤していても，**(a. 所見)** があれば壊疽性膿皮症と診断し，治療はステロイドが選択される．

Q 04 強皮症における膠原線維束の太まりは，まず **(a. 部位)** に生じる．膠原線維の増加により汗腺小葉内の脂肪細胞が置換され，周囲の膠原線維との境界がなくなることを **(b. 所見)** という．

Q 05 皮膚アミロイドーシスの起源は **(a. 細胞)** で，基底細胞上皮腫（癌）では過半数の症例で間質への沈着がみられる．

Q 06 穿孔性皮膚病は，びらん・潰瘍底において膠原線維束が **(a. 現象)** により表皮内を垂直に上行し，好塩基性の壊死巣に突入する．

解答

01　a. 真皮浅層の浮腫，b. 好酸球
02　a. Sweet 病
03　a. 穿掘性の深い潰瘍
04　a. 真皮の深層，b. bound-down appearance
05　a. 角化細胞
06　a. 経表皮性排泄

Chapter 10

脂肪織の変化

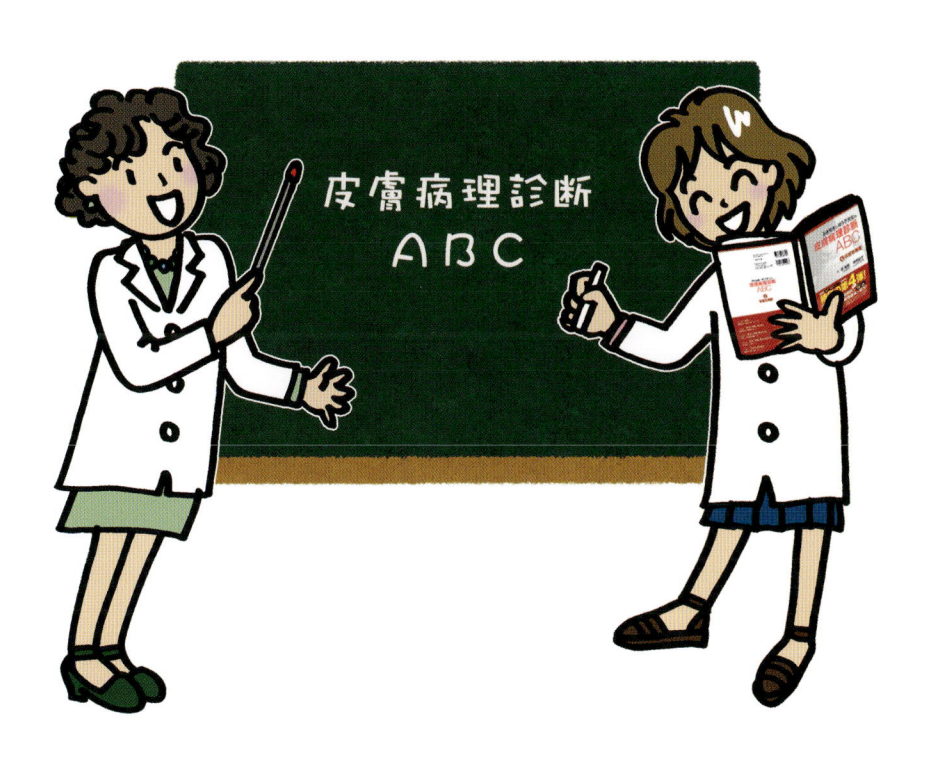

Chapter 10 脂肪織の変化

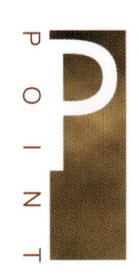

POINT 55 結節性紅斑
"結節"は脂肪隔壁の炎症により，"紅斑"は血管の拡張による

― 小葉隔壁に急性期は好中球，やがて組織球が浸潤し，最後は線維化で終焉 ―

A
結節性紅斑，急性期（ルーペ像）

表皮と真皮には著変を認めない．炎症の主座は皮下脂肪織で小葉隔壁に沿う．ただし，全経過を通じ病変は多かれ少なかれ脂肪織小葉にも及ぶ．

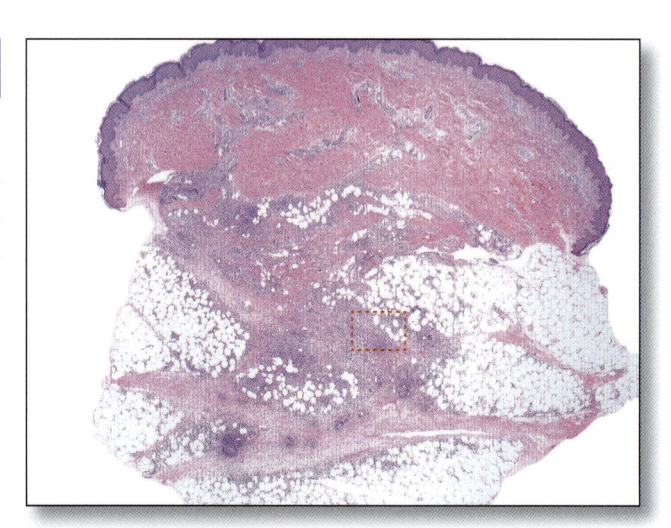

B
結節性紅斑，急性期（小葉隔壁）

図Aの赤枠部位．小葉隔壁は浮腫により肥厚し，好中球が集簇性ないし散在性に浸潤する．リンパ球や好酸球も混在している．原則として血管炎や壊死はないが，乾酪壊死や静脈炎が出現し，バザン硬結性紅斑／結節性血管炎との鑑別が難しい症例がある．

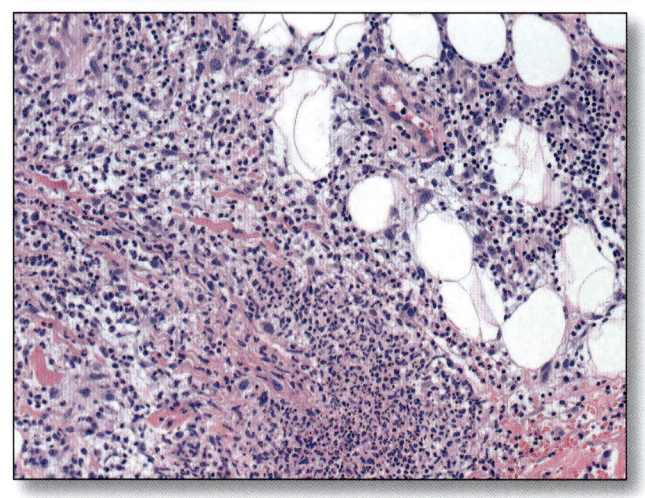

結節性紅斑 Erythema nodosum は，下腿に好発する皮下脂肪織炎として最多の病態で，疾患名というよりも多彩な原因疾患を背景に有する1つの臨床・病理パターンである．皮表に紅斑を伴う有痛性皮下結節を下腿の両側性に生じ，比較的急性に経過し，多くは数週間で消褪する．潰瘍形成はない．

病理組織学的には皮下脂肪織の小葉隔壁を中心とする炎症（septal panniculitis）で，真皮には全層性に血管拡張をみる．急性期：小葉隔壁の小血管周囲の浮腫，血管壁の変性，好中球やリンパ球の浸潤．最盛期：血管壁は肥厚し，赤血球の血管外漏出やフィブリンの析出を見る．炎症は小葉内へ波及し，リンパ球や組織球が浸潤し，循環障害によ

●結節性紅斑

鑑別診断

LEVEL ●●●●●

- **バザン硬結性紅斑（結節性血管炎）**：小葉中心性の脂肪織炎で，脂肪織の変性と肉芽腫性変化および好中球が目立つ．小・中型静脈炎の所見を伴う．
- **深在性エリテマトーデス**：皮下脂肪織の広範な凝固壊死．表皮真皮境界部と真皮にDLEの所見をみる．
- **Weber-Christian病**：脂肪融解に伴う脂肪貪食細胞や組織球浸潤が目立つ．
- **サルコイドーシス**：結節性紅斑様皮疹では乾酪壊死のない類上皮細胞肉芽腫を形成する．
- **皮下脂肪織炎様T細胞リンパ腫**：異型小型リンパ球が浸潤し，脂肪細胞を取り囲む（rim sign，rimming，lace-like pattern）．破砕性の核を貪食したbean-bag cellの出現．脂肪壊死を欠く．
- **結節性多発動脈炎**：筋性動脈の壊死性血管炎の像を呈する．
- **膵性脂肪織炎**：針状の裂隙がある脂肪細胞の広範な壊死，好中球や泡沫状組織球が浸潤．
- **ベーチェット病（結節性紅斑様皮疹）**：脂肪織炎は小葉隔壁ないし，脂肪小葉に及ぶ．初期には好中球浸潤が目立ち，また血管炎を伴うことがある．

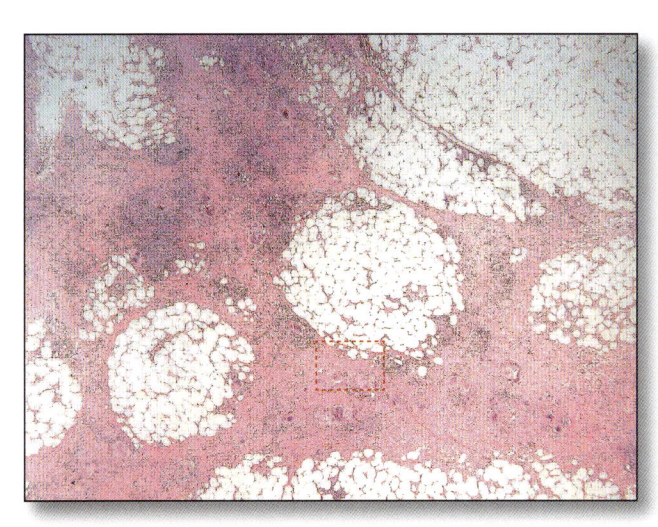

C 結節性紅斑，最盛期（皮下脂肪織）

小葉隔壁の線維化が小葉を侵蝕するように進み，隔壁が肥厚している．弱拡大像でも隔壁に多数の多核巨細胞（組織球）が浸潤していることがわかる．リンパ球浸潤も見られる．

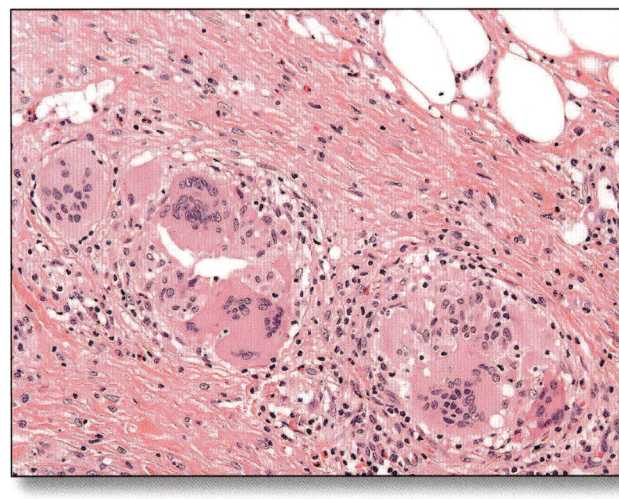

D 結節性紅斑，最盛期（強拡大像）

図Cの赤枠部位．多核巨細胞は定型的にはラングハンス型（核が馬蹄形に配列）だが，ここでは異物型（細胞質に異物を有し，核は不規則に配列）もみられる．

る脂肪細胞の変性や壊死を生じ，泡沫状組織球やTouton型巨細胞を伴う肉芽腫を生じる．組織球が裂隙状のスペースを取り囲むMiescher's radial granulomaは本症に特徴的とされる．小葉隔壁は，膠原線維や血管が増生して肥厚する．**晩期**：浸潤細胞は組織球（類上皮細胞，異物型多核巨細胞）による肉芽腫性変化から，次第に線維化に至る．

POINT 55

Chapter 10

55 結節性紅斑

結節性紅斑，Miescher's radial granuloma

細い裂隙を組織球が放射状に取り囲む肉芽腫で，本症に特徴的といわれるが，実際に確認できることは稀である．裂隙は恐らく変性壊死した脂肪（脂質）で，組織球がそれを全周性に取り巻く様子であろうと推測される．

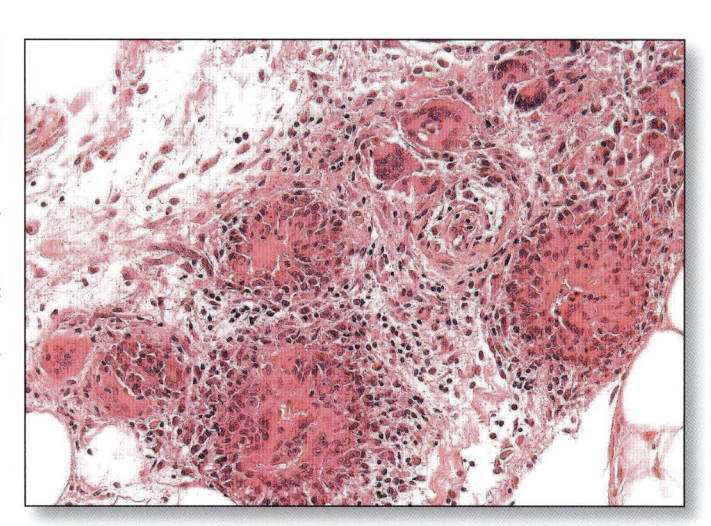

結節性紅斑，晩期

炎症細胞は消失し，厚く肥厚した小葉隔壁の線維化巣だけが残存している．数カ月経つと，隔壁は次第に細くなり正常に近い厚さに戻る．全経過にわたり真皮全層性に血管の拡張や血管周囲のリンパ球浸潤がみられ，臨床的な紅斑に相当する．この時期でも浅層血管叢で血管の拡張がみられる（赤線間）．

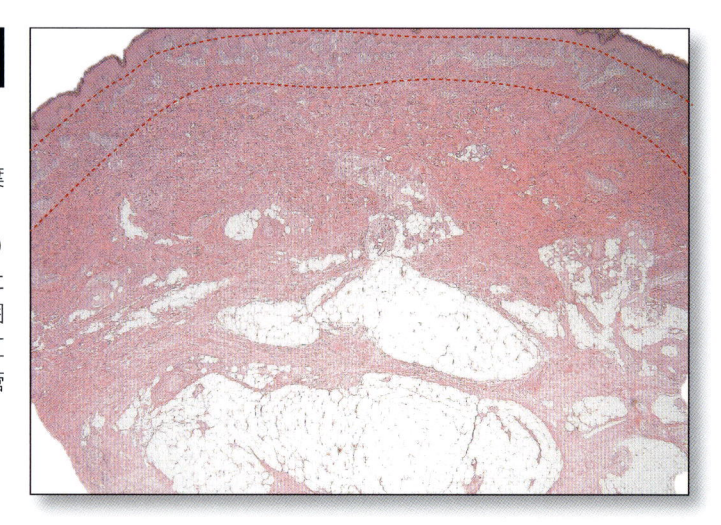

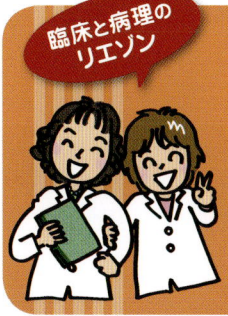

臨床と病理のリエゾン

- 結節性紅斑の誘因として，細菌（溶連菌など）感染が先行することが少なくない．
- しばしば，発熱，関節痛など全身症状を伴う．
- 結節性紅斑を生じる基礎疾患として，炎症性腸疾患やサルコイドーシスなどがある．
- ベーチェット病では 30 〜 50％にみられ，結節性紅斑様皮疹を呼称する．小型で 5 〜 6 日で消褪するものもある．

● One Point Lesson ⑩ ⑪

> **One Point Lesson** ⑩ Point 44 "リウマトイド結節" p.133 より

関節リウマチの皮膚病変：病理組織学的特徴による位置づけ

　関節リウマチに伴う皮膚病変は，血管炎，好中球浸潤，肉芽腫反応という3つの病態が特徴で，これらの要素が症例により，また生検部位や時期によって，さまざまに組み合わされると考えると理解しやすい．interstitial granulomatous dermatitis や palisaded neutrophilic granulomatous dermatitis は，granulomatous dermatitis として包括されることもあるが，肉芽腫性変化に加え，血管炎の要素を持つ．リウマトイド結節やリウマトイド丘疹はリウマトイド血管炎の症例にしばしばみられ，診断的価値がある．

好中球浸潤
壊疽性膿皮症
rheumatoid neutrophilic dermatitis
持久性隆起性紅斑
血管炎
リウマトイド丘疹
肉芽腫
リウマトイド結節
interstitial granulomatous dermatitis
superficial ulcerating rheumatoid necrobiosis
palisaded neutrophilic granulomatous dermatitis
リウマトイド血管炎

> **One Point Lesson** ⑪ Point 46 "化膿性肉芽腫" p.137 より

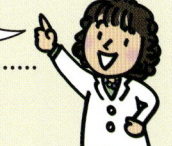

化膿性肉芽腫の特殊染色

　化膿性肉芽腫の場合，菌要素の確認のため特殊染色を行う．

病原微生物	特殊染色
細菌	グラム Gram 染色
抗酸菌	チールニールセン Ziehl-Neelsen 染色
真菌	PAS 染色，グロコット Grocott 染色，ファンギフローラ Y 染色（蛍光染色）
梅毒スピロヘータ	ワルチン - スタリー Warthin-Starry 染色

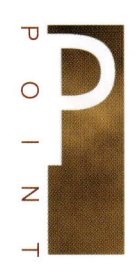

Chapter 10 脂肪織の変化

POINT 56 バザン硬結性紅斑／結節性血管炎

本質は，結核というより動・静脈の血管炎

― 1 カ所以上の脂肪織小葉内に，びまん性にリンパ球や組織球が浸潤し，脂肪細胞の変性，凝固壊死，乾酪肉芽腫が混在 ―

A バザン硬結性紅斑，リンパ球浸潤

炎症の主座は脂肪織の小葉に一致し，小葉内をびまん性に炎症細胞が浸潤している．真皮や脂肪隔壁は比較的保たれている．同じ脂肪織レベルの障害でも，結節性紅斑が病期により組織像が変遷するのに対し，バザン硬結性紅斑では症例ごとの多彩さが目立つ．
Inset（赤枠）：小葉内にはリンパ球が浸潤している．血管炎の像はない．

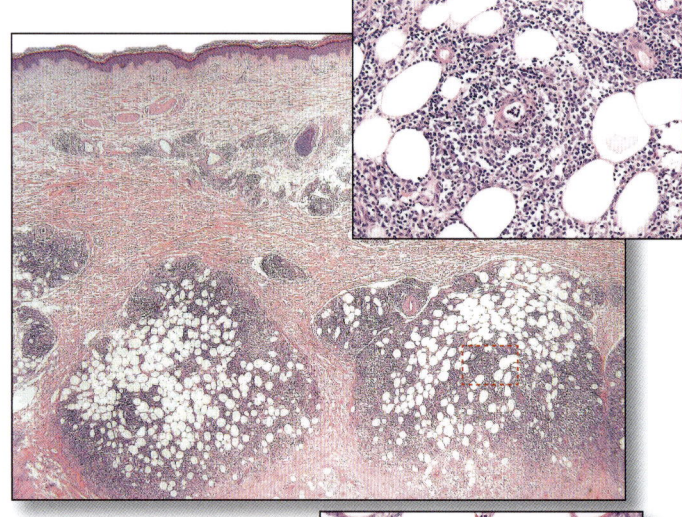

B バザン硬結性紅斑，多核巨細胞

a. 脂肪織小葉の少なくとも1カ所以上で炎症細胞がびまん性に浸潤する，バザン硬結性紅斑／結節性血管炎の弱拡大像である．
b. aの赤枠：脂肪織を取り囲むように組織球が浸潤し，多核巨細胞も目立つ．核破砕を伴う好中球も浸潤している．
c. aの黒枠：組織球が球状に肉芽腫を形成し，周囲は線維化を来している．

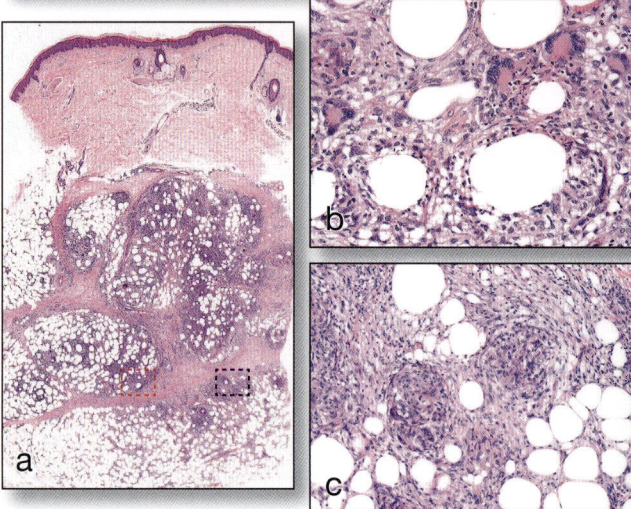

バザン硬結性紅斑 Erythema induratum Bazin は，下腿後面に好発する慢性・再発性の皮下脂肪織炎で，小太りの女性に多い．硬結を触れる暗赤色斑が両側性に生じ，比較的慢性に経過する．潰瘍を来すことが多く，瘢痕と色素沈着を残す．

病理組織学的には皮下脂肪織の小葉がびまん性に障害される炎症（lobular panniculitis）である．急性期：脂肪織小葉の小血管周囲の浮腫，血管壁の変性，好中球およびリンパ球浸潤．最盛期：血管壁（脂肪小葉・隔壁における大小の動・静脈いずれも障害されるが，隔壁内の比較的大きい静脈であることが多い）が肥厚し，赤血球の血管外漏出やフィブリンの析出をみる．血管炎が

●バザン硬結性紅斑／結節性血管炎

鑑別診断　　LEVEL ●●●●●

- **結節性紅斑**：小葉間隔壁に病変の中心があり，乾酪肉芽腫を欠く．
- **結節性多発動脈炎**：筋性動脈の壊死性血管炎の像を呈する．炎症は侵される動脈周囲に限局している．
- **深在性エリテマトーデス**：皮下脂肪織の結節状のリンパ球や形質細胞浸潤および脂肪変性に加え，表皮の空胞変性をみる．皮下脂肪織は壊死に陥るが，細胞浸潤はほとんどなく，多核巨細胞や肉芽腫の形成もない．
- **Weber-Christian 病**：脂肪融解に伴う脂質を貪食した組織球の浸潤が目立つ．
- **サルコイドーシス**：結節性紅斑様皮疹では，乾酪壊死のない類上皮細胞肉芽腫が形成される．
- **皮下脂肪織炎様T細胞リンパ腫**：小型異型リンパ球が浸潤し，脂肪細胞を取り囲む（rim sign，rimming，lace-like pattern）．核を貪食した bean-bag cell の出現．

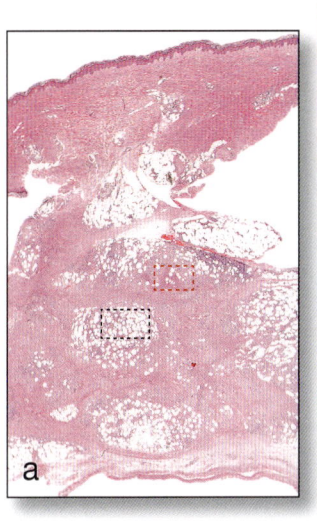

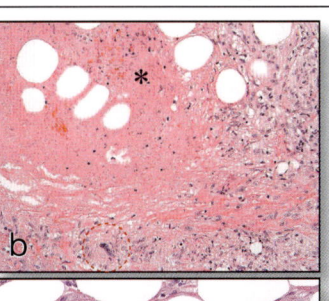

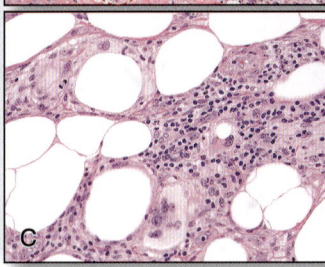

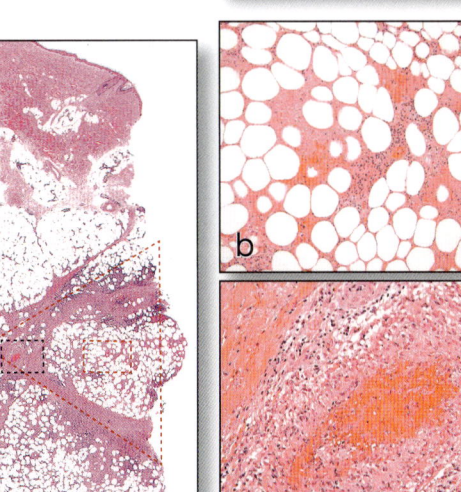

C　バザン硬結性紅斑，結核疹

a. 脂肪小葉に程度の差こそあれ炎症細胞が高度に浸潤している．バザン硬結性紅斑に一致する弱拡大像である．
b. a の赤枠：結核を思わせる，既存の構造が失われ，核破砕性の汚い炎症細胞が浸潤する乾酪壊死巣である（*）．周囲を組織球が取り囲み，ラングハンス型巨細胞も散見される（赤線）．乾酪肉芽腫の存在から，バザン硬結性紅斑は伝統的に結核とみなされていた．
c. a の黒枠：変性した脂肪細胞を貪食した泡沫状の組織球が浸潤している．

D　結節性血管炎，血管炎と凝固壊死

a. 一つの脂肪小葉がびまん性に凝固壊死に陥る（赤三角）．
b. a の赤枠：小葉内は，脂肪細胞の形を保ったまま壊死（凝固壊死）に陥る虚血性変化を示す．炎症細胞は乏しいものの，核破砕を伴う汚ない壊死である．
c. a の黒枠：近傍の小葉隔壁を走行する中型静脈の内腔及び壁内に，出血，フィブリンの析出および炎症細胞が浸潤する高度の静脈炎がみられる．

明瞭な症例は，結節性血管炎 nodular vasculitis と呼ばれる．リンパ球と組織球が浸潤し，循環障害による脂肪細胞の変性・壊死を生じ，泡沫状組織球やTouton型巨細胞が出現し，肉芽腫性病変となる．乾酪壊死を伴い結核結節に類似することもある．小葉隔壁は膠原線維や血管が増生して肥厚する．**晩期**：浸潤細胞は組織球，類上皮細胞，異物型巨細胞に置き換わり，小葉隔壁は肉芽腫性変化から次第に線維化に至る．

真皮では血管周囲性に炎症細胞が浸潤する．

Chapter 10
56 バザン硬結性紅斑／結節性血管炎

結節性血管炎，動・静脈炎

a. 病変の主座が皮下脂肪織の小葉にあり，炎症細胞浸潤は比較的乏しいものの，小葉内にびまん性に浸潤していることが診断のカギとなる．
b. aの赤枠：脂肪細胞は軽度の変性（大小不同）を示し，組織球が漏出した脂質を貪食し，泡沫状を呈している．
c. aの黒枠：EVG 染色で，動脈（赤線），静脈（黒丸）ともに閉塞していることがわかる．

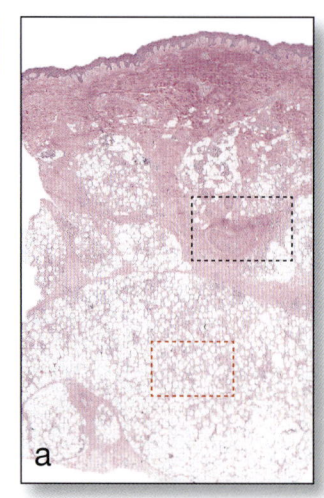

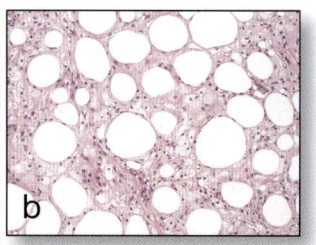

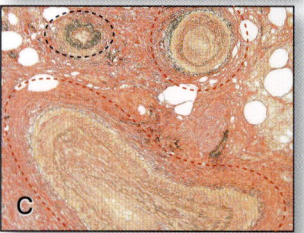

結節性血管炎，静脈炎

a. 脂肪小葉を埋めるように炎症細胞が浸潤する．脂肪隔壁も線維性に肥厚し，炎症細胞が浸潤するが，小葉が1カ所でもびまん性に障害されていれば，診断には小葉性病変が優先される．
b. aの赤枠：変性した脂肪織が裂隙状となり，周囲を組織球が取り囲むさまは，Miescher's radial granuloma と呼ばれる．定型例では，より明瞭な放射状の配列を示す．教科書的には，結節性紅斑で特異的に出現すると記載されている．
c. aの黒枠：小葉隔壁の小静脈に，内腔の狭窄と平滑筋束を分け入る炎症細胞の浸潤がみられる．病態の本質がこの静脈炎に依るのか，二次的血管炎であるのかの判断は難しい．

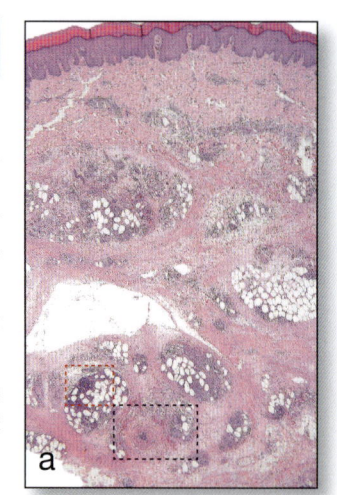

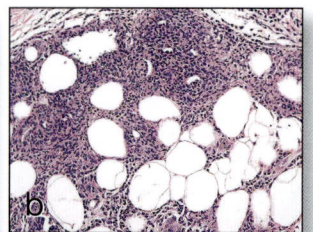

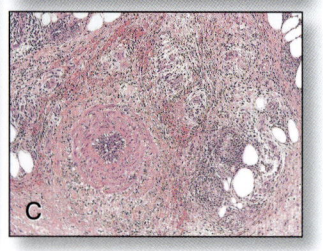

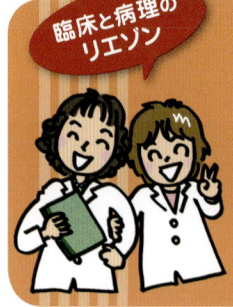

臨床と病理のリエゾン

- 当初は真性結核，ついで結核疹の1つとされたが，その後，循環障害を基盤とする小葉性脂肪織炎と考えられるようになった．
- 最近は PCR 法などにより，結核との関連が示唆される症例も少なくないことが判明し，結核アレルギー説が再度有力になっている．
- 結核アレルギーによる本症をバザン硬結性紅斑，非結核性で血管炎が主体のものを結節性血管炎とし，区別する考えもある．

用語解説 4

Point39 顔面播種状粟粒性狼瘡（LMDF）p.123

acne

acne の語源についての定説は，医学用語 $\alpha\kappa\mu\eta$（akmē）の6世紀頃の誤記からとしている．ローマ皇帝ユスティニアヌス一世の宮内医の著した医学百科事典に $\alpha\kappa\nu\eta$ と表記され，これが現代の acne のおこりとされている．1800年代初めから脂腺を侵す疾患，実際には臨床像，性状，あるいは原因がそれらしいというものについて acne の語が用いられたが，そこには acne sébacée concrète（現在の senile keratosis），acne cachecticorum（現在の papulonecrotic tuberculid の亜型）なども含まれていた．今日では皮脂の貯留に関連した毛包の炎症に対して acne という名称を残している．

用語解説 5

Point49 蕁麻疹 p.147

urtica
蕁麻・刺草・イラクサ
（英名 nettle，学名 Urtica thunbergiana）

イラクサ科イラクサ属の多年生植物．urtica の語源はラテン語の uro［焼く］に由来する．葉と茎にある刺毛には，アセチルコリンとヒスタミンを含んだ囊があり，触れると破れて皮膚に強い痛みと腫れを生じることから蕁麻疹の病名がある．

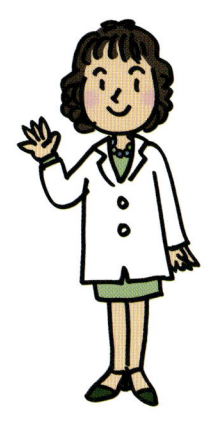

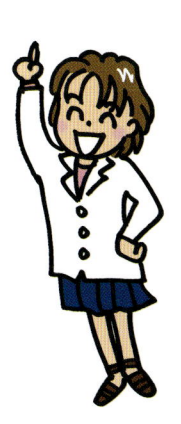

Chapter 10 脂肪織の変化

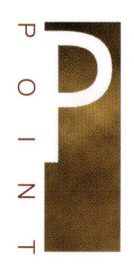

POINT 57 深在性エリテマトーデス

皮下脂肪織が広範に凝固壊死に陥り，形質細胞が集簇性に浸潤する

― 真皮は DLE 様で，皮下脂肪織に病変の主座がある ―

A 深在性エリテマトーデス，ルーペ像

表皮真皮境界部は免疫蛍光抗体法では半数が陽性になるものの，H-E 染色では著変がないことが多い．真皮は多かれ少なかれ，DLE の所見（付属器周囲のリンパ球の集簇性浸潤および浮腫や粘液の貯留）を示す．病変の主座は皮下脂肪織にある．

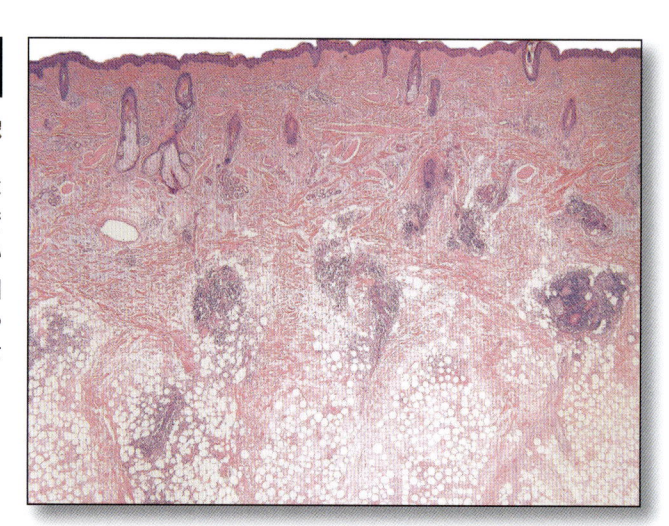

B 深在性エリテマトーデス，皮下脂肪織

皮下脂肪織は，小葉と隔壁をびまん性に巻き込み，広範囲で基本的構造を保ったまま壊死（凝固壊死）に陥る．脂肪織の最深部にもリンパ球が集簇性に浸潤している．

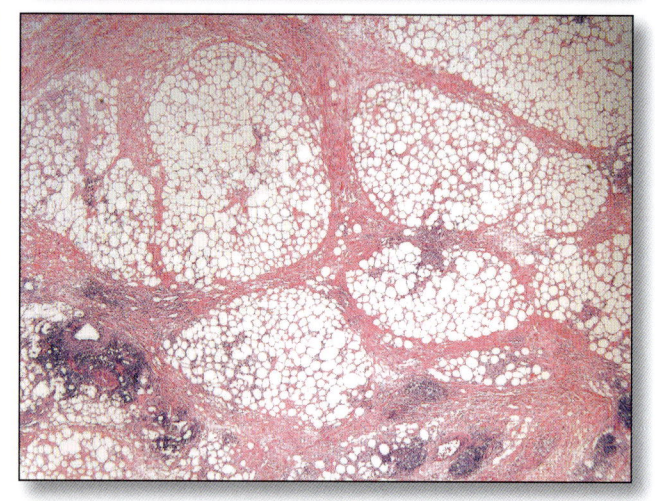

深在性エリテマトーデス（Lupus profundus/Lupus erythematosus panniculitis）は皮下脂肪織を病変の主体とする LE で，顔面，体幹，四肢近位側に好発する．皮下硬結を生じ，皮表には変化がないか，紅斑，萎縮ないし潰瘍を伴うことがある．

病理組織学的には皮下脂肪織の小葉を中心とし，小葉隔壁に及ぶ脂肪織炎で，脂肪小葉にはリンパ球が集簇性に浸潤し，核破砕が目立つ．形質細胞の浸潤も特徴の一つである．血管壁内にもリンパ球が浸潤し，フィブリノイド変性に至る．脂肪壊死は広範に及び，膠原線維の変性を伴い凝固壊死に陥る．表皮真皮境界部〜真皮は，程度の差はあれ DLE に一致する変化をみる．

●深在性エリテマトーデス

鑑別診断　LEVEL ●●●●●

- **結節性紅斑**：脂肪小葉隔壁主体の脂肪織炎で，肉芽腫の形成及び線維化が主体をなす．
- **バザン硬結性紅斑（結節性血管炎）**：小葉中心の脂肪織炎で，脂肪織の変性と肉芽腫の形成および好中球浸潤が目立つ．静脈炎の所見を伴う．
- **Weber-Christian 病**：脂肪融解が著しく，リンパ球や好中球が浸潤する．脂肪細胞は泡沫状組織球に置き換えられる．
- **皮下脂肪織炎様T細胞リンパ腫**：脂肪壊死はなく，異型リンパ球が浸潤し，脂肪細胞を取り囲む（rim sign，rimming，lace-like pattern）．bean bag cell も特徴的．形質細胞の浸潤は欠く．

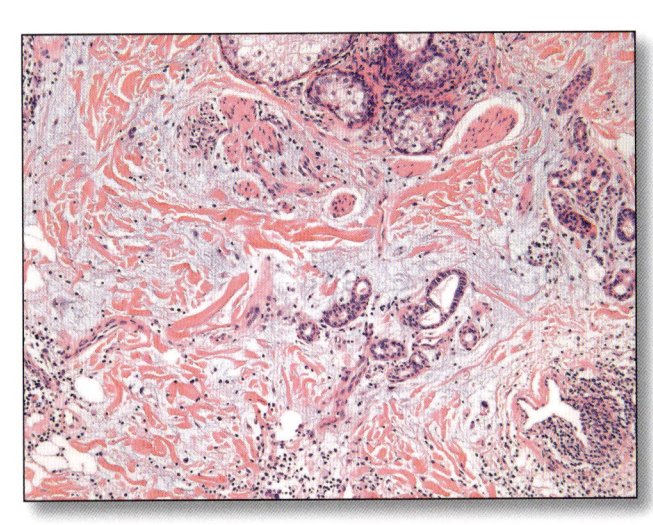

C 深在性エリテマトーデス，真皮の粘液貯留

真皮には好塩基性を示す粘液が大量に貯留している．浸潤細胞はリンパ球とともに特徴的に形質細胞が混在する．

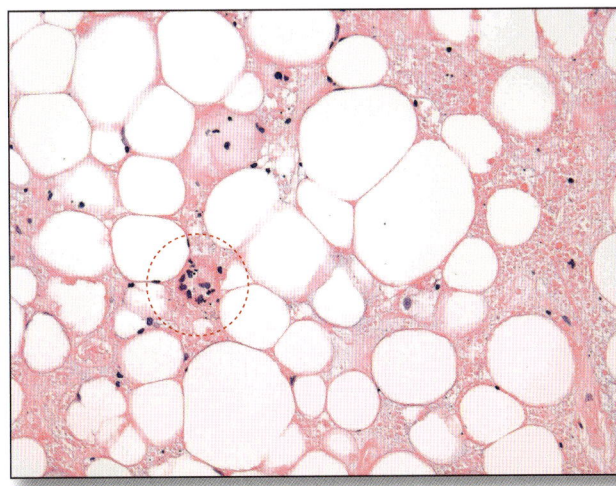

D 深在性エリテマトーデス，脂肪壊死

脂肪細胞は，個々の細胞の輪郭を残したまま壊死に陥る凝固壊死を示す．脂肪細胞間には，好酸性でモヤモヤしたフィブリノイド物質やわずかに好塩基性を示す粘液が沈着している．血管はフィブリノイド変性に陥り（赤線），炎症細胞の核破砕を伴う．陳旧性病変では（ここには示さないが）石灰化を来す．

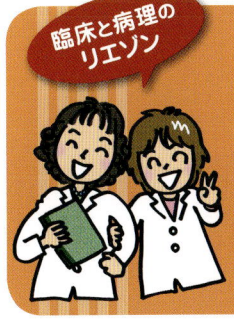

臨床と病理のリエゾン

- 深在性エリテマトーデスは慢性型の LE の皮疹で，SLE の特異疹として生じる場合と，皮膚限局型の LE として生じる場合がある．
- 病態には浸潤する炎症細胞由来のサイトカイン，活性酸素および循環障害の関与などが推測されている．
- 診断にはループスバンドテストで陽性であることが重要である．
- 表皮および真皮の変化を欠き，皮下脂肪織に限局性の炎症を来す例では非可逆性の陥凹を残しやすい．

POINT 57

Self assessment 第 10 章　脂肪織の変化

Q 01 結節性紅斑における「結節」は，組織学的な**(a. 所見)**により，「紅斑」は**(b. 所見)**により形作られる．

Q 02 結節性紅斑は，所見が経時的に変遷する．小葉隔壁は初期には**(a. 所見)**が，やがて**(b. 所見)**を，後期には**(c. 所見)**を来す．数カ月後には正常に近い状態に復し終焉する．

Q 03 バザン硬結性紅斑は，**(a. 部位)**を主座とする病変だが，多かれ少なかれ小葉隔壁も侵される．

Q 04 バザン硬結性紅斑は，**(a. 所見)**の形成から結核との関連が推測されているが，**(b. 所見)**も重要視されている．後者が前面に現れた病態は特に，**(c. 疾患名)**と呼ばれる．

Q 05 深在性エリテマトーデスは，真皮において**(a. 疾患名)**の所見を揃え，加えて皮下脂肪織で広範囲な**(b. 所見)**を来す．

解答

01 a. 皮下脂肪織における小葉隔壁の肥厚（浮腫，細胞浸潤，線維化など），b. 真皮全層性の血管拡張

02 a. 浮腫，好中球浸潤，b. 組織球浸潤，c. 線維化

03 a. 脂肪織小葉

04 a. 類結核肉芽腫，b.（動）静脈炎，c. 結節性血管炎

05 a. DLE，b. 凝固壊死

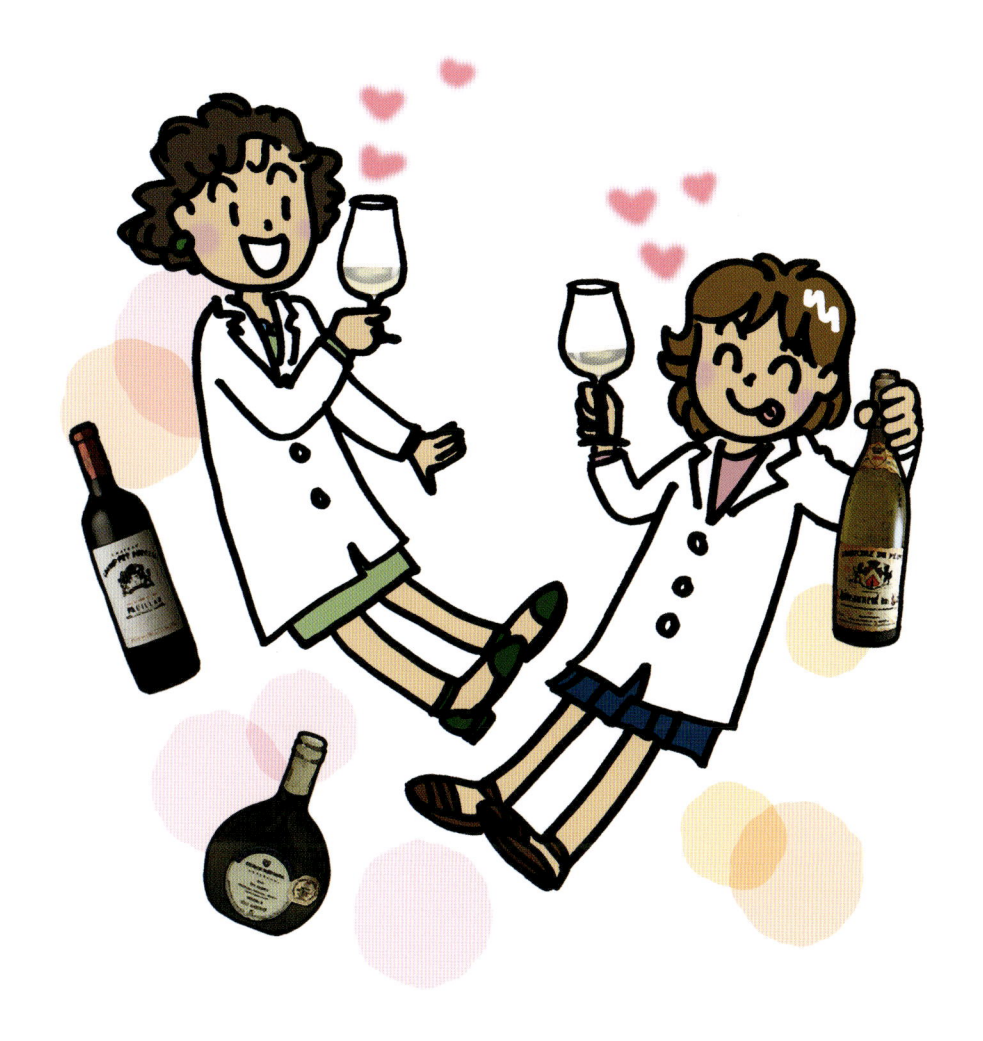

以上で講義は終わりです．お疲れさまでした！

INDEX

欧文索引／和文索引

索引は，欧文索引（アルファベット順），和文索引（五十音順）に大別した．

欧文索引

A

acantholysis ･･････････････････････････ 089
acantholytic cells ･･････････････ 088, 090
acne ･･･････････････････････････････ 169
acne rosacea ･････････････････････････ 122
Acute febrile neutrophilic dermatosis ･･･ 148
AEGCG ･････････････････････････････ 128
AGEP ･･････････････････････････････ 029
AGEP 型薬疹 ････････････････････････ 067
allergic contact dermatitis ･････････････ 040
amyopathic dermatomyositis ･･････････ 073
anaphylactoid purpura ･････････････････ 108
Angiodermatitis ･････････････････････ 074
angioedama ････････････････････････ 146
annular elastolytic giant cell granuloma ･･･ 128
apoptosis ･･････････････････････････ 050
apoptotic body ･････････････････ 051, 076
asteroid body ･･････････････････ 124, 136
atopic prurigo ･･････････････････････ 034
atrophie blanche ･････････････････････ 113
Auspitz 現象 ･･･････････････････････ 027
autosensitization dermatitis ･･････････ 040
Azzopardi effect ････････････････････ 069

B

ballooning degeneration ･･･････････ 050, 086
Benign lichenoid keratosis ･･････････ 080
Blaschko 線 ･･･････････････････ 053, 153
blue toe ･････････････････････････ 114
bound-down appearance ･･････････ 152
Bullous pemphigoid ･･････････････ 094
butterfly rash ････････････････････ 068

C

C3 ･･･････････････････････････ 094, 108
Caspary-Joseph space ･････････････ 065

CD8$^+$T 細胞 ･････････････････････ 064
Chamberg 病 ･････････････････････ 075
Cholesterol crystal embolization ････ 114
Chronic pigmentary purpura ･･･････ 074
Churg-Strauss 症候群 ･････････ 109, 111
Civatte 小体（Civatte body）
 ･･･････････････ 050, 058, 065, 067, 076
colloid body ･･････････････････ 050, 076
colloid milium ･･････････････････ 155
Coma blister ････････････････････ 099
communicating vessels ･･････････ 102
corps ronds ･･････････････････ 091, 092
CowdryA 型封入体 ･･････････････ 086
crumbling (dilapidated) brick wall ･･･ 090
Cutaneous amyloidosis ･･････････ 154
Cutaneous tuberculosis ･････････ 120
cytoid body ･････････････････ 051, 076

D

Darier's disease ･････････････････ 092
debris ･････････････････････････ 098
deep vascular plexus ･･････････ 102
Dermatomyositis ･･････････････ 072
Dermatophytosis ･･･････････････ 033
Discoid lupus erythematosus (DLE)
 ･･･････ 070, 052, 065, 069, 070,
  072, 073, 077, 079, 170
DLE 型皮疹 ･･････････････････ 069
Drug eruption ･･･････････････ 066

E

Eosinophilic pustular folliculitis ･･････ 142
Eruption of lymphocyte recovery ･･･ 061
Erythema annulare centrifugum ････ 045
Erythema (exsudativum) multiforme ･･ 058
Erythema induratum Bazin ･･･････ 166
Erythema nodosum ･･････････････ 162
EVG 染色 ･･････････ 110, 115, 117, 129

F

Familial benign chronic pemphigus	090
Fite 染色	121
Fixed drug eruption	064
Foreign body granuloma	138
Full 型核内封入体	086

G

Giemsa 染色	085, 087
Gottron's papule	072
Gougerot-Blum 病（G-B 病）	074
gouty tophus	134
Graft versus host disease（GVHD）	051, 054, 059, 060, 063, 067, 069, 071, 073
grains	084, 091, 092
Gram 染色	028
Granuloma annulare	128
Grenz zone	078
Grocott 染色	028, 136
Grover 病	089, 091, 093

H

Hailey-Hailey disease	090
hairy palm sign	030, 034
heliotrope erythema/rash	072
Henoch-Schönlein 紫斑病	075, 087, 106, 108, 157
Henoch 型	109
herald patch	044
Herpes gestationis	096
Herpes simplex virus（HSV）	086, 087
HIV-associated eosinophilic folliculitis	143
human herpes virus（HHV）	087
hyaline body	051, 076

I

Idiopathic pigmentary purpura	074
IgA	108
IgA 天疱瘡	085
IgG	084, 088, 094
incontinence	051, 077
Insect bite	046
interface dermatitis	045, 050, 054, 066
interstitial granulomatous dermatitis	129, 133
iris lesion	059
itching purpura	075

K

karyolysis	050
karyorrhexis	050
keratosis follicularis	092
Kogoj 海綿状膿疱	028
kraurosis vulvae	079

L

lamina densa	057, 071
Langer 割線	045, 053
leukocytoclastic vasculitis	106, 108
Lichen	031, 105
lichen amyloidosus	154
lichen aureus	075
lichenification	031
Lichen planus	076
Lichen planus-like keratosis	080
Lichen sclerosus et atrophicus	078, 153
Lichen simplex chronicus	030
liquefaction degeneration	050
livedo	112
livedo reticularis with summer ulceration	113
Livedo vasculopathy	112
LMDF	122
lobular panniculitis	166
localized nodular amyloidosis	154
localized scleroderma	152
LPLK	080
LSA	078
lupus	057, 069
Lupus erythematosus panniculitis	170
Lupus miliaris disseminatus faciei	122
lupus pernio	057
Lupus profundus	170
Lymphomatoid papulosis	047

M

macular amyloidosis	154
maculopapular drug eruption	066
Majocchi 病	075
malar rash	068
Masson-Trichrome 染色	158
Max-Joseph space	065
Miescher's radial granuloma	163, 168
Mondor's disease	116
Mucha-Habermann disease	062

Munro 微小膿瘍（Munro's microabscess）
 .... 026, 028, 042

N

naked granuloma	124
necrobiosis	050
Necrobiosis lipoidica	130
Necrobiotic xanthogranuloma	131
necrotizing vasculitis / angiitis	106
neutrophilic dermatosis	149
neutrophilic urticaria	147
nodular vasculitis	167
nummular dermatitis	040

O

| Ofuji's disease | 142 |
| owl eyes | 087 |

P

parakeratotic mound	027
Parapsoriasis guttata	045
PAS 染色	028, 051, 130, 136
Pemphigus foliaceus	084
Pemphigus vulgaris	088
Perforating dermatosis	158
Phosphoglyceride crystal deposition disease	135
Pityriasis lichenoides chronica	045
Pityriasis lichenoides et varioliformis acuta（PLEVA）	052, 054, 059, 062, 075, 109
Pityriasis rosea Gibert	044
Polyarteritis nodosa cutanea (PNC)	111
Polyarteritis nodosa (PN)	110
pompholyx	040
postcapillary venules	102
progressive systemic sclerosis	152
Prurigo nodularis	034
pseudocarcinomatous hyperplasia	136
pseudo-Pautrier microabscesses	044
psoriasiform hyperplasia	036
psoriasis vulgaris	026
Pustular psoriasis	028
pyknosis	050
Pyoderma gangrenosum	150

Q

| Quincke's edema | 146 |

R

reactive perforating collagenosis	158
reticular degeneration	086
Rheumatoid nodule	132
row of tombstones	088

S

Sarcoidosis	124
satellite cell necrosis	051, 076
Scabies	047
Schaumann body	124
Schönlein 型	109
Scleredema	153
Scleroderma	152
sclerosing lymphangitis	117
scrofuloderma	120
Seborrheic dermatitis	032
Senear-Usher 症候群	033, 085
septal panniculitis	162
shoulder parakeratosis	032
SJS/TEN	059
SLE	051, 061, 068, 171
smudge	069
spongiform pustule of Kogoj	028
spongiotic dermatitis	040, 042
Sporotrichosis	136
steel-gray nuclei	086
Stevens-Johnson 症候群（SJS）	059, 067
strophulus infantum	046
STS	037
superficial plexus	102
Suppurative granuloma	136
Sweet 病（Sweet syndrome）	148, 151
Swiss cheese appearance	138
Syphilis	036
systemic amyloidosis	155
Systemic lupus erythematosus	068
systemic sclerosis	152

T

target lesion	059
Thrombophlebitis	116
tick bite	046
tombstone appearance	088
toxic epidermal necrosis (TEN)	059, 065, 067
TPHA	037

transepidermal elimination	158
transient acantholytic dermatosis	089, 091, 093
trapping	074
Treponema pallidum	036
tuberculid	120
Tumoral calcinosis	133, 135
Tzanck cell	085

U
Urticaria	146

V
vacuolar degeneration（alteration）	050
varicella-zoster virus（VZV）	086
vesiculopustyle	028
Vidal 苔癬	030
villi（状）	090

W
warty dyskeratoma	093
Weber-Christian 病	163, 167, 171
wedge shape	046
Wickham 線条	077

Z
Ziehl-Neelsen 染色	120, 136

和文索引

あ
アーチファクト	085
亜急性 LE	069
悪性リンパ腫（T 細胞性）	037
アトピー性皮膚炎	030, 034
アトピー性痒疹	034
アナフィラクトイド紫斑	108
アポトーシス小体	051, 076
アミロイド苔癬	154
アミロイドーシス	154
アリの巣状	130
アレルギー性接触皮膚炎	040, 099

い
移植片対宿主病（GVHD）	060
異物肉芽腫	121, 125, 135, 137, 138

イラクサ（刺草，蕁麻）	169
刺青	139

う
ウイルス性発疹症	067
羽毛状	134

え
衛星細胞壊死	051, 076
液状変性	050
エクリン汗孔腫	035
壊死性血管炎	106
壊疽性膿皮症	149, 150
エリテマトーデス	097
円形体	091, 092
炎症後色素沈着	155
遠心性環状紅斑	045

お
黄色苔癬	075
太藤病	123, 142
おむつ	053
おろし金状	154

か
外陰	079
外傷性刺青	139
疥癬	047
海綿状膿疱	028
海綿状皮膚炎	040
角層下膿疱症	029, 085
核内封入体	086
核濃縮	050
核破砕	050
核融解	050
家族性良性慢性天疱瘡	090
化膿性肉芽腫	136, 165
化瓶状	044
貨幣状湿疹	033, 035, 040
カポジ水痘様発疹症	087, 093
カポジ肉腫	035
顆粒	092
カルシウムポンプ	091, 093
カンジダ症	029
環状弾性線維融解性巨細胞肉芽腫	128
環状肉芽腫	125, 126, 128, 131, 133
環状肉芽腫（皮下型）	133, 135
関節リウマチ	132, 149, 151, 165

汗疱··· 040
顔面播種状粟粒性狼瘡··················· 122

き

偽癌性表皮過形成······················· 136
菊皮膚炎································· 042
偽血管炎································· 150
基底細胞································· 057
基底細胞上皮腫（癌）··················· 156
基底膜···························· 071, 072
偽ポートリエ微小膿瘍··················· 044
吸引水疱································· 098
急性型皮疹··················· 051, 061, 068
急性痘瘡状苔癬状粃糠疹（PLEVA）··· 054, 062
急性汎発性発疹性膿疱症（AGEP）······ 029
急性痒疹································· 046
強皮症····························· 079, 152
棘融解························ 089, 090, 092
棘融解細胞··········· 085, 088, 090, 092
キルレ病································· 159
金魚鉢··································· 045
菌状息肉症······························· 143

く

クインケ浮腫···························· 146
グージュロー・ブルム病··············· 074
空胞変性································· 050
楔状····························· 046, 062
クリオグロブリン血症（Ⅰ型）········ 113
クリスマスツリー様··················· 045
クロモミコーシス······················ 137

け

経表皮性排泄·························· 158
結核·····························120, 166
結核アレルギー························ 168
結核疹·································· 120
血管性浮腫···························· 146
血管内カテーテル····················· 115
血管の正常構造······················· 102
血管皮膚炎···························· 074
結節性血管炎············· 117, 163, 166, 171
結節性紅斑··········· 117, 149, 162, 167, 171
結節性紅斑様皮疹········· 125, 149, 163, 164
結節性多発動脈炎
　　······ 106, 110, 113, 117, 151, 163, 167
結節性痒疹··············· 031, 034, 041, 159
血栓····························· 112, 116

血栓性静脈炎························111, 116
ケブネル現象························027, 043
ケロイド································· 153
限局性強皮症··························· 152
限局性結節性アミロイドーシス········ 154
顕微鏡的多発動脈炎····················· 111

こ

口囲皮膚炎························033, 123
硬化性萎縮性苔癬····················078, 153
硬化性脂肪肉芽腫······················ 139
硬化性リンパ管炎····················· 117
高γグロブリン血症性紫斑病··········· 109
口腔粘膜································ 089
虹彩状··································· 059
好酸球性筋膜炎························ 153
好酸球性膿疱性毛包炎············· 123, 142
光沢苔癬································ 043
好中球性皮膚症························ 149
交通枝··································· 102
後天性表皮水疱症······················ 095
紅斑性天疱瘡·························· 085
紅皮症····························· 057, 067
後毛細管細静脈························ 102
膠様稗粒腫（成人型）··················· 155
抗リン脂質抗体症候群·················· 113
穀物の粒································ 084
個細胞壊死··················· 029, 050, 076
ゴットロン丘疹（徴候）················ 072
固定薬疹················ 054, 059, 063, 064,
　　　　　　　　　　　 069, 071, 073
コレステロール結晶塞栓症·········· 113, 114
コロイド小体·······················050, 076
壊れたレンガの壁······················ 090
コンゴ赤染色·························· 154

さ

細菌性毛包炎·························· 143
細・小血管···························· 108
再生上皮································ 096
サイトメガロウイルス感染症··········· 087
細胞間橋··························041, 088
柵状肉芽腫····························· 126
サルコイドーシス　057, 123, 124, 163, 167

し

自家感作性皮膚炎······················ 040
色素失調································ 077

湿疹性変化	042	穿孔性環状肉芽腫	159
ジベルばら色粃糠疹	041, 044	穿孔性皮膚症	158
脂肪織小葉	166	穿孔性毛包炎	159
シャンバーグ病	075	浅在性白癬	041
絨毛	090	線状 IgA 水疱症	095
腫瘍随伴性天疱瘡	089	全身性アミロイドーシス	155
ジューリング疱疹状皮膚炎	095	全身性エリテマトーデス	068
酒皶	123	全身性紅斑性狼瘡	068
酒皶性痤瘡	122	浅層血管叢	102
酒皶様皮膚炎	033, 123	先天性表皮水疱症（優性栄養障害型）	095, 099
腫瘍状石灰沈着症	133, 135		
硝子圧法	123		
硝子変性	114	**そ**	
掌蹠膿疱症	029, 143	巣状の錯角化（shoulder parakeratosis）	032
小児ストロフルス	046	増殖性天疱瘡	089, 091, 093
小葉隔壁	162	瘙痒性紫斑	075
シリコン	138		
脂漏性角化症	035, 080	**た**	
脂漏性湿疹	027, 031, 032, 041, 045	第 2 期梅毒	036, 045
脂漏性皮膚炎	071	帯状疱疹	086
進行性全身性硬化症	152	苔癬	031, 105
人工皮膚炎	151	苔癬化	031
深在性エリテマトーデス	071, 153, 163, 167, 170	苔癬状	031
深在性真菌症	121, 136, 151	太藤病	123
深在性白癬	143	ダイロン染色	154
尋常性乾癬	026, 029, 031, 033, 035, 037, 043, 045	多形紅斑	054, 058, 061, 063, 065, 067, 087, 095, 147, 149
尋常性痤瘡	123, 143	多形日光疹	041
尋常性天疱瘡	085, 087, 088, 091, 093	蛇行性穿孔性弾性線維症	159
深層血管叢	102	ダリエー病	089, 090, 091, 092
蕁麻疹	067, 146	単純性紫斑	109
蕁麻疹様血管炎	147	単純疱疹	065, 086
		丹毒	149
す			
膵性脂肪織炎	163	**ち**	
水槽肉芽腫	137	虫刺症	046, 063, 095, 099, 147
水痘	086	中毒性表皮壊死融解症	059
水疱性膿痂疹	085, 087	チューブ	128
水疱性類天疱瘡	047, 094, 147	蝶形紅斑	068, 071
水疱蓋	084		
スポロトリコーシス	136	**つ**	
スマッジ	069	痛風結節	133, 134
せ		**て**	
生物学的偽陽性	037	手足口病	087
星芒体	124, 136	滴状類乾癬	045, 063, 075
セメント皮膚炎	042	滴落	052
		デスモグレイン 1	085, 089

デスモグレイン 3 …………………… 089
電気メス ……………………………… 098
電撃症 ………………………………… 098
伝染性膿痂疹 ………………… 029, 085, 087

と
凍瘡様狼瘡 …………………………… 057
凍瘡状エリテマトーデス …………… 070
糖尿病 ………………………………… 131
澄明細胞性棘細胞腫 ………………… 035
特殊染色 ……………………………… 165
特発性色素性紫斑 …………… 074, 109
トゲ …………………………………… 138

な
ななこ織り …………………………… 060

に
ニコルスキー現象 …………… 084, 088
日光角化症 …………………………… 081
乳児臀部肉芽腫 ……………… 035, 037, 053
乳房外 Paget 病 ……………… 033, 091
妊娠性疱疹 …………………………… 096

ぬ
ぬりかべ状 …………………………… 030

ね
熱傷（第 2 度） ……………………… 099

の
膿痂疹 ………………………………… 091
膿疱性乾癬 …………………… 028, 067

は
敗血症性血管炎 ……………… 109, 113, 115
梅毒 …………………………………… 036
梅毒 2 期疹 ………………………… 045
梅毒性乾癬 …………………………… 036
梅毒トレポネーマ …………………… 036
白色チョーク状物質 ………………… 135
薄切 …………………………………… 114
白癬 …………………………… 029, 033
破砕物 ………………………………… 098
バザン硬結性紅斑（結節性血管炎） …… 111, 113, 117, 121, 125, 163, 166, 171
播種状紅斑丘疹型薬疹 ……… 057, 061, 066

白血球破砕性血管炎
　………………… 075, 106, 108, 149, 157
パラフィン肉芽腫 …………………… 139
瘢痕性類天疱瘡 ……………………… 079
斑状アミロイドーシス ……………… 154
ハンセン病 …………………… 121, 125
反応性穿孔性膠原症 ………………… 158
汎発性強皮症 ………………………… 152
晩発性皮膚ポルフィリン症 ………… 095

ひ
ヒアリン体 …………………… 051, 076
ヒアルロン酸 ………………………… 139
皮下脂肪織炎様 T 細胞リンパ腫
　……………………………… 163, 167, 171
非結核性抗酸菌症 …………… 121, 136, 151
肥厚性瘢痕 …………………………… 153
ビダール苔癬 ………………………… 030
ヒトデ状 ……………………………… 132
ヒトヘルペスウイルス ……………… 087
皮膚アミロイドーシス ……………… 154
皮膚型 PN …………………………… 111
皮膚筋炎 ……………… 055, 069, 071, 072
皮膚結核 ……………………… 120, 125, 137
皮膚糸状菌症 ………………………… 033
表皮下水疱 …………………………… 094
表皮真皮境界部皮膚炎 ……… 050, 054

ふ
フィブリノイド壊死 …… 110, 124, 132, 150
フィブリノイド変性 ………… 108, 112, 170
フィブリン …………………………… 057
風船様変性 …………… 050, 058, 062, 072, 086
プール肉芽腫 ………………………… 137
浮腫性硬化症 ………………………… 153
物理的要因による水疱 ……………… 098

へ
閉塞性血管炎 ………………………… 106
ヘイリー・ヘイリー病 … 033, 089, 090, 093
ベーチェット病 ……… 116, 149, 163, 164
ヘラルドパッチ ……………………… 044
ヘリオトロープ ……………………… 105
ヘリオトロープ紅斑 ………………… 072
扁平コンジローマ …………………… 036
扁平苔癬 ……………… 061, 067, 075, 076, 079, 080, 081, 105
扁平苔癬様角化症 …………………… 080

扁平疣贅……………………………………… 081

ほ
縫合糸肉芽腫……………………………… 139
放線菌症…………………………………… 137
疱膜………………………………… 084, 096
ホスホグリセリド結晶沈着症…………… 135
墓石の列…………………………………… 088
ポリアクリルアミド……………………… 139

ま
マウンド状………………………………… 026
摩擦による水疱…………………………… 098
マダニ刺症………………………………… 046
マヨッキー病……………………………… 075
慢性円板状エリテマトーデス…………… 070
慢性型 LE（DLE）………………………… 069
慢性色素性紫斑…………………………… 074
慢性湿疹…………………………… 030, 035, 077
慢性苔癬状粃糠疹………………… 045, 063, 075
慢性単純性苔癬……027, 030, 035, 041, 077
慢性膿皮症………………………………… 151

も
毛孔性紅色粃糠疹………………………… 027
網状皮斑…………………………………… 112
網状変性…………………………………… 086
毛包性角化症……………………………… 092
毛包性ムチン沈着症……………………… 143
モンドール病……………………………… 116

や
薬剤性扁平苔癬…………………………… 077
薬剤誘発性天疱瘡………………………… 089
薬疹………………………………… 064, 066

ゆ
疣贅状異角化腫…………………………… 093

よ
痒疹………………………………………… 053

ら
落葉状天疱瘡………………… 033, 084, 089
ラングハンス型巨細胞……… 120, 123, 124

り
リウマトイド丘疹………… 129, 132, 165
リウマトイド血管炎……………………… 165
リウマトイド結節……… 047, 126, 129, 131,
　　　　　　　　　　　　　132, 135, 165
リベド……………………………………… 112
リベド血管炎……………………………… 113
リベド血管症………………… 109, 111, 112, 115
リポイド類壊死症…………… 126, 130, 151
リンパ腫様丘疹症………………… 047, 063

る
類壊死……………………………………… 050
類壊死性黄色肉芽腫……………………… 131
ループス…………………………………… 057
ループスバンドテスト…………………… 171

れ
冷膿瘍……………………………………… 120
レイノー現象……………………………… 152

ろ
老人性色素斑……………………………… 080
狼瘡………………………………… 057, 069

わ
ワセリン…………………………………… 138

あとがき

　フランクフルトは12月初旬としては珍しく大雪が降り，一面の銀世界でした．国際皮膚病理専門医試験を受けるため，二人はヨハン・ヴォルフガング・ゲーテ大学フランクフルト・アム・マイン Johann Wolfgang Goethe University of Frankfurt am Main の試験会場にやって来ました．泉先生と私は，その年の9月から，時間を捻出して皮膚病理組織学の勉強に取り組んできました．泉先生は私に腫瘍の病理組織診断のエッセンスを教授し，私は逆に炎症性皮膚疾患の臨症所見や鑑別診断など，皮膚科の臨床経験から得たコツを伝授しました．機内持ち込みのバッグには参考書や文献，ノートがぎっしり詰まり，肩にかけるとまっすぐに歩けないほどの重さでした．当然，10時間近いフライトは最後の追い込み，試験前夜の徹夜のようなものでしたが，大人の私たちは機内食やワインも十分楽しみました．

　この久々の試験勉強を通じて，わかっているような気になっていた皮膚病理組織診断をもう一度学び直した結果，皮膚腫瘍に関しては，あやふやな「絵合わせ」から，普遍的なカギとなる所見に注目した診断に，炎症性皮膚疾患に関しては，臨床所見に引っ張られ過ぎず，組織パターンとアルゴリズムから導き出される診断に近づくことができました．

　いわば恩師の一人となった泉先生と共著で，みき先生のシリーズ本の一巻を執筆する機会を得られたことは，私にとってこれ以上ない大きな喜びです．

　本書は病理医，皮膚科医双方に向けて，炎症性皮膚疾患の病理診断を解説したもので，ABC，つまり学習の手がかりとなるものです．本書をきっかけに，読者の方々がさらに知識を深められ，炎症性病変の病理組織診断のエキスパートとなられることを祈念します．

　最後に，本書の執筆に際し，惜しみなくサポートしてくださった東京女子医科大学附属病院病理部，西川俊郎教授はじめ病理部の先生方，技師の皆様に心より感謝申し上げます．また，皮膚科技師 佐久間美奈子さん，泉先生秘書 高見澤貴美子さんが，標本の整理に多大な労力を割いてくださいましたことに厚くお礼申し上げます．編集を担当された学研メディカル秀潤社宇喜多具家さんには最初から最後まで，本当にお世話になりました．

　本書を恩師，肥田野　信先生，川島　眞先生に捧げることができ，少しだけですが御恩に報いることができたのではないかと信じております．

平成25年4月吉日
愛猫とともに

檜垣　祐子

著者略歴

泉　美貴（Izumi, Miki）　医師，医学博士　（旧姓・原田）
E-mail: mikiizumi@med.showa-u.ac.jp

山口県出身
1988 年 3 月	川崎医科大学 医学部卒業
1988 年 5 月	川崎医科大学 病理学教室 レジデント
1992 年 4 月～1993 年 4 月	横須賀米海軍病院（USNH）インターン
1993 年 5 月～1994 年 4 月	山口県立中央病院 病理科 常勤医師
1994 年 5 月～1998 年 8 月	NTT 関東逓信病院（現 NTT 東日本関東病院）病理診断科 常勤医師
1998 年 9 月	東京医科大学 医学部 第一病理学講座 講師
2004 年 4 月	東京医科大学 医学部 病理診断学講座（教室改変に伴う名称変更）講師
2007 年12月～2009 年 1 月	東京医科大学 医学部 病理診断学講座 准教授
2009 年 7 月～現在	東京医科大学 医学部 医学教育学講座 教授
2017 年11月～現在	昭和大学 医学部 医学教育学講座 教授

＜資　格＞
医学博士（東京大学医学部 乙 13392），日本病理学会学術評議員，死体解剖資格，日本病理学会認定病理専門医（病理研修指導医），日本臨床細胞学会認定細胞診専門医，Certified Pathologist of the International Academy of Cytology, The International Committee for Dermatopathology／Section of Dermato-Venereology and Section of Pathology, Union Européenne des Médicins Specialistes：UEMS 認定皮膚病理専門医，日本医学教育学会 理事，日本医学教育学会認定医学教育専門家

＜趣　味＞
卓球，子育て（？）

檜垣　祐子（Higaki, Yuko）　医師，医学博士
E-mail: yukohigaki@gmail.com

神奈川県出身
1982 年 3 月	東京女子医科大学卒業
1982 年 5 月	東京女子医科大学皮膚科学教室 研修医
1984 年 7 月～1986 年 2 月	スイス，ジュネーブ大学皮膚科および免疫病理学教室留学
1986 年 8 月	東京女子医科大学皮膚科学教室 助手
1992 年 3 月	東京女子医科大学皮膚科学教室 講師
2000 年 1 月	東京女子医科大学皮膚科学教室 助教授
2005 年 4 月	東京女子医科大学附属女性生涯健康センター 副所長，助教授（皮膚科兼務）
2007 年 4 月	東京女子医科大学附属女性生涯健康センター 副所長，教授（皮膚科兼務）
2017 年 2 月～現在	若松町こころとひふのクリニック 院長
2017 年 4 月～現在	藤田医科大学アレルギー疾患対策医療学 客員教授

＜資格＞
日本皮膚科学会認定皮膚科専門医，The International Committee for Dermatopathology／Section of Dermato-Venereology and Section of Pathology, Union Européenne des Médicins Specialistes：UEMS 認定皮膚病理専門医，日本皮膚科心身医学会名誉会員，実用フランス語技能検定試験 2 級，フランス語国民教育省・フランス語資格試験（DELF・DALF）

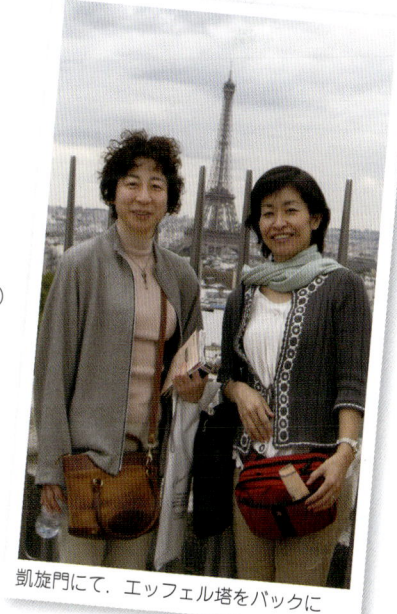

凱旋門にて．エッフェル塔をバックに

＜趣味＞
ネイティブアメリカンフルートおよびケーナ演奏，ゴルフ，ワイン

みき先生とゆう子先生の皮膚病理診断ABC
④炎症性病変

2013年6月10日	初版 第1刷発行
2018年6月15日	初版 第2刷発行
2023年7月19日	初版 第3刷発行

著 者	泉　美貴，檜垣　祐子
発行人	土屋　徹
編集人	小袋朋子
発行所	株式会社Gakken
	〒141-8416　東京都品川区西五反田2-11-8
印刷所・製本所	株式会社広済堂ネクスト

●この本に関する各種お問い合わせ先
本の内容については，下記サイトのお問い合わせフォームよりお願いします．
　　　https://www.corp-gakken.co.jp/contact/
在庫については　Tel 03-6431-1234（営業）
不良品（落丁，乱丁）については　Tel 0570-000577
　　　学研業務センター　〒354-0045 埼玉県入間郡三芳町上富279-1
上記以外のお問い合わせ　Tel 0570-056-710（学研グループ総合案内）

© Miki Izumi, Yuko Higaki 2013 Printed in Japan

本書の無断転載，複製，複写（コピー），翻訳を禁じます．
本書に掲載する著作物の複製権・翻訳権・上映権・譲渡権・公衆送信権（送信可能化権を含む）は株式会社Gakkenが管理します．
本書を代行業者等の第三者に依頼してスキャンやデジタル化することは，たとえ個人や家庭内の利用であっても，著作権法上，認められておりません．

本書に記載されている内容は，出版時の最新情報に基づくとともに，臨床例をもとに正確かつ普遍化すべく，著者，編者，監修者，編集委員ならびに出版社それぞれが最善の努力をしております．しかし，本書の記載内容によりトラブルや損害，不測の事故等が生じた場合，著者，編者，監修者，編集委員ならびに出版社は，その責を負いかねます．
また，本書に記載されている医薬品や機器等の使用にあたっては，常に最新の各々の添付文書や取り扱い説明書を参照のうえ，適応や使用方法等をご確認ください．
株式会社Gakken

JCOPY〈出版者著作権管理機構　委託出版物〉
本書の無断複写は著作権法上での例外を除き禁じられています．複写される場合は，そのつど事前に，出版者著作権管理機構（Tel 03-5244-5088, FAX 03-5244-5089, e-mail: info@jcopy.or.jp）の許諾を得てください．

※「秀潤社」は，株式会社Gakkenの医学書・雑誌のブランド名です．

学研グループの書籍・雑誌についての新刊情報・詳細情報は，下記をご覧ください．
　　　学研出版サイト　https://hon.gakken.jp/

装幀	アヴァンデザイン研究所
キャラクターイラスト	中尾純子（有限会社 サバージ）
編集協力	有限会社 ブルーインク